口絵/カラーで見る病態

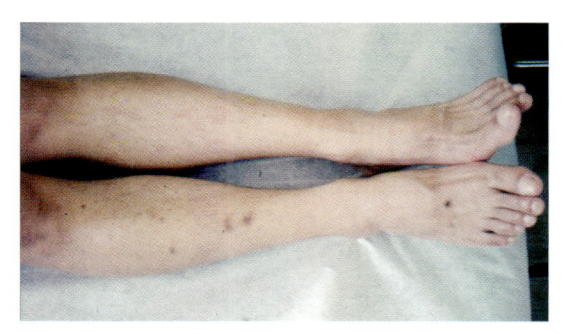

❶血小板減少症による紫斑〈20頁〉

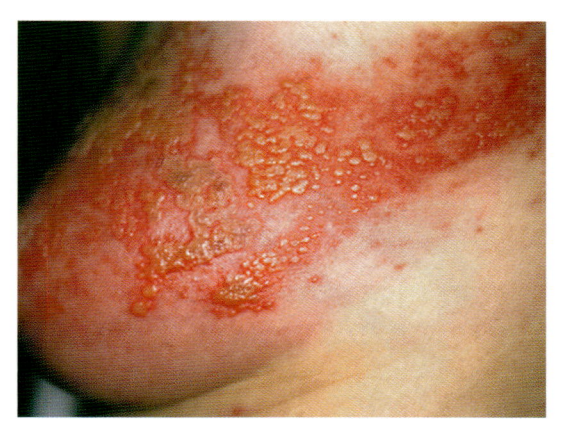

❷帯状疱疹〈20頁, 250頁〉

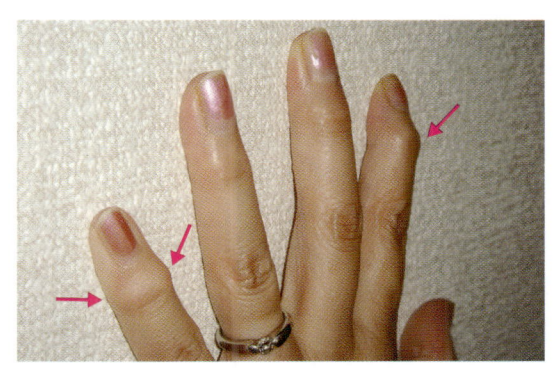

❸ヘバーデン結節〈21頁〉

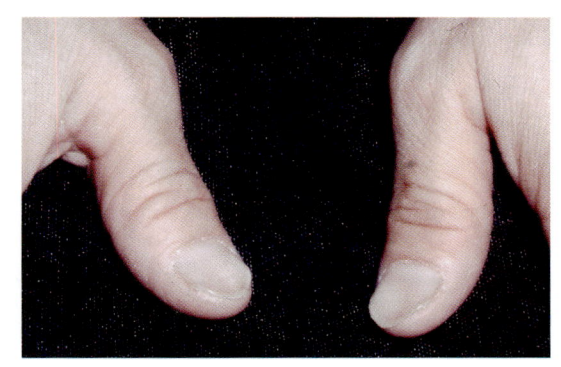

❹スプーン状爪〈22頁〉
爪が脆くなり, 凹レンズ状に凹んでいる

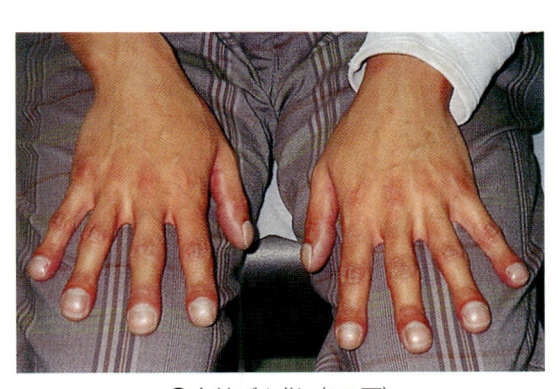

❺太鼓ばち指〈32頁〉

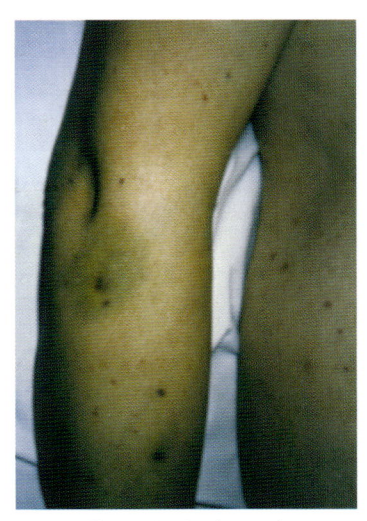

❻出血傾向〈77頁〉

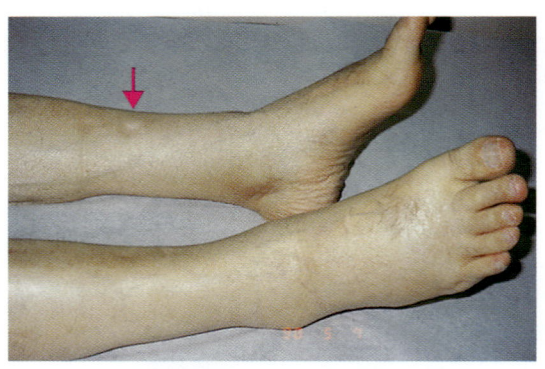

❼下肢の浮腫〈87頁〉
脛骨表面を指で押すと圧痕ができる

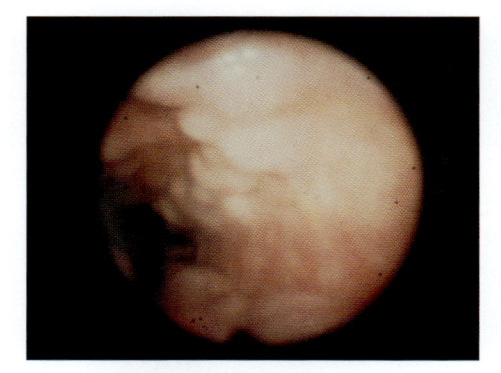

❽食道静脈瘤の内視鏡像〈134頁〉

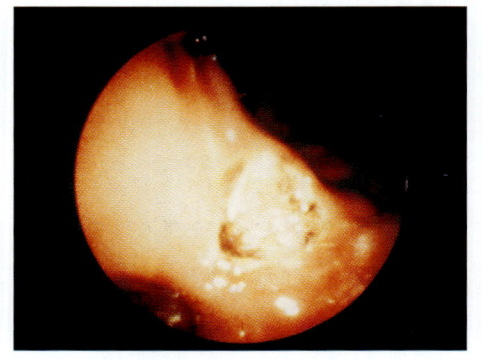

❾胃潰瘍の内視鏡像〈136頁〉

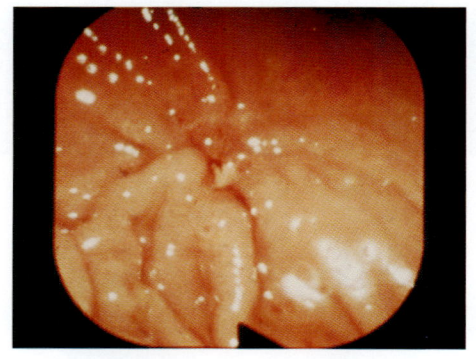

❿3 早期胃癌（Ⅱc＋Ⅲ）の内視鏡像〈137頁〉

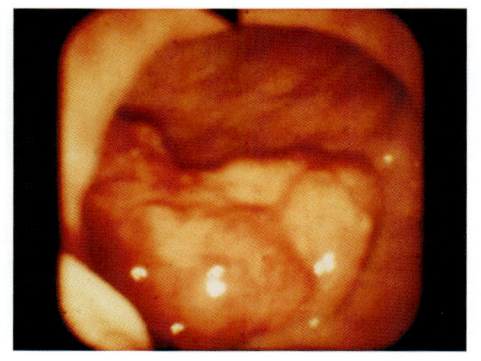

⓫進行胃癌（1型）の内視鏡像〈137頁〉

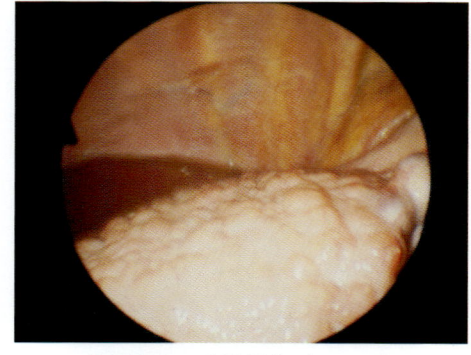

⓬肝硬変の腹腔鏡像〈148頁〉
表面に凹凸がみられる

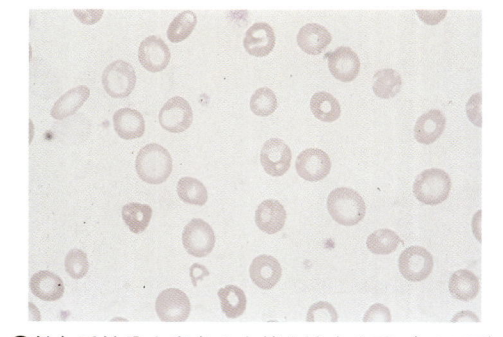

⓭鉄欠乏性貧血患者の末梢血液赤血球〈189頁〉
赤血球は大小不同で、薄くて変形したものが目立つ

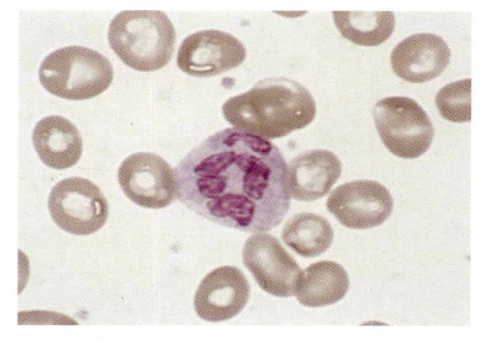

❶❹**好中球の核過分葉**〈190頁〉
巨赤芽球性貧血の末梢血液像．ビタミンB_{12}が不足すると赤血球だけでなく，白血球や血小板にも異常が出現する．好中球では核が6〜8以上にも分葉する

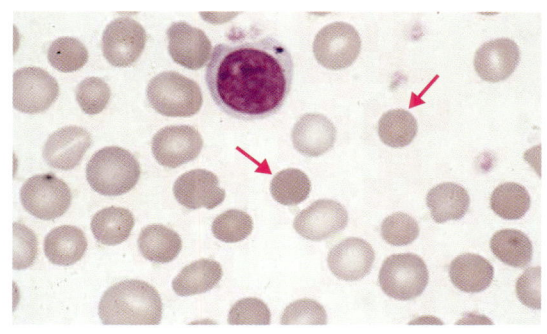

❶❺**遺伝性球状赤血球症**〈190頁〉
遺伝性球状赤血球症の末梢血液像．小型で球状の赤血球（矢印）が目立つ

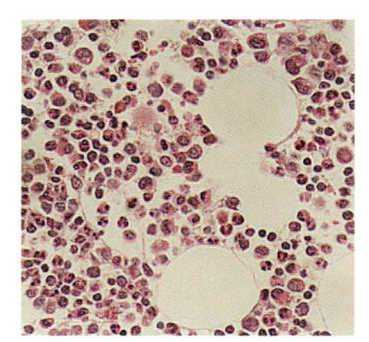

❶❻**骨髄生検病理組織**〈191頁〉
正常の骨髄（左）に比べ，再生不良性貧血（右）では血球細胞が著減し，ほとんどが脂肪髄である

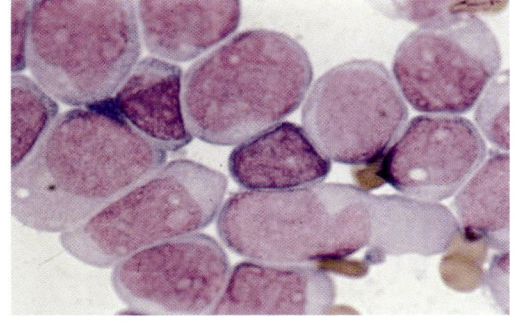

❶❼**急性骨髄性白血病の骨髄所見**〈193頁〉
白血病細胞が増殖し，正常の造血細胞が著明に減少している

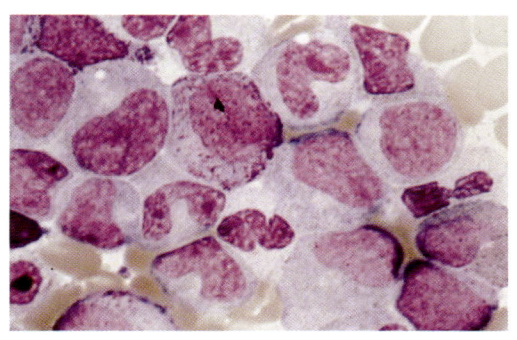

❶❽**慢性骨髄性白血病の骨髄所見**〈194頁〉
種々の成熟段階の白血球が目立つ

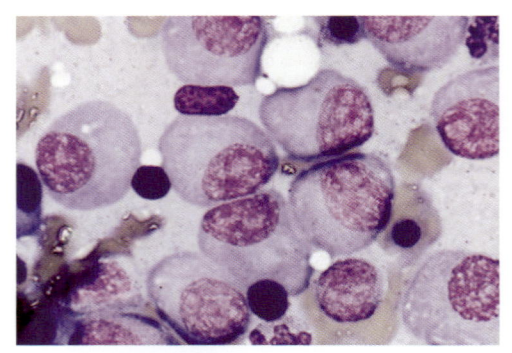

⓳多発性骨髄腫の骨髄所見〈197頁〉
骨髄には形質細胞が腫瘍化した骨髄腫細胞が目立つ

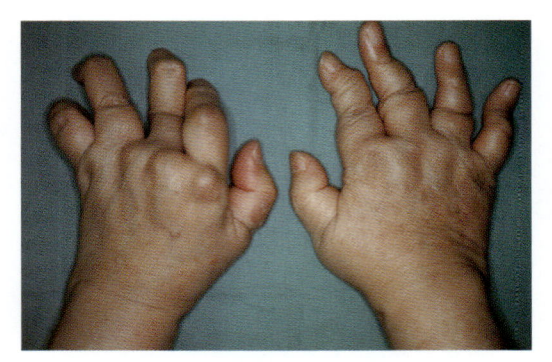

⓴関節リウマチによる手指変形〈253頁〉

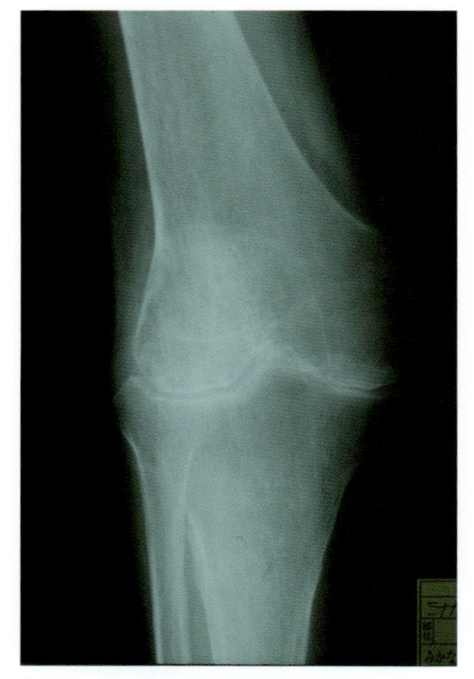

㉑関節リウマチの膝関節X線写真〈253頁〉

一般臨床医学

改訂第3版

公益社団法人
全国柔道整復学校協会
監修

奈良 信雄・稲瀬 直彦・金子 英司
佐藤 千史・宮崎　滋・頼　建光
山脇 正永・松本 哲哉・佐藤 和人
著

医歯薬出版株式会社

■監　　修
　　　公益社団法人　全国柔道整復学校協会

■執　　筆（執筆順）
　　　奈良　信雄　　日本医学教育評価機構常勤理事
　　　稲瀬　直彦　　平塚共済病院長
　　　金子　英司　　東京科学大学ヘルスケア教育機構准教授
　　　佐藤　千史　　湖歩会おおつか内科クリニック院長
　　　宮崎　　滋　　結核予防会総合健診推進センター所長
　　　頼　　建光　　獨協医科大学腎臓・高血圧内科主任教授
　　　山脇　正永　　東京科学大学大学院医歯学総合研究科臨床医学教育開発学分野教授
　　　松本　哲哉　　国際医療福祉大学医学部感染症学講座主任教授
　　　佐藤　和人　　日本女子大学名誉教授

■教科書委員会（平成24年度）
担当理事　森　　俊豪　　森ノ宮医療学園専門学校
委 員 長　細野　　昇　　呉竹医療専門学校
副委員長　樋口　毅史　　日体柔整専門学校

　　　　委　員
西巻　英男　公益社団法人北海道柔道整復師会　　池田　英樹　日本健康医療専門学校
　　　　　　　附属北海道柔道整復専門学校　　　岩本　義之　山野医療専門学校
石岡　茂樹　北海道ハイテクノロジー専門学校　　佐藤　　勉　関東柔道整復専門学校
佐藤　真希　仙台接骨医療専門学校　　　　　　　中野　　仁　新宿鍼灸柔整専門学校
太田　作郎　赤門鍼灸柔整専門学校　　　　　　　荒井　一彦　臨床福祉専門学校
齊藤　慎吾　福島医療専門学校　　　　　　　　　山下　昌一　神奈川柔道整復専門学校
永井よりか　前橋東洋医学専門学校　　　　　　　杉山　直人　呉竹鍼灸柔整専門学校
金島　裕樹　大川学園医療福祉専門学校　　　　　鈴木　康仁　専門学校浜松医療学院
田中　康文　日本柔道整復専門学校　　　　　　　片桐　幸秀　米田柔整専門学校
西村　雅道　東京柔道整復専門学校　　　　　　　高橋　　亮　中和医療専門学校
山村　　聡　東京医療専門学校　　　　　　　　　大島　久佳　北信越柔整専門学校
奥田　久幸　日本医学柔整鍼灸専門学校　　　　　関屋　浩介　信州医療福祉専門学校
山口登一郎　東京医学柔整専門学校　　　　　　　藤原　清治　関西医療学園専門学校
金　　泰京　了德寺学園医療専門学校　　　　　　岡田　成賛　行岡整復専門学校
黒坂　　健　朋友柔道整復専門学校　　　　　　　鑪野　佳充　明治東洋医学院専門学校
遠藤　琢也　中央医療学園専門学校　　　　　　　北野　吉廣　平成医療学園専門学校
大輪　徹也　東京メディカル・スポーツ専門学校　吉川　　徹　森ノ宮医療学園専門学校
本澤　光則　日本工学院八王子専門学校　　　　　田中　雅博　履正社医療スポーツ専門学校

小谷　眞理	近畿医療専門学校		細井　昭宏	朝日医療専門学校　広島校
中村　満	関西健康科学専門学校		堀部　寛	四国医療専門学校
西村　美紀	甲賀健康医療専門学校		坂　逸平	福岡医療専門学校
山本　啓司	京都仏眼医療専門学校		上檔　博樹	福岡医健専門学校
大村　晋司	朝日医療専門学校　岡山校		谷口　禎二	福岡天神医療リハビリ専門学校
山根　勇	IGL医療専門学校			

監修の序

　近年，わが国では医療・保健・福祉を取り巻く環境が大きく変化し，これらに携わる関連職種の人材養成においては，その役割と責任が強く求められております．このような状況のなかで，柔道整復師は，その職種の特殊性から幅広い知識・技術の習得が必要であります．また，柔道整復師の養成においては，日進月歩する医学・医療を踏まえてさまざまな臨床医学教育を施すことが肝要であります．

　この度，『一般臨床医学　改訂第3版』が刊行されることは，柔道整復師養成において根幹となる臨床医学の基本を学ぶうえで，非常に意義深いものと思量します．一般臨床医学は，診察の基本と内科疾患を中心とした疾患の概念を学ぶものであると同時に，柔道整復師が臨床現場で注意を払わなければならない症状・所見の理解を深めるための学問であります．それだけに，本書の内容は最新の情報や根拠を基にしたものでなければなりません．今回，本書の改訂に当たっては，前回の改訂にもご尽力いただいた東京医科歯科大学の奈良信雄先生をはじめ，各専門分野の先生方にご執筆いただきました．執筆をご依頼する際は，柔道整復師国家試験出題基準を網羅するとともに，全国柔道整復学校協会教科書委員会が取りまとめた意見を参考にしていただき，柔道整復師養成に欠かすことができない内容を包含することをお願いした次第です．執筆をご担当いただいた先生方には大変ご多忙のなか，ご努力をいただいたうえに，初稿原稿にはさらに教育現場の担当の先生方からのご意見も反映していただきました．ここに深甚なる感謝を申し上げます．

　本書を使用される学生諸君には，膨大な時間をかけて改訂された内容の意味を理解され，大いに活用されることを期待しております．

　末筆ではありますが，本書刊行に際し，ご尽力，ご協力をいただいた医歯薬出版株式会社ならびに関係各位に敬意と感謝を申し上げ，監修の序といたします．

2013（平成25）年1月

公益社団法人　全国柔道整復学校協会
会長　坂本　歩

第3版の序

　超高齢社会を迎えた今日，国民の健康維持・増進は医療に携わる者にとって大きな課題となっている．専門手技を有する柔道整復師に対しても，国民の期待がますます高まっている．

　期待が大きければ，それに応える責務がある．柔道整復師を目指す学生諸君，また実際に施術所でご活躍されている柔道整復師にとっても，日々新しくなる医学的知識を十分に理解し，そのうえで施術することが重要であろう．

　本書は医学的観点から臨床医学全般について著した教科書である．その内容は，厚生労働省の指導要領ならびに公益社団法人全国柔道整復学校協会の教科ガイドライン，および公益財団法人柔道整復研修試験財団の国家試験出題基準を受けて，柔道整復師に一般臨床医学をあまねく教授することを目的に編纂された．今回は改訂第3版の改訂になるが，平成11年発行の第2版を大幅に見直し，執筆陣も再編成してより最新の情報を盛り込むこととした．とくに第2版以降に変更になった診療ガイドライン等は見直して改訂した．

　今回の改訂により，内容はますます充実したものと確信する．一般臨床医学を履修するのにぜひご活用いただきたい．

　改訂第3版の上梓にあたっては，公益社団法人全国柔道整復学校協会・教科書委員会のご高閲をいただいた．的確なアドバイスに深謝したい．また，出版に当たっては医歯薬出版株式会社編集部のご協力をいただいた．あわせて深謝を申し上げたい．

2013（平成25）年1月

著　者

第2版の序

　柔道整復師の養成教育に関する指導要領の改正を受けて,「一般臨床医学」初版が発行されたのは平成5年のことである.

　その後も医学医療はたゆまざる発展を続け,さまざまな医療分野で目覚ましい進歩が遂げられてきた.さらに,救命救急士制度の発足,あるいは介護保険制度の導入など,医療システムの面でも改変が着実に進められてきた.今後はさらにそれぞれの医療分野の専門家が協力し,国民の健康の増進を目指すことが求められよう.高度な専門的機能を要求される柔道整復師にとっても,広い医学知識に基づいた技術の向上がますます必要になると考えられる.

　さて,本書は,厚生省の指導要領ならびに(社)全国柔道整復学校協会の教科ガイドライン,および(財)柔道整復研修試験財団の国家試験出題基準を受けて,柔道整復師に一般臨床医学を教授することを目的として編纂された.その後の医学の発展を受けて,また教科書委員会のご意見を参考にさせていただき,このたび全面的に改訂する運びとなった.

　改訂を行うにあたっては,一般臨床医学全般がより習得しやすいように構成を改めることを基本方針とした.内容も全面的に改変し,より平易に理解できやすいこととした.さらに疾患各論の解説を充実するために,新たに吉澤靖之博士に参画していただき,内容を刷新することにした.

　こうした改訂により,初版にもまして内容の充実が図られたと自負する.一般臨床医学を履修するのに,ぜひ有効に活用していただきたい.

　改訂版を上梓するにあたっては,(社)全国柔道整復学校協会・教科書委員会のご校閲をいただいた.また,出版にあたっては,医歯薬出版社のご協力をいただいた.ここに深謝したい.

　　平成11年2月

著　者

序

　柔道整復術は，わが国では古くから施術として国民医療に貢献してきた．また，近代医学が導入されてからも患者のニーズに対応してきた．

　筆者自身の思った経験からみても，これらの施術が疾患によってはきわめて著効があり，また薬害のおそれのない優れたものであることを実感している．

　西洋医学は，応用科学の一部門として，科学技術の恩恵を受けて発展してきている．病理学的背景に裏づけられた疾患分類は疾病の把握が容易であり，理解しやすい．

　柔道整復術は，西洋医学とはその哲学，診断作法，治療法など多くの点で異なっている．

　したがって，西洋医学の診断，治療が直接応用できるわけではないが，西洋医学とて万能ではないので，柔道整復術を学ぶものが西洋医学の考え方を学び，その長所短所を十分理解して施術にあたるならば，西洋医学の及ばない所でその実力を一層発揮しえよう．

　本書は柔道整復師養成に関する厚生省の指導要領および全国柔道整復学校協会の教科ガイドラインに準拠して記述した．とくに初学者にも理解しやすいように平易な記述につとめた．まず総論では臓器別の症状，検査法，治療法を述べ，ついで各論では疾患の定義，原因，症状，検査，治療，予後を記述した．また，必要に応じて，疾患によって引き起こされる病態生理を述べて症状の発現に関する理解を助けるように記述した．

　本書の上梓にあたり，全国柔道整復学校協会教科書委員会の御校閲をいただいたことを深謝する．

平成5年2月

著　者

目　次

カラーで見る病態 ……………………………………… 口絵
監修の序 ………………………………………………………… v
第3版の序 …………………………………………………… vii

1　診察概論　　1

A　診察の意義 ……………………………… 1
　① 診断へのプロセス ………………… 2

B　診察の進め方 …………………………… 2
　① 診察の種類 ………………………… 2
　② 診察の進め方と心がまえ ………… 3
　③ 評価と記録 ………………………… 3

2　診察各論　　5

A　医療面接 ………………………………… 6
　① 医療面接の意義と方法 …………… 6
　　a．意　義 ………………………… 6
　　b．方　法 ………………………… 6

B　視　診 …………………………………… 8
　① 視診の意義と方法 ………………… 8
　　a．意　義 ………………………… 8
　　b．方　法 ………………………… 9
　② 体格・体型 ………………………… 9
　③ 体位・姿勢 ………………………… 10
　④ 栄養状態（肥満とやせ） ………… 11
　⑤ 精神状態 …………………………… 12
　　a．意識状態 ……………………… 12
　　b．知　能 ………………………… 13
　　c．感　情 ………………………… 13
　⑥ 異常運動 …………………………… 14
　　a．不随意運動 …………………… 14
　　b．麻　痺 ………………………… 15
　　c．運動失調 ……………………… 15
　⑦ 歩　行 ……………………………… 16
　⑧ 皮膚の状態 ………………………… 18
　　a．色調の変化 …………………… 18
　　b．皮膚の性状の変化 …………… 19

　　c．爪の変化 ……………………… 22
　　d．毛髪，体毛の異常 …………… 22
　⑨ 頭部，顔面の視診 ………………… 22
　　a．大きさと形 …………………… 22
　　b．顔貌と顔色 …………………… 23
　　c．顔面の異常運動 ……………… 23
　　d．眼瞼，眼球，結膜 …………… 23
　　e．鼻 ……………………………… 24
　　f．口腔，舌，咽頭 ……………… 24
　⑩ 頸部の視診 ………………………… 25
　　a．特有な形態と代表的な疾患 … 25
　　b．腫　瘤 ………………………… 25
　　c．頸部の運動 …………………… 25
　⑪ 胸部の視診 ………………………… 26
　　a．胸郭の変形 …………………… 26
　⑫ 腹部の視診 ………………………… 27
　　a．腹壁の皮膚 …………………… 27
　　b．腹部陥凹 ……………………… 27
　　c．腹部膨隆 ……………………… 28
　⑬ 背部，腰部の視診 ………………… 28
　　a．脊柱の変形 …………………… 28
　⑭ 四肢の視診 ………………………… 30
　　a．上肢の変形 …………………… 30
　　b．手の変形 ……………………… 30

xii　目　次

　　　　c．下肢の変形 ………………………… 32
　　　　d．異常運動 …………………………… 34

C　打　診 …………………………………… 34
　１　打診の意義と方法 …………………… 34
　　　　a．意　義 ……………………………… 34
　　　　b．方　法 ……………………………… 34
　２　打診音の種類 ………………………… 34
　　　　a．清　音 ……………………………… 34
　　　　b．濁　音 ……………………………… 35
　　　　c．鼓　音 ……………………………… 35
　３　胸部の打診 …………………………… 35
　　　　a．肺野の打診 ………………………… 35
　　　　b．肺肝境界 …………………………… 36
　　　　c．心濁音界 …………………………… 36
　４　腹部の打診 …………………………… 36

D　聴　診 …………………………………… 37
　１　聴診の意義と方法 …………………… 37
　　　　a．意　義 ……………………………… 37
　　　　b．方　法 ……………………………… 37
　２　肺の聴診 ……………………………… 37
　　　　a．呼吸音の種類 ……………………… 38
　　　　b．異常呼吸音 ………………………… 38
　３　心臓の聴診 …………………………… 39
　　　　a．心音の聴取部位 …………………… 39
　　　　b．正常心音 …………………………… 39
　　　　c．異常心音 …………………………… 40
　　　　d．心雑音 ……………………………… 40
　　　　e．心膜摩擦音 ………………………… 41
　４　腹部の聴診 …………………………… 41
　　　　a．グル音の正常と異常 ……………… 41
　　　　b．血管雑音 …………………………… 42

E　触　診 …………………………………… 42
　１　触診の意義と方法 …………………… 42
　　　　a．意　義 ……………………………… 42
　　　　b．方　法 ……………………………… 42
　２　皮膚，皮下組織の触診 ……………… 43
　　　　a．代表的な圧痛点の部位と意義 …… 43
　　　　b．皮膚腫瘤，皮下腫瘤 ……………… 44
　３　筋肉の触診 …………………………… 45
　　　　a．筋萎縮と代表的な疾患 …………… 45
　　　　b．筋肥大と代表的な疾患 …………… 45

　　　　c．筋緊張（筋トーヌス） …………… 46
　４　骨，関節の触診 ……………………… 46
　　　　a．体表から触知できる骨性目標 …… 46
　　　　b．骨折の局所症状 …………………… 47
　　　　c．関節部の熱感，圧痛，腫脹などの変化
　　　　　　と意義 ……………………………… 48
　５　胸部の触診 …………………………… 50
　　　　a．胸部における結節，腫瘤，圧痛，骨の
　　　　　　異常などの変化とその意義 ……… 50
　６　腹部の触診 …………………………… 50
　　　　a．主要臓器の位置 …………………… 50
　　　　b．腹壁の緊張異常，圧痛とその意義… 51
　　　　c．腫瘤の触知とその意義 …………… 51
　７　リンパ節の触診 ……………………… 52
　　　　a．リンパ節の触知部位 ……………… 52

F　生命徴候 ………………………………… 52
　１　体　温 ………………………………… 52
　　　　a．測定部位 …………………………… 52
　　　　b．正常体温と生理的変動 …………… 52
　　　　c．典型的な熱型と代表的な疾患 …… 53
　　　　d．微熱の持続 ………………………… 55
　　　　e．低体温 ……………………………… 55
　２　血　圧 ………………………………… 55
　　　　a．測定方法 …………………………… 55
　　　　b．日本高血圧学会（JSH）の高血圧治療
　　　　　　ガイドラインによる血圧基準 …… 56
　　　　c．高血圧の分類 ……………………… 56
　　　　d．低血圧 ……………………………… 57
　３　脈　拍 ………………………………… 57
　　　　a．検脈部位 …………………………… 57
　　　　b．脈拍異常の種類と代表的な疾患 … 58
　４　呼　吸 ………………………………… 59

G　感覚検査 ………………………………… 60
　１　感覚検査の意義と方法 ……………… 60
　　　　a．意　義 ……………………………… 60
　　　　b．方　法 ……………………………… 60
　２　表在感覚の検査 ……………………… 61
　　　　a．触　覚 ……………………………… 61
　　　　b．痛　覚 ……………………………… 63
　　　　c．温度覚 ……………………………… 63
　３　深部感覚の検査 ……………………… 63
　　　　a．位置覚 ……………………………… 63

b．振動覚	63	d．対　策	76
c．深部痛覚	64	② 出血傾向	77
④ 複合感覚の検査	64	a．出血傾向とは	77
a．2点識別覚	64	b．病態生理	77
b．皮膚書字テスト	64	c．出血傾向をきたす主な疾患	78
c．立体認知テスト	64	d．対　策	79
d．局所覚	64	③ リンパ節腫脹	79
⑤ その他の感覚検査	65	a．リンパ節腫脹とは	79
a．嗅　覚	65	b．病態生理	79
b．味　覚	65	c．リンパ節腫脹をきたす主な疾患	80
c．聴　覚	65	d．対　策	81
d．平衡覚	65	④ 意識障害	81
		a．意識障害とは	81
H　反射検査	66	b．病態生理	81
① 反射の種類	66	c．意識障害をきたす主な疾患	82
② 反射検査の意義と注意事項	66	d．対　策	82
a．意　義	66	⑤ チアノーゼ	82
b．注意事項	67	a．チアノーゼとは	82
③ 表在反射	67	b．病態生理	83
a．種類と意義	67	c．チアノーゼをきたす主な疾患	83
b．粘膜反射	68	d．対　策	84
c．皮膚反射	68	⑥ 関節痛	84
④ 腱反射（深部腱反射）	69	a．関節痛とは	84
a．意　義	69	b．病態生理	85
b．種　類	69	c．関節痛をきたす主な疾患	85
⑤ 病的反射	71	d．対　策	86
a．意　義	71	⑦ 浮　腫	86
b．下肢の病的反射	71	a．浮腫とは	86
c．上肢の病的反射	72	b．病態生理	87
⑥ クローヌス（間代）	73	c．浮腫をきたす主な疾患	88
a．定　義	73	d．対　策	88
b．種　類	73	⑧ 肥　満	89
⑦ 自律神経反射	74	a．肥満とは	89
a．意　義	74	b．病態生理	89
b．種　類	74	c．肥満をきたす主な疾患	90
		d．対　策	90
I　代表的な臨床症状	75	⑨ やせ	90
① 発　熱	75	a．やせとは	90
a．発熱とは	75	b．病態生理	91
b．病態生理	75	c．やせをきたす主な疾患	92
c．発熱をきたす主な疾患	76	d．対　策	92

3 検査法 ... 93

- A 生命徴候の測定 ... 93
  - 1 血圧 ... 93
  - 2 脈拍 ... 94
  - 3 呼吸 ... 94
  - 4 体温 ... 94
- B 生理機能検査 ... 94
  - 1 心電図検査 ... 94
  - 2 脳波検査 ... 95
  - 3 筋電図検査 ... 96
- C 検体検査 ... 97
- D 運動機能検査 ... 97

4 主要な疾患 ... 99

- A 呼吸器疾患 ... 99
  - 1 総論 ... 99
    - a. 主要徴候 ... 100
  - 2 各疾患 ... 101
    - a. かぜ症候群 ... 101
    - b. インフルエンザ ... 102
    - c. 急性気管支炎 ... 102
    - d. 慢性気管支炎 ... 103
    - e. 肺炎 ... 103
    - f. 肺結核 ... 104
    - g. 気管支喘息 ... 105
    - h. 慢性閉塞性肺疾患（COPD） ... 107
    - i. 肺癌 ... 109
    - j. 肺血栓塞栓症 ... 111
    - k. 気胸 ... 112
- B 循環器疾患 ... 114
  - 1 総論 ... 115
    - a. 主要徴候 ... 115
  - 2 各疾患 ... 115
    - a. うっ血性心不全 ... 115
    - b. 虚血性心疾患 ... 116
    - c. 心臓弁膜症 ... 119
    - d. 先天性心疾患 ... 121
    - e. 高血圧症 ... 122
    - f. 大動脈疾患 ... 124
    - g. 末梢動脈の疾患 ... 124
    - h. 静脈疾患 ... 126
    - i. 不整脈 ... 126
- C 消化器疾患 ... 129
  - 1 総論 ... 129
    - a. 主要徴候 ... 130
  - 2 各疾患 ... 132
    - a. 消化管疾患 ... 132
    - b. 肝胆膵疾患 ... 142
    - c. 腹膜疾患 ... 155
- D 代謝疾患 ... 156
  - 1 総論 ... 156
    - a. 代謝疾患とは ... 156
    - b. 体質, 遺伝と環境 ... 156
  - 2 各疾患 ... 157
    - a. 糖尿病 ... 157
    - b. 脂質異常症 ... 165
    - c. 肥満症 ... 168
    - d. メタボリックシンドローム ... 170
    - e. 高尿酸血症・痛風 ... 171
- E 内分泌疾患 ... 172
  - 1 総論 ... 172
    - a. 内分泌とは ... 172
    - b. ホルモンの作用機序 ... 172
    - c. ホルモンの化学構造 ... 173
    - d. ホルモンのフィードバック機構 ... 173
    - e. 内分泌疾患の症状, 診断, 治療 ... 173
  - 2 各疾患 ... 176
    - a. 間脳疾患 ... 176
    - b. 下垂体疾患 ... 176

  c．甲状腺疾患 ················· 179
  d．副甲状腺疾患 ············· 181
  e．副腎皮質疾患 ············· 182
  f．褐色細胞腫 ················· 184
  g．性腺疾患 ····················· 185

F　血液・造血器疾患 ············· 185
 1　総　論 ····························· 185
  a．主要徴候 ····················· 186
 2　各疾患 ····························· 188
  a．赤血球疾患 ················· 188
  b．白血球系疾患 ············· 191
  c．リンパ系疾患 ············· 194
  d．出血性素因（出血傾向） ··· 195
  e．血漿蛋白異常症 ········· 196

G　腎・尿路疾患 ····················· 198
 1　総　論 ····························· 198
  a．主要徴候 ····················· 198
  b．主要検査 ····················· 199
 2　各疾患 ····························· 200
  a．腎不全 ························· 200
  b．糸球体疾患 ················· 210
  c．間質の疾患 ················· 214
  d．尿路感染症 ················· 215
  e．遺伝性腎疾患 ············· 216
  f．全身疾患に伴う腎障害 ··· 217
  g．泌尿器科的疾患 ········· 218

H　神経疾患 ····························· 220
 1　総　論 ····························· 220
  a．主要徴候 ····················· 221
 2　各疾患 ····························· 228
  a．脳血管障害 ················· 229
  b．腫瘍性疾患 ················· 230
  c．感染性疾患 ················· 231
  d．機能性疾患 ················· 231
  e．神経変性疾患 ············· 232
  f．炎症性神経疾患 ········· 234
  g．神経免疫疾患 ············· 235
  h．筋疾患 ························· 236

I　感染症 ································· 236
 1　総　論 ····························· 237
  a．感染が成立する要因 ··· 237
  b．宿主と病原体の相互関係 ··· 237
  c．外因性感染と内因性感染 ··· 238
  d．病原体の感染経路 ····· 238
  e．感染症発症後の経過と感染形態 ··· 240
  f．市中感染と院内感染 ··· 241
  g．日和見感染 ················· 241
  h．感染症の診断 ············· 242
  i．感染症の治療 ············· 242
  j．感染対策の基本 ········· 243
 2　各疾患 ····························· 243
  a．呼吸器感染症 ············· 243
  b．尿路感染症 ················· 244
  c．腸管感染症 ················· 244
  d．中枢神経系感染症 ····· 245
  e．皮膚感染症 ················· 245
  f．整形外科領域感染症 ··· 246
  g．性行為感染症 ············· 247
  h．その他 ························· 249

J　リウマチ・膠原病・アレルギー ··· 252
 1　総論（膠原病） ················· 252
  a．病因・病態 ················· 252
  b．膠原病の治療 ············· 252
 2　各疾患 ····························· 253
  a．関節リウマチ ············· 253
  b．全身性エリテマトーデス ··· 255
  c．強皮症（全身性強皮症） ··· 256
  d．多発性筋炎・皮膚筋炎 ··· 257
  e．シェーグレン症候群 ··· 259
  f．ベーチェット病 ········· 259
  g．結節性多発動脈炎 ····· 260
  h．リウマチ性多発筋痛症 ··· 261
  i．リウマチ熱 ················· 262
 3　総論（アレルギー） ········· 262
  a．アナフィラキシーショック ··· 263

K　環境要因による疾患 ········· 263
  a．熱中症 ························· 264
  b．一酸化炭素中毒 ········· 265

付録　各検査の基準値　267

1. 尿一般検査 …………………………… 267
2. 血球検査 ……………………………… 267
3. 血液凝固検査 ………………………… 268
4. 臨床化学検査 ………………………… 269
5. 内分泌検査 …………………………… 270
6. 免疫血清検査 ………………………… 271
7. 腫瘍マーカー検査 …………………… 272
8. 感染症関連検査 ……………………… 273

索引 ……………………………………………………………………………… 275

1　診察概論

A	診察の意義	1	
	1　診断へのプロセス	2	
B	診察の進め方	2	

1	診察の種類	2
2	診察の進め方と心がまえ	3
3	評価と記録	3

A　診察の意義

　肉体的ないし精神的な異常を感じた人は，その苦痛を取り除いてもらうことを目的に，病院，診療所などの医療機関や施術所を訪れる．患者は，苦痛の原因が何かを正確に診断してもらい，速やかに取り除いてもらいたいと強く願っている．

　こうした患者の要望を受けて，医療従事者は，患者のもつ肉体的・精神的な異常を的確に把握して評価し，最適の治療法を選んで実行するための根拠となる情報を確認しなければならない．このように，患者を客観的に観察し，異常所見を見出して診断する医療行為を「診察」という．診察によって，治癒，すなわち患者を健康な状態に復帰させるために行う適切な治療を施すための根拠が得られる．

　診察は，まず患者が訴える自覚症状（主訴）をよく聴き取ることから始まる．そして，患者の身体に現れている異常な他覚的所見（徴候，身体所見）を眼で確かめたり，手で触ったりして確認する．

　次いで，診察を通じて患者に起こっている異常状態から疾患名を判断する．疾患名を判断する医療行為を「診断」という．診察しただけで診断できることもあるが，経過を追っていくうちに診断できることも少なくない．また，種々の臨床検査を加えて診断しなければならないケースもしばしばある．

　疾患によっては，蕁麻疹などのように病名がただちに診断できる例もある．しかし，多くの場合は，症状と徴候（症候）に応じて可能性があるいくつかの疾患を念頭におき，それらのなかからその患者にもっとも該当すると考えられる疾患名を判定していく．たとえば腰痛をとっても，筋肉痛，坐骨神経痛，椎間板ヘルニア，脊柱管狭窄症など，いくつもの疾患の可能性を考えなくてはならない．想定されうる疾患名をあげて，その患者にもっとも適当と考えられる疾患名に絞り込んでいく過程を「鑑別診断」という．

　鑑別診断は，病変を見落とさないようにして，誤診を防ぐためにきわめて重要である．

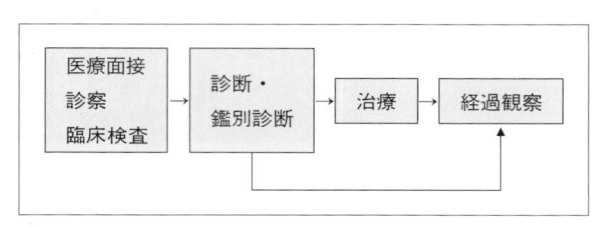

図 1-1 診療の進め方とそのプロセス

1 診断へのプロセス

　正確な診断を下すには，細心の注意を払って診察を行うことが大切である．わずかな異常所見をも見落とさないようにするには，一定の方式に沿って系統的に秩序立てて診察を進め，必要な臨床検査を組み合わせて診断を行う．

　実際の診療では，
　① 患者の自覚症状を聞く（医療面接，問診）
　② 他覚的所見を診察する
　③ 必要に応じた臨床検査を行う
　④ それらに基づいて診断・鑑別診断を行う
　⑤ 診断された疾患に有効な治療を開始する
　⑥ 治療効果をみたり，副作用や合併症に注意しつつ経過を観察する
といった順序で行われる（図 1-1）．

B 診察の進め方

1 診察の種類

　診察には，次のようなものが含まれる．
　① 医療面接（問診）（medical interview）
　② 身体の診察（生命徴候観察，視診，触診，打診，聴診，感覚検査，反射検査）
　診断を誤らないためにも，また合併症を見落とさないためにも，原則として，あらゆる患者についてこれらの診察法をすべて実施する．ただし，患者の状態や疾患の種類によっては，適宜省略することもある．

2 診察の進め方と心がまえ

　まず，患者が訴える自覚症状を聴き取る．患者から自覚症状や病歴などを確認することを医療面接（問診）という．医療面接を通じて，病態や疾患をある程度は絞り込むことができる．

　次いで，身体の診察に移る．身体測定および生命徴候をまず確認する．そして視診から始め，病変のある部位を中心に触診をする．臓器によっては打診や聴診を行う．また，必要に応じて感覚検査や反射検査などの神経学的診察を加える．

　患者は何らかの異常があって医療機関を訪れる．肉体的苦痛に加え，精神的にも不安感や，ときには恐怖感すら覚えている．つまり，患者は精神的・肉体的に弱者の立場にあるといえる．さらに，患者に医療面接をしたり身体を診察する過程では，患者のプライバシーに接することが少なくない．こうしたことから，患者を診察する時には，常に真摯な態度を忘れないようにする．温かみのある親切な態度で患者に向かい，患者から信頼され，尊敬されるように心がけなければならない．患者および家族から信頼され，良好な関係が築かれてこそ，患者からの協力が得られ，正しい診断，そして適切な治療が可能になる．逆に良好な関係が築かれなければ，適切な治療ができないばかりか，むしろトラブルを起こすことになりかねない．

3 評価と記録

　診察で得た所見は，専門的な見地から客観的に正しく評価し，そのつど診療録（病歴，カルテ，チャート）に正確に記録する．

　患者の症状や他覚的所見は，時間が経過するとともに，あるいは治療の影響を受けて変化する．初診時に認められた症状や所見が改善されて消失したり，逆に増悪したり，あるいは新しい所見が出現したりする．これらの変化を的確に把握し，治療の指針にする必要がある．このため診療録には，要領よく，正確に記録をしておくことが重要である．そして，後で見てもよく理解できるよう簡潔に整理しておくようにする．

　診療録は診察の所見だけでなく，治療内容や治療後の経過も整理して記録する．記載漏れのないように，一定の方式で記録することが望ましい．

　診療録は患者の疾病に関する重要な情報として大切に保管する．なお，患者のプライバシーを侵害することのないよう，関係者以外に内容が漏れない配慮も必須である．

2 診察各論

A 医療面接		6
① 医療面接の意義と方法		6
B 視診		8
① 視診の意義と方法		8
② 体格・体型		9
③ 体位・姿勢		10
④ 栄養状態（肥満とやせ）		11
⑤ 精神状態		12
⑥ 異常運動		14
⑦ 歩行		16
⑧ 皮膚の状態		18
⑨ 頭部，顔面の視診		22
⑩ 頸部の視診		25
⑪ 胸部の視診		26
⑫ 腹部の視診		27
⑬ 背部，腰部の視診		28
⑭ 四肢の視診		30
C 打診		34
① 打診の意義と方法		34
② 打診音の種類		34
③ 胸部の打診		35
④ 腹部の打診		36
D 聴診		37
① 聴診の意義と方法		37
② 肺の聴診		37
③ 心臓の聴診		39
④ 腹部の聴診		41
E 触診		42
① 触診の意義と方法		42
② 皮膚，皮下組織の触診		43
③ 筋肉の触診		45
④ 骨，関節の触診		46
⑤ 胸部の触診		50
⑥ 腹部の触診		50
⑦ リンパ節の触診		52
F 生命徴候		52
① 体温		52
② 血圧		55
③ 脈拍		57
④ 呼吸		59
G 感覚検査		60
① 感覚検査の意義と方法		60
② 表在感覚の検査		61
③ 深部感覚の検査		63
④ 複合感覚の検査		64
⑤ その他の感覚検査		65
H 反射検査		66
① 反射の種類		66
② 反射検査の意義と注意事項		66
③ 表在反射		67
④ 深部反射		69
⑤ 病的反射		71
⑥ クローヌス（間代）		73
⑦ 自律神経反射		74
I 代表的な臨床症状		75
① 発熱		75
② 出血傾向		77
③ リンパ節腫脹		79
④ 意識障害		81
⑤ チアノーゼ		82
⑥ 関節痛		84
⑦ 浮腫		86
⑧ 肥満		89
⑨ やせ		90

A 医療面接

1 医療面接の意義と方法

a. 意　　義

　医療面接は，患者の訴えをよく聴くとともに，種々の質問をして，患者の症状を正確に把握する診察法である．"問いかけをして診察する"との意味から「問診」とよばれてきた．しかし，むしろ患者が自由に話をし，それを聴くことのほうがより的確な情報を得るうえで望ましいとの考えから，現在では「医療面接」という．患者と医療従事者は対等であるとの観点からも，問診ではなく，医療面接というほうが望ましい．

　医療面接は，患者との対話という形式で行われる．ただし，患者の意識や精神状態に障害があったり，小児や知的障害者などでは，患者の家族や知人から情報を得なければならないこともある．この場合には，情報が必ずしも正確に伝わらないおそれもあるので，十分に注意しておく．

　医療面接でもっとも気を配るべきことは，患者が正確に訴えたり，自身の思っていることを自由に話すことができるような環境を設定しておくことである．このためには，言葉づかいや身だしなみ，施術室の環境などに十分な注意が必要である．患者には温かみのある態度で接し，患者との間で信頼関係を確保することが大切である．医療面接で知りえた内容を決して関係者以外に漏らさないことも重要である．

b. 方　　法

　医療面接で確認する内容は，①患者像および社会歴，②主訴，③現病歴，④既往歴，⑤家族歴，などである．これらは，疾患を中心にした患者の歴史ともいえる．

　このうちもっとも重要なのは，主訴と現病歴である．したがって，医療面接を始める際には，まずこのことから聞くようにする．「どうなさいましたか？」「どんなふうに具合が悪いのですか？」といった感じで話を進めていく．このように大ざっぱな質問で，患者に自由に話してもらうことを「開かれた質問」(open question) という．

　患者が訴えている症状や，これまでの経過をよく聞けば，診断するのに有用な情報が得られる．たとえば「足が痛い」と患者が訴えた場合，「いつから痛いのですか？」「足のどこが痛いのですか？」「寒くなると痛みが強くなりますか？」など，焦点を絞って聞くことを「閉ざされた質問」(closed question) という．

　一方，過去にかかった疾病や，家系内に発生している疾患が現在の疾患に関係してい

る可能性もある．そこで，既往歴や家族歴も聞き逃さないようにする．喫煙歴，飲酒歴，あるいは常用薬や嗜好品などが発病に関係していることもあり，必ず確認しておく．また，患者は病める"人"であり，病態を正確に認識するうえで，生活環境や生活歴，職業などといった社会歴も確認しておく．

医療面接は系統立てて行い，診療録に要点を整理して記録する．患者によっては，重大な症状をあえて申告しなかったり，逆に重要でないささいな症状を大げさに表現することもある．医療面接では，専門的見地から，患者の訴えを客観的かつ的確に判断する．

ある症状が認められない，といった陰性の所見が診断するうえで重大な意味をもつことも少なくない．そこで，「こういう症状はありませんか？」と患者に質問をして，回答を引き出すこともある．ただし，こうした場合には，最初から特定の疾患を想定して，その疾患だけに都合のよい答えを誘導することがないよう注意する．医療面接はあらゆる可能性を考慮し，客観的に行わなければならない．

医療面接で確認しておくべき事項を述べる．

1) **患者像および社会歴**（patient profile and social history）

氏名，生年月日（年齢），性別，住所，職業など，患者像をまず確認する．さらに，患者を取り巻く生活環境について，過去から現在に至るまでを確認する．

住所は，現住所だけでなく，出生地や以前の居住地も確認しておくとよい．海外渡航の経験についても聞いておく．公害による環境汚染や，風土に応じた特有な寄生虫症などが，疾病の発生に直接あるいは間接的に関係していることがあるからである．

職業は，職種だけでなく，実際の仕事内容と従事した期間を詳しく聞く．重労働による腰痛症，手先作業による頸腕症候群，坑内作業員や石工の塵肺症など，仕事の内容そのもの，あるいは職場環境が疾病発生の因果関係になっていることも少なくない．

生活環境としては，家族構成，住宅環境，日常の習慣などについて確認する．家庭内の問題や経済状況をめぐる精神的ストレスなどが，疾病と関連することもある．心配事とか不満の有無についても確認する．

2) **主　　　訴**（chief complaint）

主訴とは，患者が訴える自覚症状のうち，もっとも主要なものである．治療を求めて医療機関を訪れる直接の動機になる．

主訴は一つだけでなく，複数のこともありうる．診療録には患者自身の表現，あるいはそれになるべく近い表現で記載しておく．たとえば，「右手が痛い」「手足がしびれる」などである．なお，神経症の患者では主訴が多彩で，しかも時間が経つにつれて変化する．

3) **現　病　歴**（history of present illness）

現病歴とは，患者の訴える症状が，いつから，どのように発生し，現在までどういう経過をたどってきたかを示す．すなわち，発病の日時，様式，持続期間，経過などを患

者から詳しく聴取する．

発病の日時は，何月何日何時と特定できることもある．しかし，何か月前ごろからとか，何年前ごろからなど，明確にできないことも少なくない．突如として発病したのか，徐々に起きてきたのかを聞くことも重要である．疾病によって，発病の仕方に特徴があるからである．たとえば，両下肢の麻痺を主訴とした患者でも，交通事故などの外傷や出血・血栓など血行障害が原因の場合には，突然に，しかも急激に発症する．これに対し，変性疾患や腫瘍などの慢性疾患では徐々に進行してくるので，発病の日時を特定できないことが多い．

発病してから受診までの経過における症状の推移についても詳しく聴取する．症状が次第に増悪してきたのか，消長しているのか，軽快しているのか，あるいは主症状以外に随伴する症状は出現していないか，などを確認する．受診までに他の医療機関で治療を受けている場合には，その治療内容や治療後の経過などについて照会しておく．

4）既往歴（past history）

既往歴では，出生してから現在に至るまでの患者の健康状態，罹患した疾患などについて確認する．過去の疾患や処置が原因となって疾病が発症することもある．たとえば，扁桃炎後の腎炎，輸血後の肝炎などに注意する．

具体的には，出生時の状況，幼児期の健康状態，予防接種・輸血の有無，過去に罹患した疾患・外傷などについて聴取する．この場合，単に病名だけでなく，症状，治療内容，経過などについても確認しておく．女性では月経，妊娠，分娩，流産などについても聴取する．たばこ，アルコールなどの嗜好品や，常用薬の有無についても確認する．

5）家族歴（family history）

家族歴では，祖父母，両親，同胞，配偶者，子などを中心に，その健康状態，罹患した疾患，死亡時年齢，死因などを聞く．家系内に多発しやすい疾患としては，血友病などの遺伝性疾患のほか，体質や同じ生活環境のために家族内に発症しやすい疾患，家族内で感染しやすい疾患などがある．特に高血圧症，糖尿病，脳血管障害，代謝疾患，アレルギー性疾患，精神神経疾患，内分泌疾患，悪性腫瘍，結核，奇形などに注意する．

B 視　診

1 視診の意義と方法

a. 意　義

患者の外形や外観を観察して所見をとる診察法を視診という．診察のうちでも，もっ

とも基本的で，かつ簡単に行える．それでいて注意深い視診は，診断を行ううえで有意義な情報を提供してくれる．

たとえば，胸痛を主訴とした患者の胸背部に発赤や水疱を帯状に認めた場合には，帯状疱疹（帯状ヘルペス）が示唆される．全身倦怠感や食欲不振を訴える患者の皮膚や眼球結膜が黄色であれば，肝・胆道疾患による黄疸が考えられる．バセドウ（Basedow）病や先端巨大症などの内分泌疾患や，パーキンソン（Parkinson）病などの神経疾患は，一見しただけでも診断を下しうることがある．足の痛みを訴えている患者では，局所の発赤や腫脹などがあれば炎症性疾患と判断できる．皮膚の発疹は視診で診断をする．

このように，視診はきわめて重要である．丁寧に注意深く患者を観察する態度を身につけておくようにする．

b. 方　　法

患者が診察室に入室してきた時点から視診を始める．あまり"じろじろ"見ると不審がられるので，それとなく観察する．

体格，表情，身だしなみ，歩行などの動作をまず観察する．次いで全身を観察し，頭から顔，頸，胸，腹，四肢へと各部位の視診に移る．所見を見落とさないためには，一定の順序で系統立てて視診を詳細に行う．患者が訴える症状のある局所は，特に入念に視診を行う．

なお，バセドウ病のように顔貌を一見しただけで診断が下せるような疾患でも，誤診を防ぐために，また合併症の存在を見逃さないためにも，身体各部の診察を怠らないようにすべきである．

以下に，視診で観察すべき事項について述べる．

2 体格・体型

身体は，成長によって各方向へ発達する．身長，体型を含めた総合的な身体の外見を体格という．体格は主として骨格系の発達により，身長，すなわち縦方向への発達の程度を表現することが多い．体型は骨格，筋肉の発達状況などによって規定される，いわゆる体つきのことをさす．

体格の異常は，遺伝的素因，胎児期における母体の疾病，出生後の疾患などによって起こる．

身長が極端に高い状態を巨人症という．下垂体機能亢進症で，下垂体ホルモンが思春期以前，すなわち骨端が完成する前に過剰に分泌されると骨格が過度に発育し，巨人症となる．骨端が完成した成人で下垂体機能亢進症が発病すれば，身長は伸びずに，頭部，

頬骨，顎，手足などが肥大する．これは先端巨大症とよばれる．マルファン（Marfan）症候群は四肢が長く，身長が高くなる先天性の疾患である．指趾が細長くなり，くも状指・趾症とよばれることがある．また，先天性心疾患を伴うことも多い．

逆に身長が極端に低い状態は低身長症とよばれる．くる病，骨・軟骨異栄養症などの骨疾患，心疾患などの全身性疾患，下垂体機能低下症などの内分泌疾患，代謝異常症などが原因で起こる．

3 体位・姿勢

健常者は，頭をまっすぐにして胸をはり，腹部は平坦である．立位，坐位，仰臥位など，思いのままに体位を自由に変えることができる．しかし疾病に罹患すると，特徴的な体位や姿勢をとることがある．そこで視診で体位・姿勢を観察すれば，診断の参考になる場合も少なくない．

疼痛など苦痛を訴える患者では，その苦痛の部位をかばうような姿勢をとることがある．たとえば，腰椎椎間板ヘルニアのために腰痛や坐骨神経痛症候群のある時には，立位では疼痛を和らげるように健側に体幹を曲げ，軽く股関節を屈曲した姿勢をとる．あるいは，健側に重心をかけるようにして，脊柱が側彎（坐骨神経痛性側彎）の姿勢をとる．腹痛のある患者は，股関節および膝関節を曲げる姿勢をとる．胆石症や急性膵炎では，激痛のために身体をエビのように折り曲げる（エビ姿勢）．

重症心疾患や肺疾患では，仰臥位になると肺静脈循環血液量が増加して右心負荷（例：うっ血性心不全）が増強し，呼吸困難が強くなって苦しくなる．そこで，ベッド上で座ったり（起坐位），胸の前にふとんを当てて，もたれかかるようにしていたりする（図2-1）．

また骨，筋肉，神経疾患では，しばしば独特な体位や姿勢を示す．

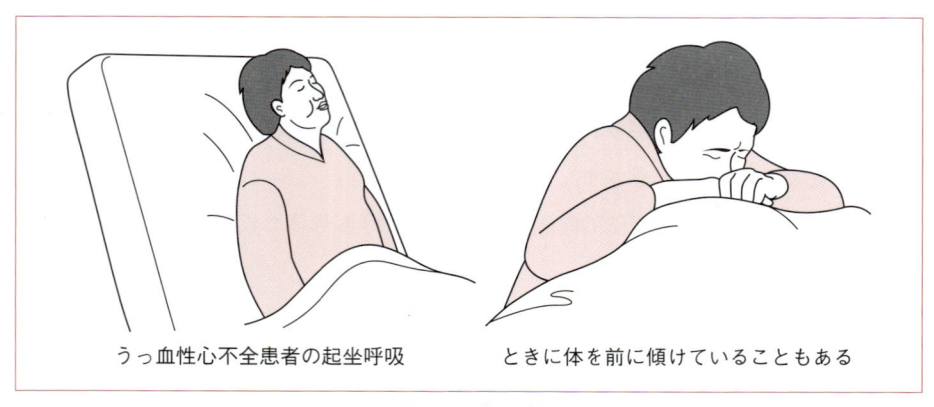

うっ血性心不全患者の起坐呼吸　　　ときに体を前に傾けていることもある

図2-1　起坐位

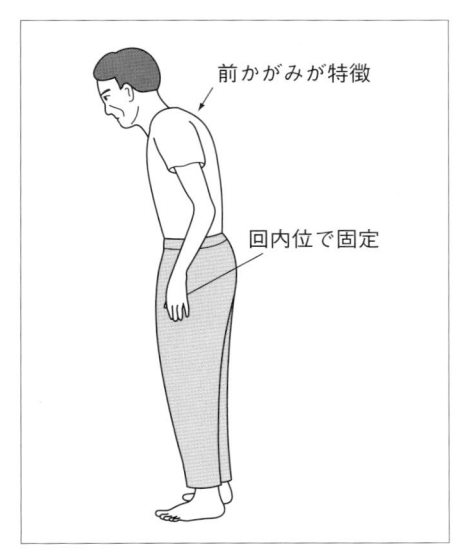

図 2-2　パーキンソン病患者の特有な姿勢

　脳血管障害では，麻痺側の前腕は強く屈曲し，下肢は痙性となって，足が足底側へ屈曲した姿勢になる〔マン・ウェルニッケ（Mann-Wernicke）姿勢〕．パーキンソン病では，頭を前屈し，肘関節を曲げて，独特の前かがみの姿勢をとる（図 2-2）．髄膜炎，破傷風では背筋が強く緊張して強直し，身体全体がまっすぐに伸びて硬くなり，弓状に背屈した姿勢（後弓反張）になる．脊柱の彎曲の異常として，脊柱側彎姿勢（特発性脊柱側彎，坐骨神経痛性側彎，姿勢性側彎など），脊柱後彎姿勢（脊椎カリエス，くる病，強直性脊椎炎など），脊柱前彎姿勢（麻痺性，炎症性，代償性など）がある．

4　栄養状態（肥満とやせ）

　栄養状態は，皮下脂肪組織の発達の程度で判断される．体重を計測し，標準体重と比較することによって栄養状態を評価する．標準体重の算出法にはいろいろあるが，現在では，BMI〔body mass index：体重(kg)/身長(m)^2〕を体格指数として用い，BMI の標準値を 22 として次の式が使用される．

　　標準体重＝身長(m)^2×22

　そして，肥満度を次のように定義し，肥満とやせの判定に利用される．

　　肥満度(%)＝(実測体重−標準体重)÷標準体重×100

　肥満とは，ただ単に体重が多すぎるということではなく，身体を構成する成分のうち，脂肪組織の占める割合が異常に増加した状態と定義される．しかし，実際には脂肪組織を正確に測定できる方法が一般的ではないので，日本肥満学会は「BMI 25 以上である場合を肥満と判定する」と定めている．

肥満の原因としては，エネルギーの取りすぎ，もしくは体質に基づく単純性肥満（本態性肥満）がもっとも多く，肥満者の約90〜95％を占める．内分泌代謝疾患，視床下部障害，遺伝性疾患など，何らかの基礎疾患があって肥満になるものを症候性肥満という．症候性肥満は内分泌疾患によるものが多く，副腎皮質機能亢進症〔クッシング（Cushing）症候群〕，性腺機能不全，甲状腺機能低下症などがある．

一方，やせは，脂肪組織だけでなく，筋肉などの除脂肪組織までもが減少した状態と定義される．この意味では，やせは直接的に肥満の反対概念とはいえない．やせの場合にも，実際には肥満度が−20％以下の場合をやせと判定することが多い．

やせにも単純性と症候性がある．単純性やせは，食物摂取不足やダイエットが原因となる．症候性やせは，摂食障害（神経性食欲不振症）にみられるような精神的影響や，消化器疾患のために食事の摂取が不十分であったり，吸収不良の場合に起きる．また代謝の亢進，内分泌代謝疾患〔甲状腺機能亢進症，下垂体機能低下症，アジソン（Addison）病，糖尿病など〕などでもみられる．

悪性腫瘍や肺結核などの重症あるいは慢性消耗性疾患では，末期に高度のやせとなる．皮膚は乾燥して弛緩し，眼窩や両頬がくぼみ，特徴的な顔貌となる．このように，極端にやせが進んだ状態を悪液質とよぶ．

5 精神状態

患者の精神状態や感情の動きを，診察室における態度や医療面接に対する応答の仕方などから判断する．精神状態の評価は，神経疾患などの器質的疾患の診断や，心身症などの心理的要因が背景にある疾患の診断にも重要である．

a. 意識状態

意識状態は知覚，注意，認知，思考，判断，記憶などの精神活動全般を統合したもので，大脳皮質全体の興奮水準を意味する．意識がしっかりしている状態を清明という．

種々の脳疾患（外傷，脳血管障害，脳炎，脳腫瘍など）をはじめ，肝硬変，尿毒症，糖尿病，薬物中毒などの疾患で意識が障害されることがある．意識が障害された状態には，次のように種々の程度がある．

① 無欲状態：意識はあるが，周囲に関心を示さず，ぼんやりとしている状態．
② 傾眠：軽い刺激には反応するが，うとうと眠っているような状態．
③ 昏迷：皮膚をつねるなどの強い刺激にのみ少し反応する状態．
④ 昏睡：意識が完全に消失し，いかなる刺激に対しても反応しない状態．尿・便を失禁する．

表 2-1　Japan coma scale（3-3-9 度方式）

Ⅰ．刺激しないでも覚醒している状態（1 桁で表現する）
　1．だいたい意識清明だが，もうひとつはっきりしない
　2．見当識障害がある
　3．自分の名前，生年月日がいえない
Ⅱ．刺激すると覚醒するが，刺激を止めると眠り込む（2 桁で表現する）
　10．普通のよびかけで容易に開眼する
　20．大きな声または身体の揺さぶりで開眼する
　30．痛み刺激を加えつつよびかけを繰り返すと，かろうじて開眼する
Ⅲ．刺激しても覚醒しない状態（3 桁で表現する）
　100．痛み刺激に対し，払いのけるような動作をする
　200．痛み刺激で少し手足を動かしたり，顔をしかめる
　300．痛み刺激に全く反応しない

注：必要により，次のものを加える
　R：Restlessness（不穏），I：Incontinence（失禁），
　A：Akinetic mutism, apallic state（自発性喪失）
記載例：10-R，100-I など

⑤ 失神：一過性に意識が短時間失われる状態．
⑥ せん妄：外からの刺激には反応しないが，不安・興奮状態になって意味不明のことを口走ったり，身体を動かしたりする状態．

なお，前述の分類はいくぶん抽象的で，客観的に判定することがしばしば難しい．そこで，より客観的に判定でき，しかも医師以外の人でも評価が可能な分類として Japan coma scale（JCS，3-3-9 度方式）が広く使われている（表 2-1）．ただし，この分類を用いる時でも，数値だけでなく，どのような刺激に対してどのように反応したかを具体的に記載しておくとよい．

b. 知　　能

知能が高度に低下したものを知的障害という．知的障害は，精神遅滞と認知症がある．精神遅滞は，知能の発育が生まれつきよくないものをいう．認知症は，一度発達した知能が何らかの原因で低下したものをいう．

知能は知能検査で判定する．簡便には，単純な計算を試したり（100 から順に 7 を次々に引いていく），朝食の内容や生年月日を尋ねたりして記憶を調べる．

c. 感　　情

外的刺激に対して生じる，喜び，怒り，悲しみ，愉快，憂うつなどの精神的反応を感情という．感情の変化には以下のようなものがある．

1）不 安 状 態

じっとしていられない強い苦しみの感情で，不安神経症などにみられる．胸内苦悶，

呼吸困難，冷や汗，頻尿，不眠など多彩な自律神経症状を伴うことが多い．

2）抑うつ状態

気分が沈みがちで，絶望感，自責感などが現れる状態である．外界に対する関心や意欲がなく，ささいなことを過度に心配する．

3）躁状態

気分が高揚し，外界の状況を無視して感情を表して行動に移す状態．多弁で，話題が次から次へと飛躍する．

4）多幸症

異常な，あるいは誇張された爽快気分をいう．躁状態とは異なり，行動の促進は伴わない．脳の器質疾患でみられる．

6 異常運動

人間は脳・神経系の指令を受けて筋肉，骨，関節が円滑に作動して，スムーズな運動をすることができる．通常では認められないような異常運動がある場合には，運動を調節するメカニズムのいずれかに異常があると考えられる．しかも，疾患によって特有の運動を示す．こうして，視診によって運動を観察することは，診断を行ううえで重要な意義をもつ．

a. 不随意運動

神経系の疾患では，自らの意思とは関係がなく，不随意に起きる運動がみられる．不随意運動は恒常的に持続する場合と，反復性に規則的あるいは不規則に起こるものとがある．また全身性に起きたり，局所的もしくは特定の筋肉だけに出現するものがある．特徴的な不随意運動を示す．

1）振　戦

リズミカルに動く不随意運動を振戦という．甲状腺機能亢進症，アルコール依存症，精神の不安定状態などでは，周期が短く，振幅の小さな手指の振戦がしばしばみられる．パーキンソン病では，粗くて遅い振戦がみられ，あたかも丸薬をこねるように，母指を中指および示指にこするような運動が特徴的である．

なお，手を動かそうとした時だけ手が震えることがある．このように，行動しようとする時に振戦が起きるものを企図振戦という．多発性硬化症や小脳疾患に特徴的である．肝硬変などの重症な肝疾患では，切迫昏睡時に手指や前腕・上腕が不規則に屈伸し，鳥が羽ばたくような振戦をすることがある．この振戦を羽ばたき振戦という．

2）舞踏病様振戦

不規則で，目的のないような非対称性の，迅速でしかも多様性の運動をいう．舌を出したり引っ込めたり，顔をしかめたりするなど，踊るような動作を連続的に行ったりする．小舞踏病，ハンチントン（Huntington）病などでみられる．

3）アテトーゼ

ゆっくりと，持続性のある運動である．虫がはうように指をくねらせたり，手関節を屈曲し回内させたり，前腕および上腕の回内および外転，または回外と内転運動を示したりする．脳性麻痺などでみられる．

4）チック

単一もしくは複数の筋肉が，目的もなく運動を反復するものである．顔面筋にみられやすい．眼をパチパチさせたり，顔をしかめたり，唇をなめたり，舌鼓みを打ったりする．器質的な脳疾患のほか，神経症などの精神的異常でも起きる．

5）ミオクローヌス

突発性に一部の筋肉が素早く収縮するものである．上肢にミオクローヌスが起これば，手に持っている物を落としたりする．突然に転倒することもある．脳炎やその後遺症などで起きる．

b. 麻　　痺

随意運動が障害された状態を麻痺という．

障害される部位によって，麻痺は次のように分類される．

1）中枢性麻痺

脳血管障害，筋萎縮性側索硬化症，仮性球麻痺など核上性麻痺でみられる．筋肉は緊張し，腱反射が亢進する．

2）末梢性麻痺

神経損傷，ギラン・バレー（Guillain-Barré）症候群，球麻痺など，下位運動ニューロンまたは筋肉が障害された場合に起こる．筋肉の緊張は減退し，腱反射は減弱もしくは消失する．

また運動麻痺の起きている程度と分布から，表 2-2 のように分類して表記する．たとえば，完全片麻痺や不全単麻痺などと表現する．

c. 運動失調

ある運動をするには，いくつもの筋肉が調和を保って収縮することが重要である．そうした調和が乱れてしまうと，円滑に運動することができなくなる．この結果起きる，ぎこちない運動を運動失調という．

表 2-2 程度, 分布による麻痺の分類

Ⅰ. 程度による分類
　　完全麻痺：随意運動がまったくできない
　　不全麻痺：ある程度の運動はできる
Ⅱ. 分布による分類
　　単麻痺：麻痺が一肢のみに限られる
　　片麻痺：身体の一側半身に麻痺がある
　　対麻痺：対称的に両側の上肢または下肢に麻痺がある
　　四肢麻痺：両側上下肢に麻痺がある

1) 脊髄性運動失調

脊髄癆などで脊髄後根と後索が障害され，深部感覚に異常が生じて起きる．足を必要以上に高く上げ，足もとをしっかり眼で確かめながら歩く．視覚の助けを借りれば円滑な運動が可能になる．

2) 小脳性運動失調

小脳腫瘍などで小脳が障害されて起きる運動失調である．不安定で，動揺しながら酩酊様の歩行をする．視覚では矯正できない．

7 歩　　行

歩行の状態を視診で観察することは，運動系の検査として重要な意義をもつ．自然な状態で普通に歩いてもらったり，回れ右や左，後ろ歩き，つま先歩き，踵歩きなどをしてもらい，歩行する所作を観察する．この際，足と下肢の動きだけでなく，体幹，上肢，肩，顔面などの運動にも注意を払う．

歩行の障害は筋肉，骨，関節の疾患や神経疾患などで出現する．特徴的な異常歩行と，それを示す代表的な疾患には次のようなものがある．

1) 疼痛性跛行

一側の下肢に疼痛がある場合，痛みのある側の下肢はゆっくりと注意深く地面につき，接地時間を短くする．次いで，痛みのない健側の下肢を素早く前に出して歩行する．

2) 間欠性跛行

歩行しているうちに，ときどき歩けなくなってしまう病態である．下肢の動脈硬化症〔バージャー（Buerger）病〕による血行障害や，脊柱管狭窄症でみられる．

3) トレンデレンブルグ（Trendelenburg）徴候（歩行）（図2-3）

患側の下肢で起立した時に，健側の骨盤が下がってしまう現象のことをトレンデレンブルグ徴候といい，歩行の際にこの現象がみられるものをトレンデレンブルグ歩行という．発達性股関節脱臼や中殿筋麻痺患者でみられる．

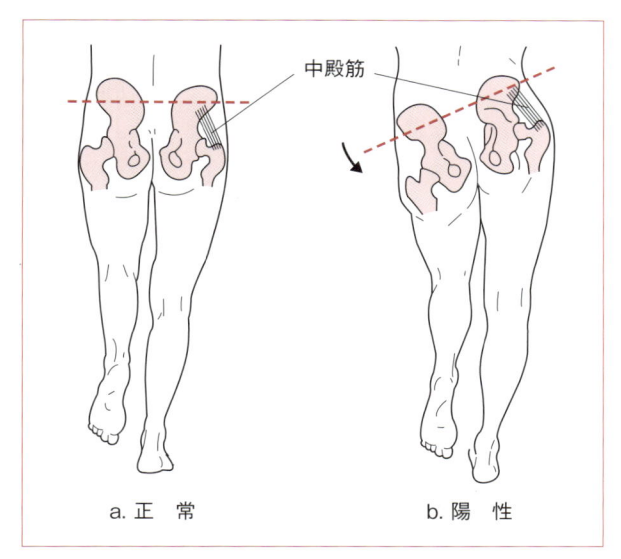

図 2-3　トレンデレンブルグ徴候（Lanz）
中殿筋は骨盤・大転子間に張り，立脚起立時その収縮（立脚側）により骨盤は水平に保たれるが（a），その筋力低下があるとき骨盤は反対側（遊脚側）に傾く（b）．これをトレンデレンブルグ徴候陽性という．
「立石哲也：整形外科学（全国柔道整復学校協会監修），改訂第3版，p.19，2007，南江堂」より許諾を得て転載．

4）片麻痺歩行

脳血管障害などで一側性の上位運動ニューロン（錐体路）に障害のある患者でみられる．麻痺のある側の下肢が痙性となって足は足底側へ屈曲し，前腕は強く屈曲し，上腕は胸部に向かって内転した状態となる（マン・ウェルニッケ拘縮）．そこで歩行する時には，下肢は伸展させたままで外方へ大きく円を描くようにして前進する．このような歩行を，分回し歩行とよぶ．

5）失調性歩行

運動失調により，円滑な運動ができないために，つたなく不確実な歩行をするものである．脊髄後根および後索障害では，深部感覚が障害される結果，両下肢を大きく開いて，一歩ごとに足を高く上げて眼で足もとを確かめながら足を運ぶ．小脳疾患では"千鳥足"のように，頭部や体幹が動揺し，しばしば患側へよろめく．

6）小歩症，突進歩行

パーキンソン病では前かがみの姿勢（図2-2）の状態で，ちょこちょこと小刻みに歩く．後ろから軽く押されると身体の重心が前へ移り，加速度的に歩行が速くなってしまう（突進歩行）．

7）麻痺性歩行

下位運動ニューロンの障害が原因で起きる腓骨神経麻痺では，尖足の状態となる．そして歩行の時には，足を高く上げて足先をひきずるようにする．あたかも鶏が歩くのに似ており，鶏歩ともいう．

8）アヒル歩行

先天性股関節脱臼や進行性筋ジストロフィーなどでは，骨盤で大きな弧を描くように，上体と肩を揺すりながら歩く．脊椎の前彎症を伴う．

9）随意性跛行

小児股関節結核では，股関節の回旋と過伸展が制限され，朝に跛行する．ただし，日中には跛行することはない．しかも，跛行しないように注意すると跛行しなくなったりする．このような跛行を随意性跛行という．ペルテス（Perthes）病でもみられる．

8 皮膚の状態

皮膚や粘膜の変化は，疾患自体によるものだけでなく，全身性疾患の部分徴候であることも少なくない．以下の項目を中心にして，注意深く視診を行う．

a. 色調の変化

なるべく自然光のもとで観察する．色調の変化としては，次のようなものがある．

① 蒼白：高度の貧血患者でみられる．眼瞼結膜，口腔粘膜，爪床も蒼白となる．ショック状態で循環不全がある場合にも皮膚が蒼白となる．

② チアノーゼ：皮膚と粘膜が暗紫赤色を呈する状態で，毛細血管内の還元ヘモグロビン濃度の増加が原因となる．先天性心疾患〔ファロー（Fallot）四徴症など〕，肺疾患，心不全，心臓弁膜症，末梢循環不全，静脈血栓症などでみられる．

③ 黄疸：血清中のビリルビン濃度が増加し，皮膚が黄色になった状態である．眼球結膜，口腔粘膜も黄色く染まる．肝炎，肝硬変，肝癌，胆石症，胆道炎などの肝胆道疾患や，溶血性貧血などでみられる．

④ 紅潮：発熱があるときや，精神的に興奮した状態でみられる．多血症でも顔面は赤味を帯びる．

表2-3 発疹の種類

Ⅰ．原発疹：それまで健康であった皮膚に新しく発生するもの
・紅斑：限局性の皮膚の紅斑
・紫斑：皮膚組織内の出血．赤→紫→青→黄色へと変化して消失する
・丘疹：半球状に扁平に隆起した病変．通常は直径が5mm以下のもの
・結節：えんどう豆よりも大きな皮膚の隆起
・水疱：表皮内に空洞を生じ，その中に漿液のたまった状態
・膿疱：膿がたまり，水疱が混濁したり黄色にみえる
・蕁麻疹：真皮上層に浮腫があり，皮膚が限局性に，境界が鮮明に隆起した状態

Ⅱ．続発疹：原発疹に引き続いて起きる発疹
・びらん：皮膚の浅い欠損
・潰瘍：皮膚が深く欠損した状態で，治癒すると瘢痕が残る
・痂皮：かさぶたの状態
・瘢痕：創傷が結合組織によって修復された状態
・鱗屑：表皮角質上層が角質片となって剥脱した状態

b. 皮膚の性状の変化

　　皮膚の疾患もしくは全身性の疾患で，皮膚に種々の変化を生じることがある．患者自身から訴えることが多いが，気づいていないこともあるので，注意深く視診を行う．

1) 浮　腫

　　皮下組織に水分が過剰にたまった状態で，"むくみ"ともよばれる．足背部や脛骨前面などに浮腫が生じやすく，指で圧迫すると指のあとが残り，すぐには消えない．

　　心疾患，腎臓病，肝硬変，栄養不良，高度の貧血，内分泌疾患などでは全身性に浮腫がみられる．これに対し局所的な感染や外傷では，局所の皮膚に浮腫が起こり，発赤，熱感，疼痛も伴う．クインケ（Quincke）浮腫は発作性で，かつ一過性に出現する限局性の浮腫である．顔面，四肢，外陰部などに出現しやすい．

2) 発　疹

　　発疹には種々の性状がある（表2-3）．発疹は局所性の変化だけでなく，重症の全身性疾患の一部分症であることがあり，注意を要する．

　　たとえば，紅斑は肝硬変や全身性エリテマトーデス（SLE）でみられたり，紫斑は再生不良性貧血，特発性血小板減少性紫斑病，白血病，血友病などでみられたりする（図2-4）．このため，このような発疹がみられる時には，慎重に診断を進める．

　　発疹が生じている場合，原因となった疾患によっては種々の発疹が組み合わさっていたり，経過とともに分布が変化することもある．また，それぞれの疾患に特有な発疹が出て，診断の参考になることがある．たとえば麻疹，風疹などのウイルス感染症，梅毒などのスピロヘータ感染症，腸チフスなどの細菌感染症では特有な発疹がみられる．帯状疱疹，単純性疱疹では，疼痛を伴う水疱疹が特徴的である（図2-5）．

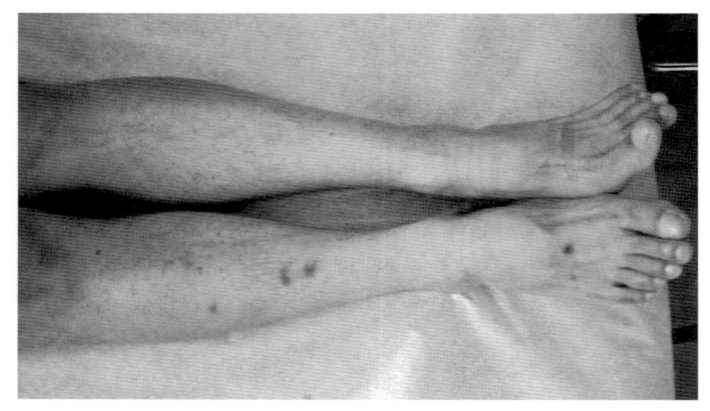

図 2-4　血小板減少症による紫斑（口絵❶）

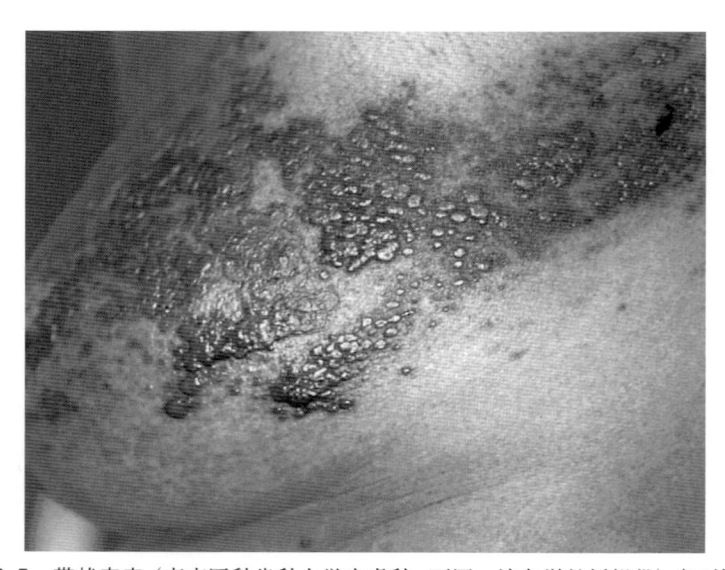

図 2-5　帯状疱疹（東京医科歯科大学皮膚科・西岡　清名誉教授提供）（口絵❷）

　食品，薬物，昆虫，植物，輸血などに対するアレルギー反応として蕁麻疹が現れることがある．そのうち薬物性発疹では，紅斑や蕁麻疹とは限らず，水疱やびらん，潰瘍などを伴い，ときには重篤な全身性の発疹を起こすこともある．薬物を服用していて発疹が出現した場合には，薬物を中止して発疹の原因を確認しておかなければならない．

　全身性エリテマトーデス，全身性硬化症（強皮症），皮膚筋炎などの膠原病では多彩な皮膚病変が現れる．ベーチェット（Behçet）病では，口腔粘膜や陰部に潰瘍が繰り返し起こりやすい．

　感染性心内膜炎では，有痛性のやや紅色の隆起した皮下結節が，手指や足趾などに出現する．大きさは帽針頭大ないしえんどう豆大で，オスラー（Osler）結節とよばれる．変形性関節症では，関節の変形に一致して結節になることがある．これは遠位指節間関節に変形性関節症が起きて生じるヘバーデン（Heberden）結節が有名である（図

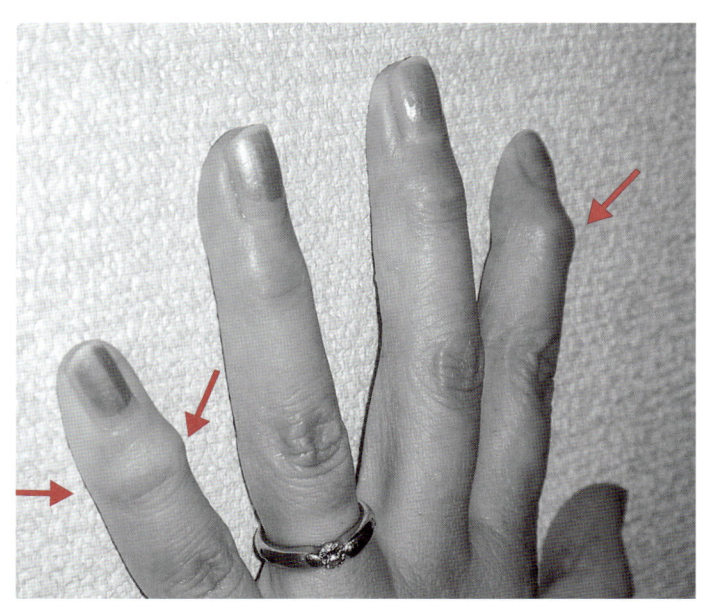

図 2-6　ヘバーデン結節（口絵❸）

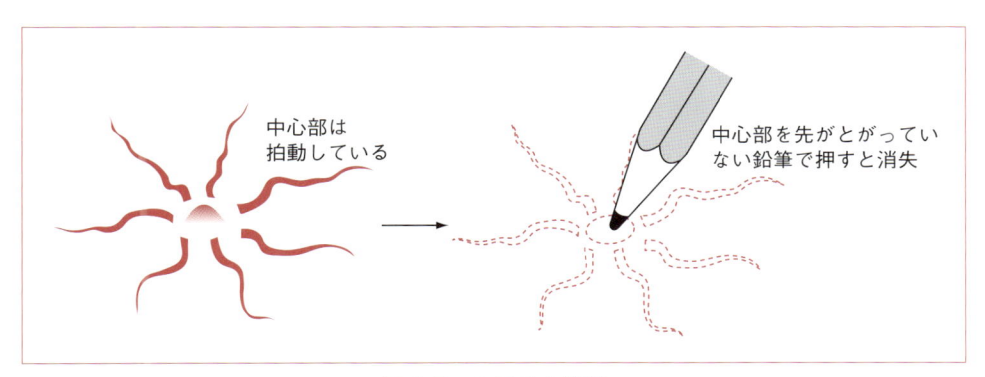

図 2-7　クモ状血管腫

2-6).

3) レイノー（Raynaud）現象

　　寒冷にさらされた場合などに，発作性に四肢末梢に乏血状態が起きて皮膚が蒼白になったりチアノーゼとなり，やがて回復すると逆に充血と発赤が起きる現象をレイノー現象という．全身性硬化症（強皮症）などの膠原病，神経血管症候群（頸肋，前斜角筋症候群，振動工具の常用など），閉塞性動脈疾患などのほか，原因が不明のレイノー病でみられる．

4) くも状血管腫

　　肝硬変では，顔面や前胸部などにクモが脚を広げたように細小血管が拡張して，中心部の血管が拍動していることがある（図 2-7）．くも状血管腫という．

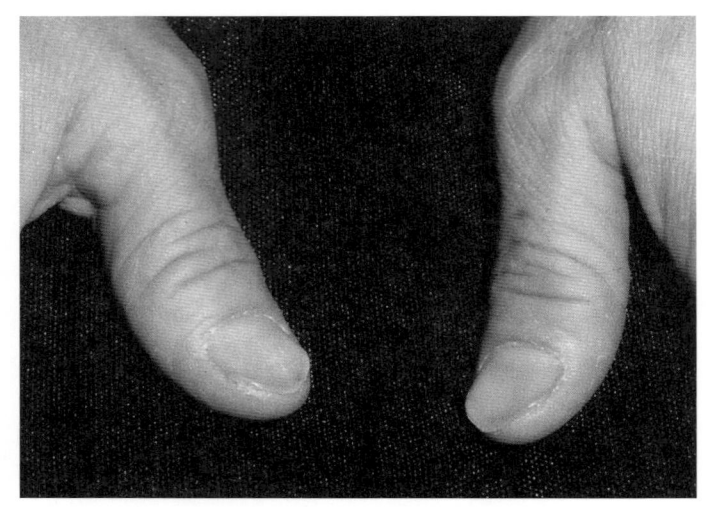

図 2-8　スプーン状爪（口絵❹）
爪が脆くなり，凹レンズ状に凹んでいる．

c. 爪の変化

爪の変化も診断に役立つことがあり，視診で確認する．

貧血患者では，皮膚や粘膜と同様に爪床が蒼白である．このうち鉄欠乏性貧血では爪が薄く弱くなり，高度になるとスプーンのように陥凹してくる（スプーン状爪，図2-8）．ネフローゼ症候群などで，高度の低アルブミン血症が長期間にわたって続くと，横に向かって帯状の白線をみることがある．爪真菌症では爪が厚くなってもろくなり，縦に走る線がみられる．

d. 毛髪，体毛の異常

脱毛と白髪は老化現象の一つであるが，個人差が大きい．遺伝的素因が関係するが，精神的打撃にも影響される．円形脱毛症は限局性に境界鮮明な円形もしくは不規則に起きる脱毛で，原因は不詳である．

9　頭部，顔面の視診

全身を観察した後，局所の視診に移る．頭部からつま先まで順に観察を進める．

a. 大きさと形

頭が異常に大きいものを大頭症，逆に小さすぎるものを小頭症という．

大頭症は脳室に髄液が大量に貯留した水頭症や，先端巨大症，変形性骨炎などでみられる．先端巨大症では頬骨，顎，上眼窩縁が突出し，耳，鼻，口唇などが肥大している．

小頭症は，脳の発育障害などでみられる．

b. 顔貌と顔色

病変によって特徴のある顔貌を示すことがある．顔色は，皮膚の状態の項で述べたような変化が顔面に現れることがある．いずれも視診で確認する．

① 苦悶状顔貌：疼痛など強い苦痛がある時，顔をしかめ，苦痛の表情をとる．
② 有熱顔貌：高熱がある時，顔面が熱のために紅潮している．
③ 無欲状顔貌：表情に活気がなくなり，眼光は鈍く，周囲に対して関心を示さない状態である．敗血症，腸チフス，粟粒結核などの高熱を出す重篤な疾患や，精神疾患，脳疾患，中毒などの際にみられる．
④ 仮面様顔貌：顔面筋が硬直して運動が減少し，表情が乏しくなって能面のようになった顔貌をいう．パーキンソン病に特徴的である．
⑤ ヒポクラテス顔貌：消耗性疾患によって死期が近い場合，表情が乏しく，眼窩がくぼんで眼光が鈍く，頬がくぼんで鼻がとがってくる．古代ギリシャの医聖ヒポクラテスにちなんでいる．
⑥ 満月様顔貌：クッシング症候群，あるいは副腎皮質ステロイド薬を大量に長期間服用している患者では，副腎皮質ステロイドホルモンの影響で顔全体が丸くなり，赤く，かつ多毛になる．顔が満月のように丸みを帯びることから，満月様顔貌とよばれる．

c. 顔面の異常運動

異常運動が顔によく現れる疾患がある．たとえば脳動脈硬化症，パーキンソン病，アルコール依存症などでは頭部が小刻みにリズミカルに揺れ（振戦），しかも精神的な緊張で増強される．精神的興奮，三叉神経痛，アルコール依存症，麻薬中毒などでは顔面筋がピクピクと小さく痙攣することがある．またチックは顔面筋にみられやすい．

d. 眼瞼，眼球，結膜

全身性の浮腫，眼球や眼瞼の炎症などでは上眼瞼に浮腫が出現する．眼瞼結膜は貧血で蒼白になる．黄疸では眼球結膜が黄色に染まる．結膜炎では結膜が充血して発赤し，粘液あるいは膿性の分泌物が出る．過労の際にも，結膜下に出血することがある．

甲状腺機能亢進症（バセドウ病）では眼球が突出し，一見すると驚いたような表情になる．

動眼神経麻痺では上眼瞼が下垂し（眼瞼下垂），顔面神経麻痺では逆に眼を閉じられない．顔面神経麻痺では，眼を閉じると麻痺がある患側の眼球が上方，かつやや外方へと回転する〔ベル（Bell）現象，図2-9〕．重症筋無力症では上眼瞼挙筋が疲労し，特

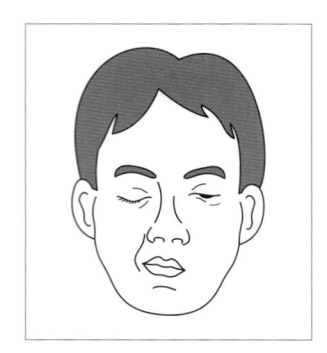

図 2-9　ベル現象

に午後から夕方にかけて眼瞼が下垂して，一見すると眠たそうにみえる．

　眼球運動をつかさどる動眼神経，滑車神経，外転神経に麻痺が起きると眼球運動に支障が出る．一側の麻痺では物が二重に見えてしまう．これを複視という．動眼神経運動核の核上性の障害では，両側の眼球が一方向へ向けて偏位する（共同偏視）．ただし，この場合には両眼の視軸は平行しているので，複視は起こらない．

　斜視は，一眼が外方（外斜視）または内方（内斜視）へ偏位した状態で，先天性のほか，眼筋麻痺でも起きる．

　眼球が一定方向へピクピクと反復性に迅速に動く不随意運動を眼球振盪（眼振）という．水平方向や垂直方向のほか，回転性のこともある．極度の近視やアルコール依存症でもみられることがあるが，脳血管障害でも出現することがある．

e. 鼻

　大量のアルコール常飲者や肝硬変患者では，鼻尖部の細静脈が拡張して発赤している．分泌物や鼻出血の有無にも注意する．

f. 口腔，舌，咽頭

　まず口唇を観察する．

　唇裂（口唇裂）は先天性奇形で，一側のことも両側性のこともある．ビタミンB_2欠乏症では，口唇や口角に亀裂やびらんができる．口唇ヘルペスは有痛性の小水疱で始まり，数日以内に乾燥して痂皮を残して治癒する．単純ヘルペスウイルスが原因で，過労や高熱がある時などに発病しやすい．

　口唇の色調の変化としては，蒼白（貧血），チアノーゼ（先天性心疾患，肺炎など），暗赤色（多血症）がある．

　次いで口を大きく開けてもらい，舌，口腔粘膜と咽頭の視診を行う．舌圧子を使って舌を軽く押さえると，口腔粘膜と咽頭を観察しやすくなる．

舌は局所疾患だけでなく，種々の全身疾患でも変化が起こりうる．高熱が続いたり，抗菌薬を長く服用していると舌苔が現れる．猩紅熱では著明な発赤とともに舌乳頭が腫脹し，いわゆるイチゴ舌の状態になる．悪性貧血では舌乳頭が萎縮して表面が平滑となり，蒼白で光沢を有するようになる．しばしば舌炎を合併して発赤と疼痛を起こし，ハンター（Hunter）舌炎とよばれる．

　口腔粘膜では貧血，黄疸，色素沈着などを観察する．アフタは特有の粘膜疹で，直径数mm～1cmの小水疱が破れて浅い潰瘍を作ったものであり，周囲に発赤がある．疼痛が強い．麻疹では頬粘膜に境界が鮮明な青白色の隆起した小さな斑点を生じ，そのまわりに小紅暈がある．これをコプリック（Koplik）斑といい，麻疹を診断するうえで有用である．

　咽頭炎では咽頭全体がびまん性に発赤し，浮腫状となって自発痛と嚥下痛を伴う．猩紅熱では発赤が著しい．ジフテリアでは咽頭が発赤するだけでなく，汚い乳白色～灰黄白色の偽膜が特徴的である．

　扁桃は小児期には肥大しているが，成人では萎縮してくる．扁桃炎になると扁桃が発赤して腫脹し，腺窩から滲出物が出て白色～黄白色の斑点状になっていることがある．しばしば高熱を出し，扁桃の自発痛と嚥下痛を伴う．

10　頸部の視診

　頭部や顔面に続き，頸部を観察する．

a. 特有な形態と代表的な疾患

　斜頸とは，頭部が常に片側へ傾いている状態である．先天性に胸鎖乳突筋が拘縮した筋性斜頸のほか，炎症，骨奇形，神経疾患，熱傷後の瘢痕などでみられる．ターナー（Turner）症候群では特有の翼状頸がみられる．

b. 腫　　瘤

　頸部の正中には甲状腺がある．バセドウ病，慢性甲状腺炎などでは甲状腺がびまん性に腫れる（図2-10）．甲状腺癌では硬い腫瘤に触れる．
　また頸部ではリンパ節腫を触知することがある．ウイルス感染症，結核，悪性リンパ腫などでリンパ節が腫脹してくる．

c. 頸部の運動

　頭部を前後，左右に曲げてもらったり，左右に回転してもらい，運動が普通に行われ

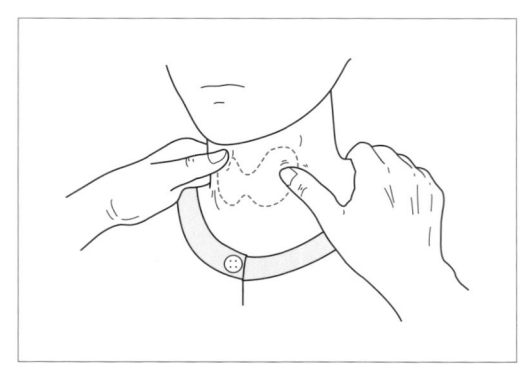

図2-10 甲状腺腫
両手の母指で気管を軽くはさみ甲状腺を触診する

るかどうかを調べる．ただし，頸椎の疾患・損傷のある時には，頸髄に障害を与えないよう十分に注意する．

　髄膜炎では前後への運動が障害される．特に項部での運動が著しく制限され，項部硬直とよばれる状態になる．頸部筋肉の炎症，破傷風，パーキンソン病，頸椎疾患などでも頸部の運動が制限される．重症筋無力症では筋力が減退して，頭をまっすぐに支持できないことがある．

11 胸部の視診

　患者にまっすぐに座ってもらい，前方，側方，背部から観察する．視診での要点は，皮膚の性状，皮下脂肪，筋肉の発達，胸郭の形や大きさ，呼吸運動，心尖拍動，乳房の変形などである．

a. 胸郭の変形

① 樽状胸：胸部の前後径が横径に比べて長くなった状態で，ビール樽のように見える．慢性閉塞性肺疾患（COPD）患者，長期の気管支喘息患者などにみられる．
② 扁平胸：胸郭が狭長で，前後に扁平な状態である．病的ではないが，いわゆる無力型体型の人にみられる．
③ 靴工胸：剣状突起がやや陥凹した状態で，靴工などのように胸に道具を当てて仕事をする人や，先天性にみられる．
④ 漏斗胸：胸骨下部が著しく陥凹した状態で，マルファン症候群でもみられる．
⑤ 鳩胸：胸骨，特に下半部が突出し，両側が扁平な状態で，くる病などでみられる．

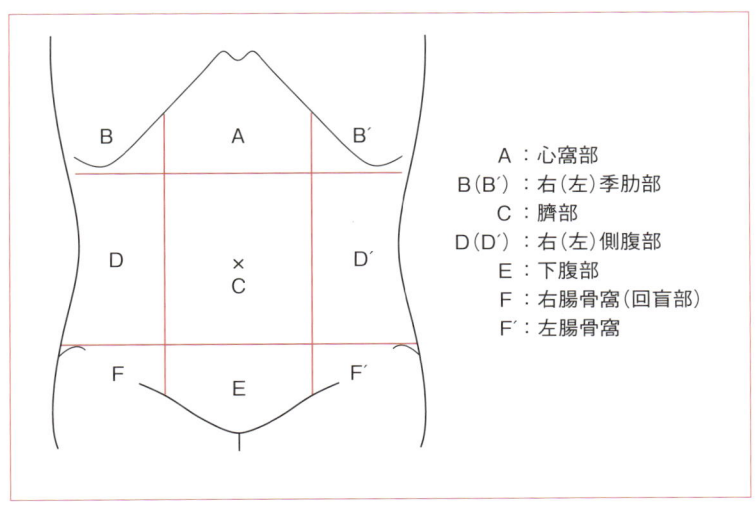

A：心窩部
B(B′)：右(左)季肋部
C：臍部
D(D′)：右(左)側腹部
E：下腹部
F：右腸骨窩(回盲部)
F′：左腸骨窩

図2-11　腹部の分画

12　腹部の視診

　腹部の所見を表現する場合，臍を通る水平線と垂直線で4区画に分け，それぞれ右・左上腹部と右・左下腹部とすると分かりやすい．さらに細かく区分して表現することもある（図2-11）．疾患によっては特定の部位に所見がみられることがあり，診断の参考になる．

a. 腹壁の皮膚

　腹壁の皮膚では，黄疸や発疹などに注意する．
　腹壁静脈の怒張は，肝硬変や下大静脈血栓症などで門脈や下大静脈に血行障害がある場合にみられる．健常者では，腹壁静脈の血流は臍より上では上方へ，臍より下では下方へ向かう．門脈が閉塞されると，拡張して蛇行した静脈が臍から周囲に向かって放射状に走り，"メズサの頭"とよばれる（図2-12）．
　クッシング症候群では肥満のために腹部の皮膚が過度に伸展し，赤色の皮膚線条がみられる．妊娠を経験した女性では，白色の皮膚線条がみられる．

b. 腹部陥凹

　高度のやせや悪液質では腹部全体が陥凹する．食道癌や胃癌などで狭窄症状が長期間にわたった場合にも，腸管が空虚となり，腹部全体が陥凹してしまう．急性汎発性腹膜炎でも腹部が陥凹する．

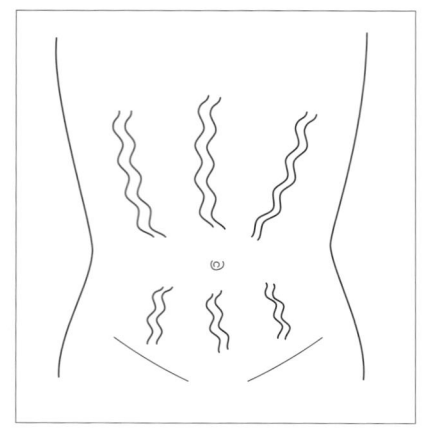

図 2-12　メズサの頭

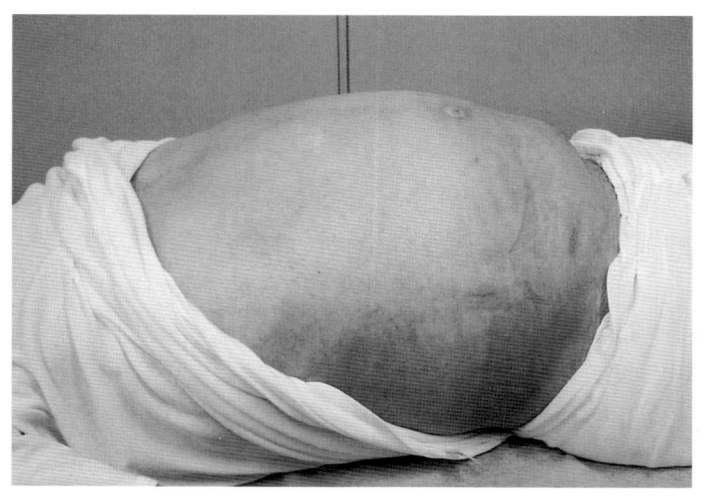

図 2-13　腹部膨隆
門脈圧亢進に伴う腹水貯留

c. 腹部膨隆

　　腹部全体の膨隆は肥満，腹水，鼓腸，妊娠，腹部腫瘤，卵巣囊胞などでみられる（図2-13）．胃癌，肝癌などの腫瘍や急性胃拡張などでは，局所的に腹部が膨隆する．

13　背部，腰部の視診

　　脊柱の後方への彎曲を後彎，前方への彎曲を前彎，側方への彎曲を側彎という．生理的状態では頸椎と腰椎は軽度に前彎があり，胸椎では軽度の後彎がある（図2-14）．

a. 脊柱の変形

　　胸椎の高度の後彎や，頸椎と腰椎の後彎は病的で，脊椎骨関節炎などでみられる．脊

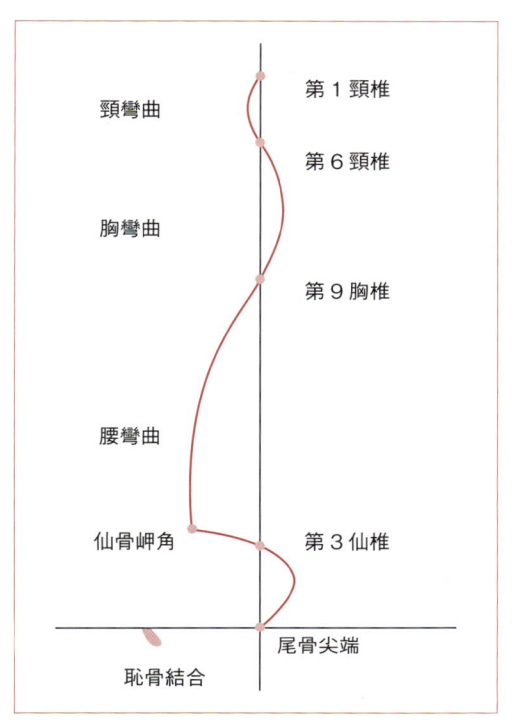

図 2-14　脊柱彎曲

表 2-4　脊柱側彎の原因

Ⅰ．先天性
楔状椎など脊椎の先天的異常
Ⅱ．後天性
1．機能的
・習慣（姿勢の不良）
・静力学（下肢の一側の短縮などで，機能的に矯正するため）
・疼痛性（坐骨神経痛などの疼痛を緩和するために特有な姿勢をとる）
2．骨の異常
・くる病
・脊椎カリエス
・骨折
3．神経性
・背筋の麻痺など
4．瘢痕性
・胸膜炎，胸郭形成術後など
5．特発性
・原因が不明で，学童に多い

　柱が局所的に鋭く突出している時は突背とよび，脊椎カリエスが原因のことが多い．強直性脊椎炎では，脊柱が竹の棒のようにまっすぐになる．
　脊柱が左右に偏位する脊柱側彎は，頻度が高い脊柱の変形である．原因としては，表

2-4に示すようなものがある．側彎が高度の場合は容易に視診でも分かるが，軽度の場合は前屈位をとってもらい，観察する．棘突起線と垂直線の関係，肩甲の位置，体幹側縁線，肋骨隆起などを調べる．

14 四肢の視診

四肢では皮膚の性状，変形，運動などを観察する．

a. 上肢の変形

左右の上肢は通常は対称性であるが，利き腕のほうが長く太いこともある．左右の非対称は先天的異常，外傷，骨折，浮腫などでみられる．

b. 手の変形

骨折や外傷のほか，神経疾患，骨・関節疾患，代謝性疾患などで発症する．特徴的な手の変形について述べる．

① 猿手：脊髄性進行性筋萎縮症，筋萎縮性側索硬化症，末梢性正中神経麻痺などでみられる手の変形である．手の母指球と小指球の萎縮が起こって扁平となる（図2-15）．母指は短母指外転筋の萎縮と麻痺によって内転位をとり，母指と他の4指が同一平面上にあるようになる．

② 鷲手：筋萎縮性疾患，末梢性尺骨神経麻痺などでみられる．骨間筋や虫様筋が麻痺して，手背骨間腔は筋萎縮のため著明に陥凹し，中手指節関節は背屈，指節間関節が屈曲する（図2-16）．左右の母指と示指で厚紙や薄い雑誌を左右に引くと，尺骨神経麻痺で母指内転筋に麻痺がある場合には，麻痺側では長母指屈筋が代償して母指が屈曲する〔フロ（ー）マン（Froment）徴候〕．

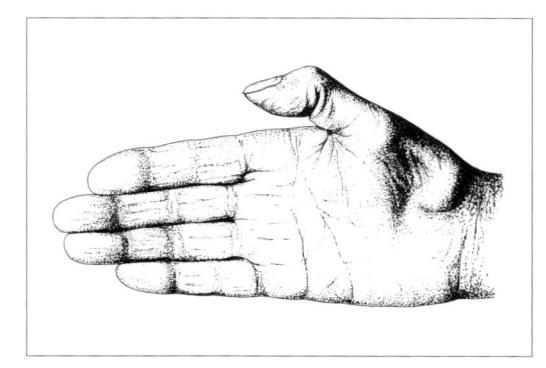

図2-15 正中神経麻痺による猿手
母指球の著明な萎縮により手が扁平になっている

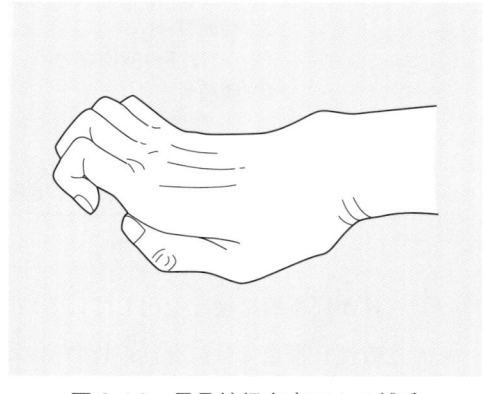

図2-16 尺骨神経麻痺による鷲手

③ 下垂手：橈骨神経の末梢性麻痺がある時にみられる．手を伸展させることができなくなり，手関節が垂れ下がってしまう（図2-17）．
④ 関節リウマチによる手の変形：関節リウマチの患者では，手指の関節が慢性的に炎症性変化を起こし，特有な形態をしばしば示す（図2-18）．
⑤ ヘバーデン結節：手の遠位指節間関節の辺縁背側にできる小さい結節状の骨隆起で，変形性関節症の一変形である（図2-6）．中年以降の女性に発病しやすく，軽度の屈曲位拘縮を起こすこともある．
⑥ 鋤手：先端巨大症の患者では手が大きく，広く角ばった手掌と太い指のために，あたかも鋤のような形状を示す．
⑦ くも状指：クモの脚のように指が細長い状態で，マルファン症候群でみられる．
⑧ 太鼓ばち指：手指の末節が太鼓の"ばち"のように腫大して，爪が前後左右から見ても凸状になったものである（図2-19・20）．先天性心疾患，肺気腫や慢性気管支炎など慢性肺疾患などでみられる．

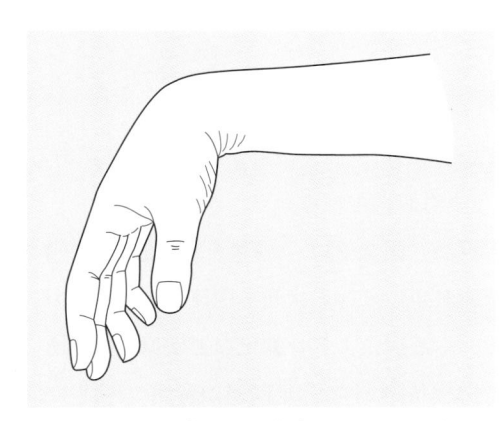

図2-17　橈骨神経麻痺による下垂手

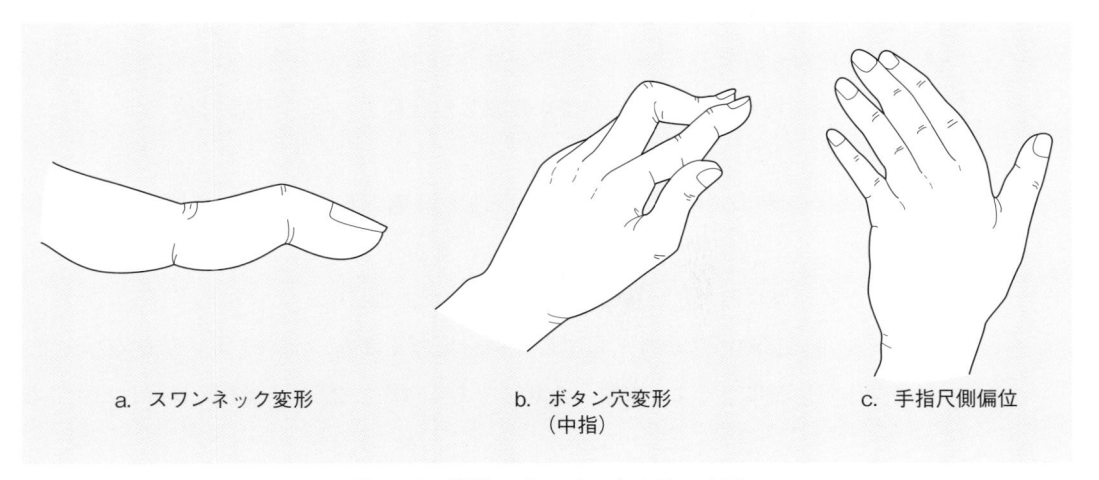

a．スワンネック変形　　b．ボタン穴変形（中指）　　c．手指尺側偏位

図2-18　関節リウマチによる手の変形

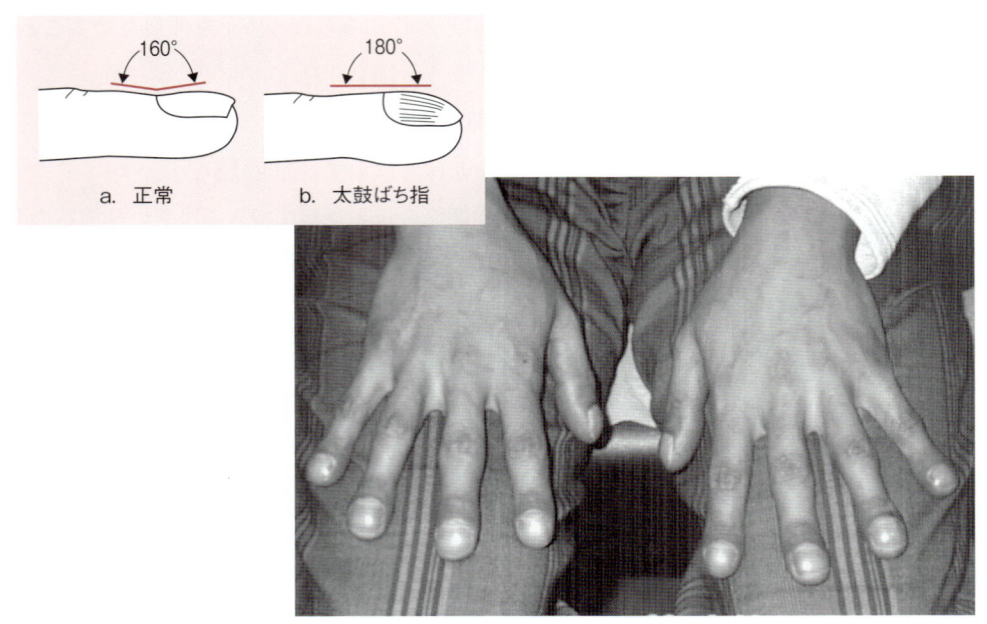

図 2-19・20　太鼓ばち指（口絵❺）

c. 下肢の変形

　先天的または後天的に下肢に変形が起きる場合がある．骨・関節疾患，神経疾患，代謝性疾患などで変形がみられる．

① 内反膝，外反膝（図 2-21）：両膝を基本肢位に平行に並べ，両足の内果が接着しても両大腿骨顆が開いている状態を内反膝といい，O脚になる．逆になるのが外反膝で，X脚になる．くる病による骨軟化などが原因で起きる．

② 尖足：腓骨神経が麻痺すると足関節が背屈（伸展）できなくなり，足尖が垂れ下がってしまう（図 2-22 a）．このため，歩く時には足を異常に高く持ち上げ，つま先から投げ出すようにして歩く（鶏歩）．外傷後の変形や，長期臥床による不注意で起きる尖足位拘縮もある．

③ 踵足：脛骨神経が麻痺して足が強く背屈した状態である（図 2-22 b）．歩く時には踵だけで歩くようになる．

④ 内反足：足が下肢の正中線よりも強く内転した状態である．足外縁を用いて歩く（図 2-22 c）．

⑤ 外反足：足が外反し，足内縁を用いて歩く（図 2-22 d）．

⑥ 扁平足：足の長軸弓隆が低下してしまい，足のくぼみ（土ふまず）がなくなって，足底全体が地面につくようになった状態である（図 2-22 e）．歩行時に疲れやすくなる．

⑦ 凹足：扁平足と逆に，足のくぼみが強くなった状態である（図 2-22 f）．

a. 内反膝　　　　　　b. 外反膝

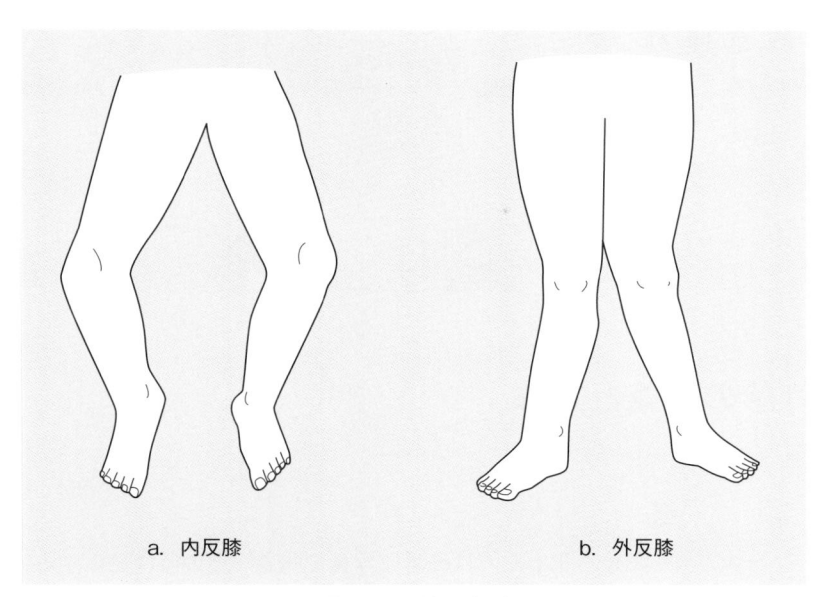

図 2-21　膝の変形

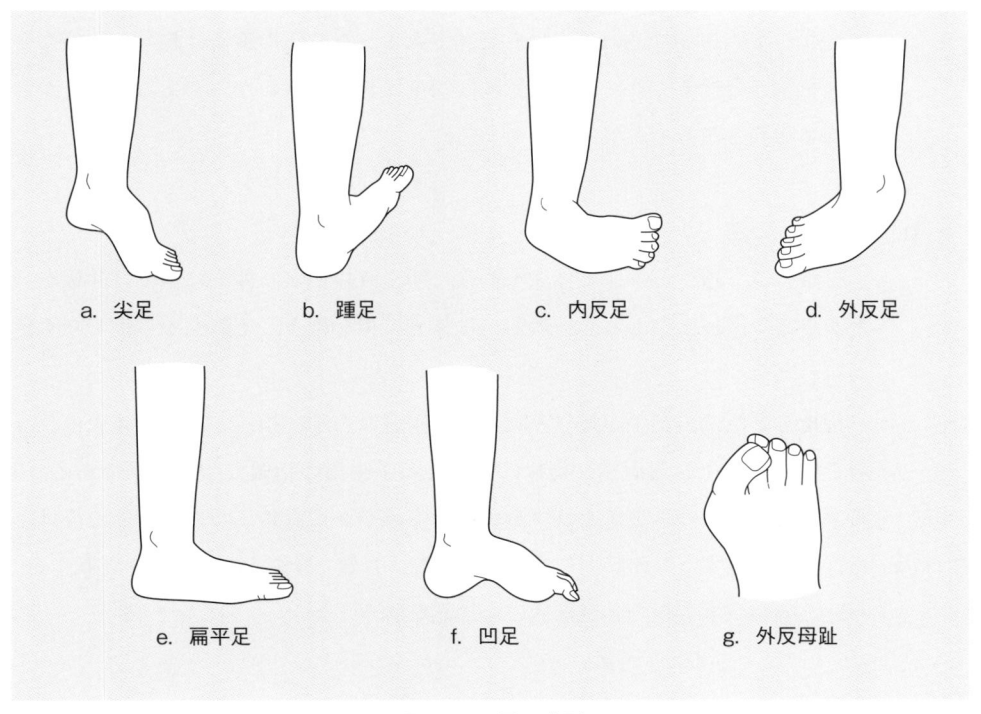

a. 尖足　　b. 踵足　　c. 内反足　　d. 外反足

e. 扁平足　　f. 凹足　　g. 外反母趾

図 2-22　足の変形

⑧ 外反母趾：足の母趾が強く外反し，第二趾と交差するような状態である（図 2-22 g）．

d. 異常運動

痙攣，振戦，舞踏病様運動，アテトーゼ，ミオクローヌスなどの異常運動が下肢に出現することがある．

C 打　　診

1 打診の意義と方法

a. 意　　義

身体のある部位を指もしくは簡単な器具で叩き，その時に発生する音の性質を聴き分けて，その部位の性状を判断する診察法である．

肺や胃腸管など空気が存在する臓器と，心臓や肝臓など空気含有量の少ない実質臓器が混在している部位での診察に有意義である．これらの臓器に起きた微妙な変化を，打診音を聴き分けることによって比較的簡単に判断できるからである．したがって，打診は特に胸部と腹部の診察に有用である．

b. 方　　法

打診には，指や打診槌で体表を直接に叩く直接法と，体表に指や打診板を当ててその上から叩く間接法がある．一般的には体表に指を置き，その上から指で叩く指指打診法が行われる．

指指打診法は，左手中指（左利きの診察者は右手中指）の中節を体表にぴったりと密着させ，その指の背面を，鉤状に曲げた右手中指の指頭で叩く方法である（図2-23）．右手は，手関節のみをスナップを利かせて速やかに直角に叩き，叩いた後はただちに左指背面から離す．この瞬間に発生する音量，音質，音調，音の持続を判断する．同時に，叩いた時に生ずる振動と抵抗感にも注意を払う．

2 打診音の種類

打診によって生じる音には次のような性質のものがあり，慎重に聴き分ける．

a. 清　　音

振幅の大きい音で，正常の肺野を叩打した時に聴取される．かなり長い比較的低調の

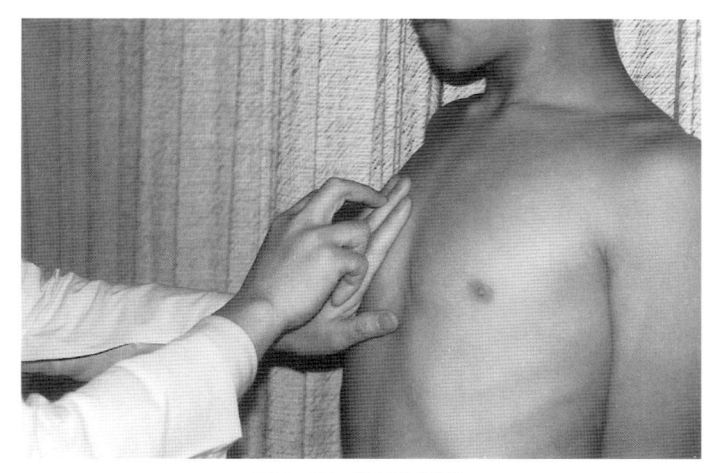

図 2-23　指指打診法

音で，音量は大きい．振動が体表に置いた指に感じられる．

b. 濁　　音

　　心臓や肝臓など含気量が少ない実質臓器や，空気を含まない大腿部などを叩打した際に聴取される，振幅の小さい音である．持続性は短く，高調で音量は小さく，ごく近くにいる人にしか聞こえない．指に伝わる振動感も弱く，抵抗の増加として感じられる．

c. 鼓　　音

　　胃や腸管など，閉じた囊状構造のなかに空気が存在する場所を叩打した時に聴取される．振動が規則的で，単音に近い．あたかも鼓を叩いたときに発する音のように高調で"ポンポン"という響きがある．持続はそれほど長くなく，音量は中等度ないし大である．弱く打診をするほうがはっきりしやすい．

3　胸部の打診

a. 肺野の打診

　　健常者の肺野を打診すると，清音が聴かれる．左右肺野を対称性に打診してゆき，左右の打診音を比較する．

　　肺炎，肺化膿症，肺腫瘍，無気肺などでは，空気含有量が肺組織の滲出物や腫瘍によって減少する．その結果，病変のある部位を打診すると，本来聴かれるはずの清音ではなく，濁音が聴かれる．胸水が貯留したり，胸膜炎によって胸膜が肥厚した場合にも濁音となる．

表 2-5 心濁音界

右 界	胸骨右縁
上 界	第3肋骨
左 界	左鎖骨中線のやや内側

肺気腫や気胸では空気含有量が増し，鼓音が確認される．

b. 肺肝境界

　右鎖骨の中央を通る垂直線（右鎖骨中線と呼ぶ）上で，肺野を上から下へと打診していくと，清音から濁音へと変化していく．これは，打診の場所が肺野から肝臓部位へと移動するためで，肝臓の上を叩打して発する音を肝濁音という．清音から肝濁音へと移る境界を肺肝境界といい，通常は肺の下界をさす．健常者では，一般的に，第6肋骨下縁または第6肋間である．

　一方，左鎖骨中線上で上から下へと打診していくと，清音から鼓音へと変化する．鼓音は胃によるもので，左側では肺下界を正確に判定できない．

　背部では肩甲線で第10肋骨，脊柱右側で第10胸椎棘突起の高さが肺下界である．肺気腫では肺下界が降下する．

c. 心濁音界

　心臓部を打診すると濁音を聴取する．その周囲は清音を発する肺野であるから，濁音の範囲を調べると心臓の大きさ，形，位置を判定することができる．これを心濁音界といい，以下のようにして調べる．

　まず右第4肋間を外方から胸骨のほうに向かって打診を進めていき，清音から濁音に変わったところを心臓右界とする．次いで胸骨左縁の左側を上から下に向かって打診し，上界を決定する．さらに左第5肋間を外から内側に向かって打診し，左界を判定する．健常者での心濁音界は表2-5のようである．

　心臓肥大，心膜炎による心膜液貯留などでは心濁音界が拡大する．腹水貯留や妊娠で横隔膜が挙上されたり，胸水や縦隔腫瘍で心臓の位置が変化したりすると，心濁音界も変化する．

4 腹部の打診

　腹部の打診では，胃や腸管内にある空気のために通常は鼓音を呈する．麻痺性イレウ

スなどのために胃や腸管内に空気が増加した鼓腸では，鼓音が増強される．腹水が貯留すると濁音となり，しかも臥位や側臥位など体位を変換すると腹水が移動して濁音の範囲が変化する．

　肝臓が腫大していたり，腹部腫瘤があっても濁音を発生する．

D 聴　　診

1　聴診の意義と方法

a. 意　　義

　身体の内部では，呼吸運動に伴う空気の出入り，心臓の拍動，あるいは腸管の蠕動などによって音が発生している．病変が起きると，自然に発している音の性質が変化したり，通常では聴かれないような音が発生する．このように，身体内部で発生する音を聴いて診察する方法が聴診である．

　聴診は，特に肺，心臓，腹部臓器，血管など，音を発生する部位の病変を診断するのに有意義である．

b. 方　　法

　聴診の方法には，患者の体表に診察者が耳を当てて聴診する直接法と，聴診器を使う間接法とがある．緊急時を除けば，間接法で聴診するのが一般的である．

　聴診器には，診察者の片方の耳に当てて聴診する単耳型と，両耳を当てる双耳型とがある．単耳型聴診器は，かつて産科で胎児心音を聴診するのに使用されていたが，今日ではほとんど双耳型聴診器が使用される．

　双耳型聴診器は採音部，挿耳部，その両者を結ぶ連結部のゴム管から構成される（図2-24）．採音部は，主として低周波（低調）の音を聴くベル型と，高周波（高調）の音を聴く膜型があり，両者を使い分けることができる．

　診察室は静かにして，聴診器を体表に密着させて，注意深く聴診する．室温は適温にし，寒さのために震えて，筋肉収縮による雑音を生じさせないように配慮する．

2　肺 の 聴 診

　肺の聴診では，特に呼吸音，異常呼吸音に注意する．呼吸器の疾患では特異な音が聴取され，診断するうえで有用な情報を提供する．

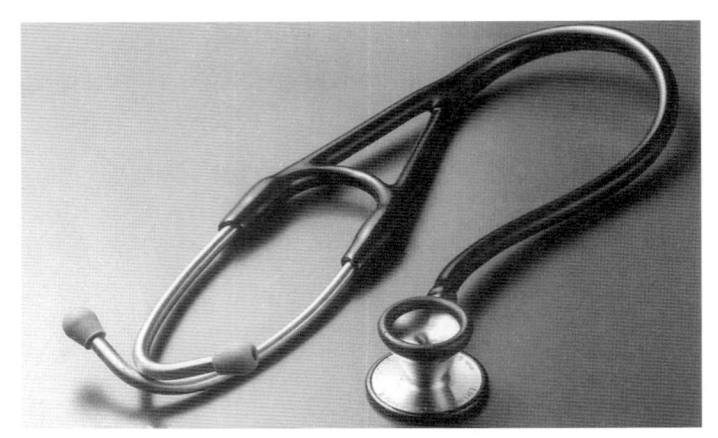

図 2-24　聴診器

a. 呼吸音の種類

　　呼吸による空気の出入りによって発生する音を呼吸音という．通常は次の3種類がある．

1) 肺胞呼吸音

　　空気が細気管支と肺胞に出入りする時に生じる音で，軟らかく，比較的低調である．吸気時によく聴こえる．正常の肺野の大部分において聴取できる．

2) 気管呼吸音

　　空気が気管と気管支を通過する時に生じる音で，高調で，呼気相の延長がある．喉頭，気管，肩甲骨間部で聴かれる．

3) 気管支肺胞呼吸音

　　肺胞呼吸音と気管呼吸音が混合したもので，右肺尖，鎖骨下，肩甲骨間部などで聴かれる．

b. 異常呼吸音

　　呼吸器疾患では，呼吸音が増強したり減弱したり，あるいは通常では聴かれないはずの部位で聴こえたりするようになる．たとえば気管支炎，肺炎，肺結核などでは呼吸音が増強する．逆に胸水貯留，気胸などでは呼吸音が減弱する．

　　また，正常では聴かれないような異常呼吸音が聴こえる場合がある．気管支が狭窄したり，分泌物，粘液，膿などがたまっていたりすると，空気が出入りするたびにさまざまな音が発生する．これらを副雑音という．気管支喘息，気管支炎，気管支拡張症などでは"ヒューヒュー，ギーギー，グーグー"などといった音が聴かれる．肺炎，気管支炎，肺うっ血などでは"ブツブツ，バリバリ"といった音が聴かれる．

　　胸膜炎では肺側と壁側の両胸膜がこすれ合い，なめし革をこするような音が聴かれる．

これを胸膜摩擦音という.

　低い声で"ひとーつ,ひとーつ"などと発声させて聴診する方法を声音聴診という.胸水貯留,気胸,胸膜肥厚などでは声音の伝搬が障害されるので,声音が減弱して聴かれる.

3 心臓の聴診

　心臓の聴診では心音,心雑音に注意する.心臓弁膜症や心膜炎の診断に重要である.

a. 心音の聴取部位

　心臓の聴診は通常,仰臥位もしくは坐位で行う(図2-25).ただし,心疾患による心雑音は,前屈姿勢や左側臥位でよく聴取されることもある.

　心音は,心臓の収縮と拡張に伴う心臓筋肉,弁,血流の変化によって発生する.心血管系の各領域から発生する音は,それぞれがもっともよく聴かれる部位で聴診する(図2-26).病的心臓では心室が肥大したり拡張し,心音が聴取される部位も変化するので注意する.

b. 正常心音

　正常心音には次のようなものがある.

1) Ⅰ　　音

　心室の収縮と同時に発生する音で,低く,鈍く,そして長い音である.房室弁(僧帽

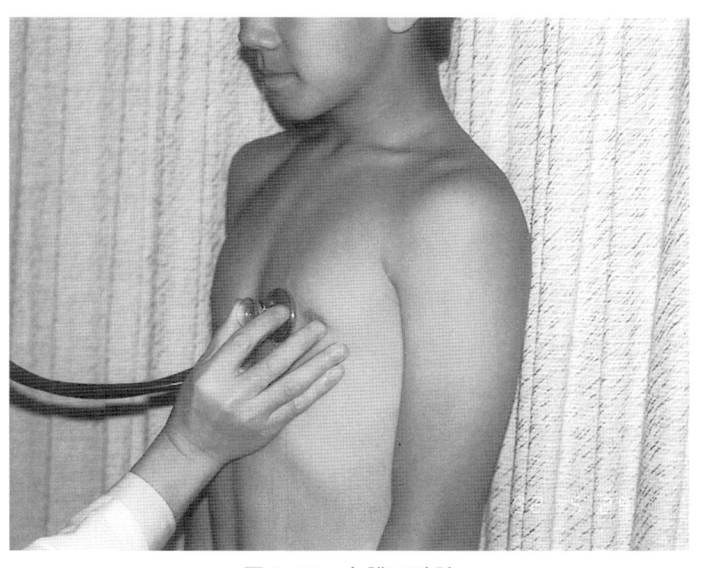

図2-25　心臓の聴診

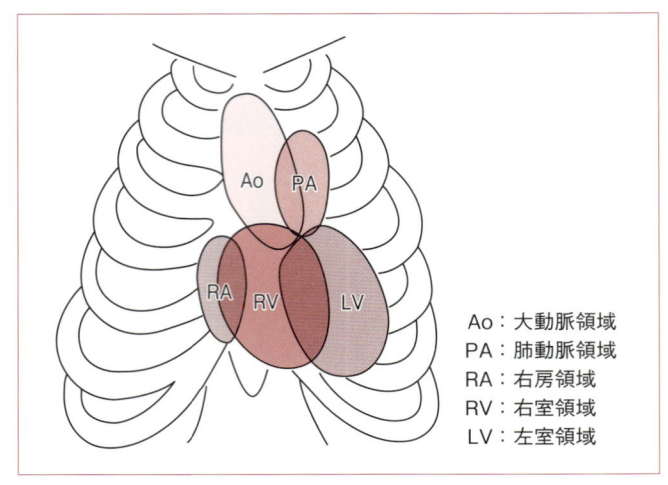

図 2-26 心臓の聴診部位

Ao：大動脈領域
PA：肺動脈領域
RA：右房領域
RV：右室領域
LV：左室領域

弁，三尖弁）の閉じる音と，心筋の収縮する音からなる．

2）Ⅱ音

収縮期の終わりに，半月弁（大動脈弁，肺動脈弁）の閉鎖によって発生する音である．高く，持続が短い音である．

c. 異常心音

運動直後や精神的興奮，甲状腺機能亢進症などによって心機能が亢進した状態では，心音が亢進する．心臓弁膜症，不整脈などの心疾患でも心音は亢進する．

逆に安静，肥満，肺気腫，心膜液貯留などでは心音が減弱する．心筋梗塞や心筋炎などで心筋収縮力が低下した心疾患でも，心音が減弱する．

正常の心音であるⅠ音，Ⅱ音以外に，心臓弁膜症や心不全などで過剰心音（Ⅲ音，Ⅳ音）を聴取することがある．Ⅲ音は，Ⅱ音のすぐ後で拡張期に心室に血液が流入する際に心室筋と房室弁が振動して発生する．正常な若年者にも聴取されることがある．Ⅳ音は心房から心室へ血液が流入する際に聴かれ，心室筋が肥大する病態で聴取される．Ⅳ音は健常者では聴取されない．

d. 心雑音

種々の心疾患では，健常者では聴こえない音が聴取されることがある．これを心雑音という．血液が心臓弁や動脈を流れる時に，乱流や渦流を生じると心雑音が発生する．心臓が収縮する時に発生する雑音を収縮期雑音，拡張する時に発生する雑音を拡張期雑音という．

心臓弁膜症，先天性心奇形などでは特徴的な心雑音が聴かれ，診断の糸口になる．た

だし，貧血や甲状腺機能亢進症などでも，あるいは特別な器質的な疾患がなくても，収縮期雑音が聴取されることがある．これを機能性もしくは無害性雑音とよぶ．

e. 心膜摩擦音

急性心膜炎では，壁側と臓側の心膜が互いにこすれ合い，引っかくような，あるいはこするような高調の音が聴かれるようになる．心膜摩擦音といい，心膜炎の診断に重要な所見である．

4 腹部の聴診

腹部における聴診では腸管の運動による"グル音"と，血管の病変による血管雑音に注意する（図2-27）．

a. グル音の正常と異常

腸管が蠕動することによって，空気と腸管内容物が移動する際に聴かれる，"グルグル"という音をグル音，または腹鳴という．これを聴診することによって，腸管病変の診断の補助になる．

腸管が狭窄したり閉塞すると，それよりも上部の腸管の蠕動が亢進する．この結果，グル音が増強する．急性腸炎で腸管運動が活発になっている時にも，グル音が増強する．

逆に，急性腹膜炎や麻痺性イレウスなどで腸管の蠕動が停止すると，グル音が消失する．グル音の消失は重症であることを示すので，注意が必要である．

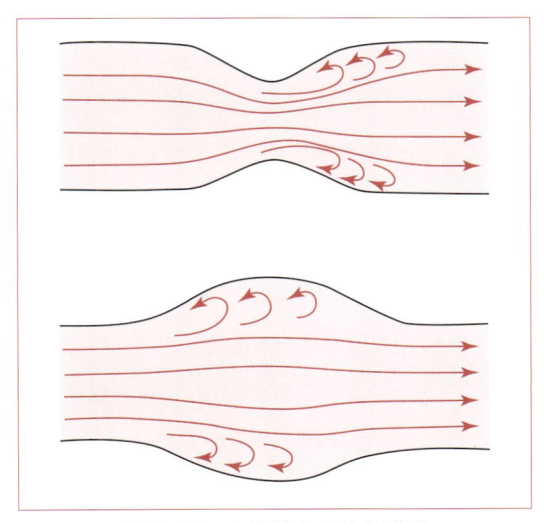

図2-27 血管雑音の発生機構

b. 血管雑音

動脈に狭窄や部分的な拡張があると，その部位を流れる血流が変化し，乱流や渦流を生じ，その結果，雑音が発生する（図2-27）．動脈硬化症，腹部大動脈瘤，大動脈炎症候群，血栓症などで腹部の血管雑音が聴取される．

E 触　診

1 触診の意義と方法

a. 意　義

患者の身体各部に，手指を触れて診察する方法を触診という．

皮膚や皮下組織などの体表部分，筋肉，骨，関節，そして内部臓器などを触診する．触診では，患者が異常感を訴える局所，および視診で診察者が異常と判断した部位の性状を調べることに意義がある．柔道整復師にとっては，特に重要な診察法である．

b. 方　法

触診では局所の熱感，緊張，弛緩，圧痛，感覚過敏などを，診察者の指先の感覚によって捉える．しこり，硬結あるいは腫瘤を触れる場合には，大きさ，形状，硬さ，可動性，周囲との癒着，圧痛などを調べる．肝臓などの臓器を触知する場合は，その臓器であることを確認するとともに，表面や辺縁の性状，硬さ，緊張度，圧痛などを調べる．

触診では，以下のような点に十分に注意する．

① 手掌と指先は清潔にし，爪は適宜整えておく．
② 手指を適温に保つ．ことに冬季の寒い時には，いきなり冷たい手で触診しないようにする．
③ 最初は軟らかく，かつ広く触れる．力を加える場合は徐々に加えて，徐々に力を抜く．決して衝撃的に行わない．
④ 患者の訴える部位だけでなく，むしろ他の部位から触診を開始して，最後に問題のある部位を入念に触診してもよい．たとえば腹痛で腹部を触診する際，腹痛のある部位をいきなり触ると腹壁筋肉が緊張してしまって，詳しく触診できなくなることがある．ただし，このような場合には，「痛む箇所は最後に詳しく診察しますから」と説明し，患者に不信感を抱かせないように注意する．
⑤ 体位，姿勢，肢位をいろいろ変えて触診することも重要である．

2 皮膚，皮下組織の触診

　　皮膚と皮下組織は，視診とともに触診をもっとも行いやすい．圧痛の有無と程度，しこりや腫瘤などの病変の存在に特に注意する．

a. 代表的な圧痛点の部位と意義

　　神経痛や内臓の病変では，特定の皮膚や皮下組織が感覚過敏になることがある．そこで，その部位を圧迫すると強い痛みを生じる．この部位を圧痛点といい，種々の疾患の存在や経過の消長を推定するうえで有意義である．代表的な圧痛点を以下に示す．

1）三叉神経痛

　　三叉神経は三つの主要な分枝，すなわち第1枝（眼神経），第2枝（上顎神経），そして第3枝（下顎神経）に分かれている．それぞれの分枝に神経痛が起きると，その分布域に一致して強い電撃性の疼痛が発生する（図2-28）．

① 上眼窩点：眼神経痛では，眼窩上神経が皮膚に出てくる眼窩上孔の部分に圧痛点があり，上眼窩点という．

② 下眼窩点：上顎神経痛では，眼窩下神経が皮膚に出てくる眼窩下孔の部分に圧痛点があり，下眼窩点という．

③ オトガイ点：下顎神経痛ではオトガイ神経孔に一致する圧痛点があり，オトガイ点という．

2）胃　潰　瘍

　　胃潰瘍では心窩部に自発痛および圧痛があるが，次のような部位にも圧痛を認めることがあり，診断の補助になることがある．

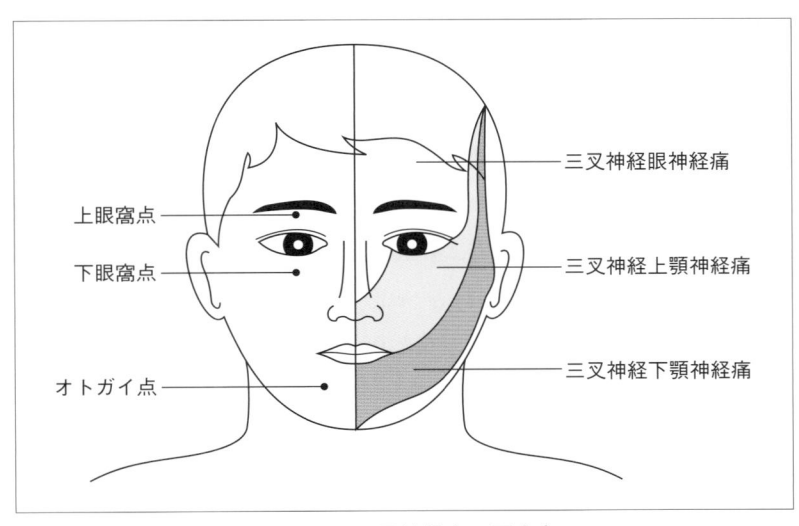

図2-28　三叉神経痛の圧痛点

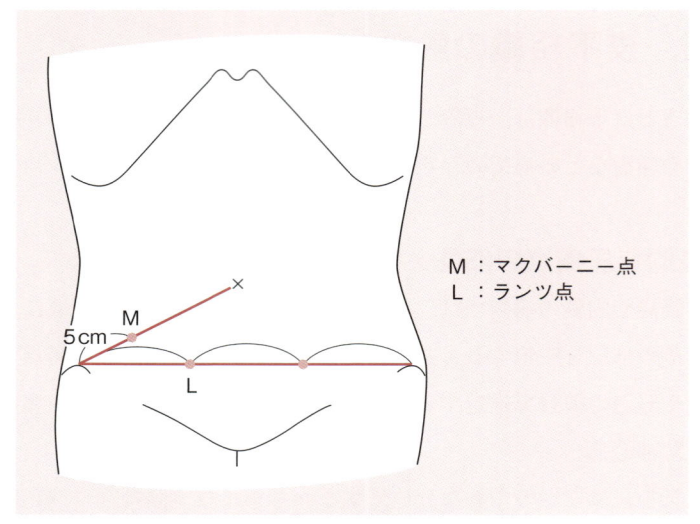

図 2-29　虫垂炎の圧痛点

ボアス点：第 10～12 胸椎棘突起の側方 3 cm 以内で，主に左側に証明される．

3）虫　垂　炎

虫垂炎では，右腸骨窩（回盲部，図 2-11 参照）に圧痛があるが，以下のような圧痛点がよく知られている（図 2-29）．

① マクバーニー（McBurney）点：右上前腸骨棘と臍とを結ぶ線上で，右上前腸骨棘から約 5 cm の点である．

② ランツ（Lanz）点：左右の上前腸骨棘を結ぶ線を三等分して，右外方 1/3 と中央 1/3 との境界点をいう．

③ ムンロー（マンロー，Munro）点：臍と右上前腸骨棘とを結ぶ直線と，腹直筋の外縁との交叉する部位をさす．

b. 皮膚腫瘤，皮下腫瘤

皮膚または皮下に腫瘤を触知する場合には，そのサイズ，表面の性状，硬さ，圧痛，可動性などを確認する．皮膚の性状や熱感，分泌物の有無にも注意する．皮下腫瘤の場合には，深さおよび内部臓器との関係も確認する．

腫瘤が良性腫瘍の場合には，一般的に表面はスムーズで，可動性のあることが多い．炎症を起こしていれば表面は赤くなり，自発痛や圧痛を伴う．

悪性腫瘍では非常に硬く，表面は凸凹で不整となっている．周囲の組織と癒着し，可動性は悪い．悪性腫瘍が疑われる場合には，専門施設に速やかに紹介しなければならない．

3 筋肉の触診

　筋肉の発達程度は個人差が大きい．職業やスポーツで鍛錬された筋肉はよく発達している．逆に長期間使用しないでいると，筋肉は萎縮してくる．これを廃用性萎縮といい，脳血管障害で麻痺がある四肢などにみられる．

　筋肉の触診では，左右の同部位を比較することが大切である．四肢の周径を測定することも参考になる．

a. 筋萎縮と代表的な疾患

　筋肉を触ると軟らかく，力を入れても硬くならない場合に，筋萎縮があると判断できる．筋萎縮をきたす疾患には多種類ある．一次性筋萎縮には，大きく分けて，下部運動ニューロンの障害による神経原性のものと，筋肉の疾患による筋原性のものとがある．

　筋萎縮は，疾患により，発生の仕方や分布に特徴がある（表2-6）．どの部位から，どのように筋萎縮が起きたのか，萎縮は進行性であるかどうかを確認する．また感覚障害の有無や神経症状の有無にも注意する．発症した年齢や，家族内での発病も，病気を診断する参考になる．

b. 筋肥大と代表的な疾患

　運動や職業などで鍛錬しても筋肉が肥大する．この場合には，筋肉の構造そのものには問題がない．これに対し，筋ジストロフィーでは，ほかの筋肉は萎縮するのに，一部の筋肉だけが肥大する．そして肥大した筋肉は脂肪組織が主体となっており，ゴムのような弾性がある．そして筋力も低下している．このような筋肥大を仮性肥大という．仮性肥大はデュシェンヌ型筋ジストロフィーに特徴的で，下腿腓腹部，ときには上腕部に認められる．

表2-6　筋萎縮の分布の特徴

筋萎縮の分布	代表的な疾患
四肢全域に及ぶ	多発性筋炎，多発性神経炎，筋緊張性ジストロフィー
四肢遠位に偏る	脊髄性進行性筋萎縮症，筋萎縮性側索硬化症，神経性進行性筋萎縮症（シャルコー・マリー・トゥス病：Charcot-Marie-Tooth disease）
四肢近位に偏る	進行性筋ジストロフィー〔デュシェンヌ（Duchenne）型，肢帯型〕
分散型，局在型	脊髄腫瘍，脊髄空洞症，末梢神経損傷，脊髄・神経根症（椎間板ヘルニア）
特異的局在症	進行性筋ジストロフィー（顔面肩甲上腕型）

c. 筋緊張（筋トーヌス）

　　筋肉をすっかり弛緩させた状態でも，筋肉は不随意に緊張している．こうした筋肉の緊張を筋トーヌスとよぶ．筋肉の緊張度を客観的に評価するのは難しいが，各関節を他動的に動かし，その時に受ける抵抗から筋トーヌスを判定する．

　　たとえば，患者に力を抜いてもらい，診察者が患者の前腕を持って他動的に回内・回外させて，その抵抗をみる．あるいは診察者が母指の指腹で筋肉を触り，一定の深さに指が押し込まれるまでにどのくらいの力が必要かを判断して，筋肉の硬さや軟らかさを判断する．これを測定して数値で表示できる筋緊張測定器もある．

　　筋トーヌスの変化には亢進と低下がある．亢進は，痙直と硬直（強剛）に分けられる．

1) 筋トーヌスの亢進

① 痙直：痙直は，他動的に筋肉を運動させた場合，最初は抵抗が強くて運動が起きにくいが，あるところまで動かすと急に抵抗が抜けてしまう状態をいう．たとえば肘を屈曲させようとすると，最初は硬いが，ある時点で急に抵抗がなくなる．あたかも折りたたみナイフを閉じるような状態で，折りたたみナイフ現象とよぶ．痙直は，屈筋か伸筋のいずれか一方のみが障害された状態で，錐体路障害によって出現する．

② 硬直：屈筋と伸筋の両方が障害されると，他動的運動に際して，最初から最後まで抵抗がある．この状態を硬直という．あたかも鉛管を曲げる感じに似ており，鉛管現象とよばれる．硬直は錐体外路系の疾患で出現し，パーキンソン病などでよくみられる．

2) 筋トーヌスの低下

　　他動的な運動に対してまったく抵抗がなく，弛緩している状態をさす．触診すると筋肉は軟らかく，筋肉に特有な抵抗が減弱している．このため，四肢を揺さぶると四肢が"ブランブラン"する状態になり，振り子様運動とよばれる．筋トーヌスの低下は小脳疾患に特徴的であるが，片麻痺の初期，脊髄癆でもみられる．

4 骨，関節の触診

　　骨と関節でも，触診が重要な情報を提供する．

a. 体表から触知できる骨性目標

　　骨の触診では，骨端および骨幹端部は触知しやすいが，指骨や脛骨などでは骨幹部も容易に触知できる．体表から骨と関節を触診したり，生体を計測する場合には，骨性目標（骨指標）を利用する（図2-30）．

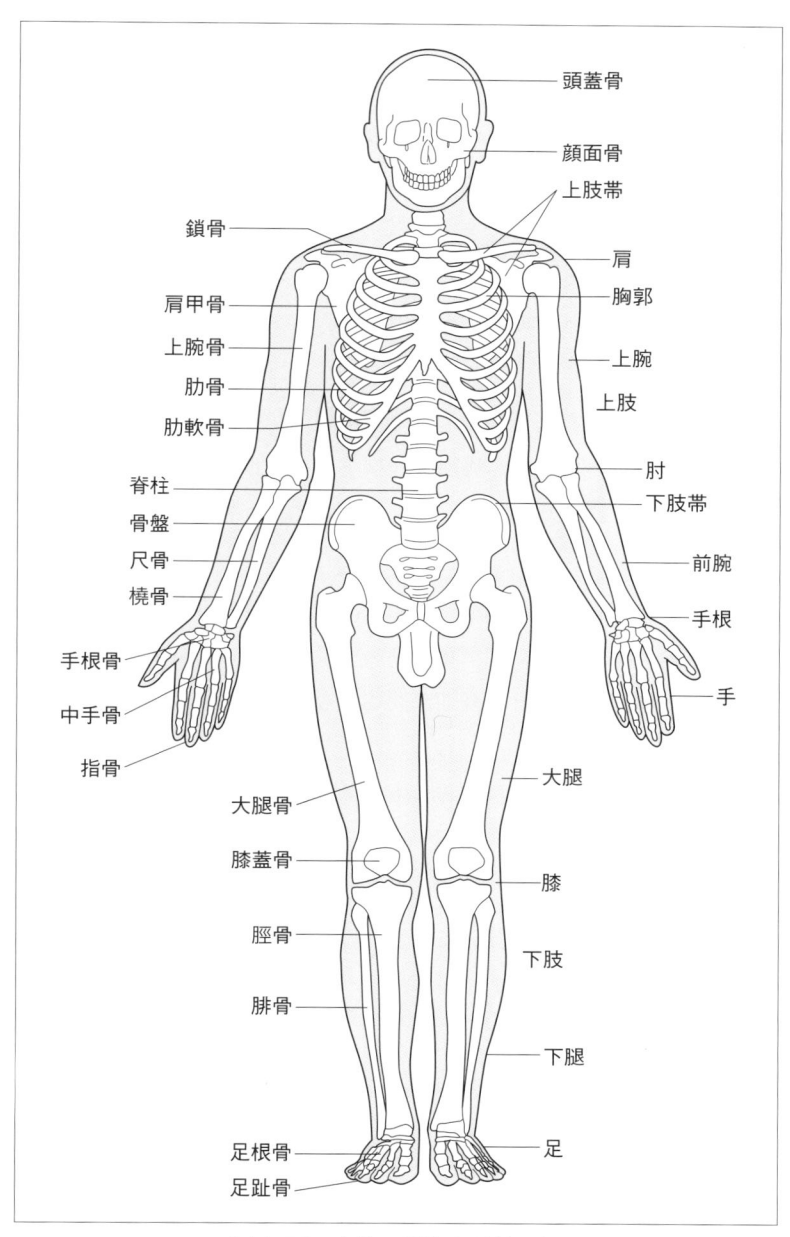

図 2-30　人体の骨格と骨性目標

b. 骨折の局所症状

　骨折，ことに外傷で起きた骨折では，局所の疼痛，機能障害，骨の変形，異常な動き，軋轢音が重要な症候である．これらを骨折の局所症状といい，骨折の診断に重要な所見である．しかし骨折はエックス線検査やMRI検査で簡単に，しかも確実に診断できるので，あえて局所症状にこだわるべきではない．

1) 一般外傷症状

(1) 疼　痛

骨折部には著明な疼痛があり，局所を動かすと痛みは増強される．触診すると，骨折部の圧迫により激しい限局性の疼痛を訴える．マルゲーニュ（Malgaigne）骨折痛といい，骨折の診断に重要である．さらに肢を長軸に圧迫すると強い痛みがあり（軸圧痛），動かすと激痛を感じる．ただし骨折はエックス線検査で容易に診断がつくので，このような診察を不用意に行ってはならない．

(2) 機能障害

骨折によって骨の支柱としての機能が損なわれ，筋肉の作用も十分に果たせずに機能の障害が生じる．同時に，疼痛をかばうために機能が行えないことも加わる．

2) 固有症状

(1) 変　形

骨折片の転位による骨の形の変化と，それに伴う筋肉の膨隆，さらに局所の内出血による腫れ（骨折血腫）などが重なりあって，骨折部位に変形がみられる．関節付近での骨折では，関節の脱臼との鑑別が問題になる．

(2) 異常可動性

長管骨の骨折では，骨折部で，本来ありえない異常な動きを示すようになる．

(3) 軋轢音

異常可動性がある場合，骨折した骨折端が互いに触れあう音がする．しかし，骨折部位を動かすことは激痛を与えることになるし，血管や神経を損傷するおそれもあるので，不用意に行うべきではない．

c. 関節部の熱感，圧痛，腫脹などの変化と意義

関節の触診は，関節部を覆う皮膚，皮下組織，関節周囲の靱帯，筋肉や腱，関節包，関節裂隙，関節を構成する骨といった順序で診察を進める．

1) 関節部の触診事項

特に関節部の触診で注意して確認すべき事項は，局所熱感の有無，皮下の結節や硬結，浮腫，リンパ節腫脹，関節包の肥厚，関節部の圧痛の有無と部位，関節周辺の腫瘤や膝窩部粘液嚢腫などである．関節包の肥厚は，関節部の炎症が長期間持続した時にみられるが，関節の部位によっては判断が難しい．関節周辺の腫瘤としては，手関節背部などに多くみられるガングリオン（結節腫）に注意する．

2) 膝関節液貯留

膝関節の関節炎で滲出液が貯留すると，内側および外側広筋と膝蓋骨で作られる正常のくぼみが消え，明瞭でなくなる（図2-31）．さらに大量の関節液が貯留すると，膝関

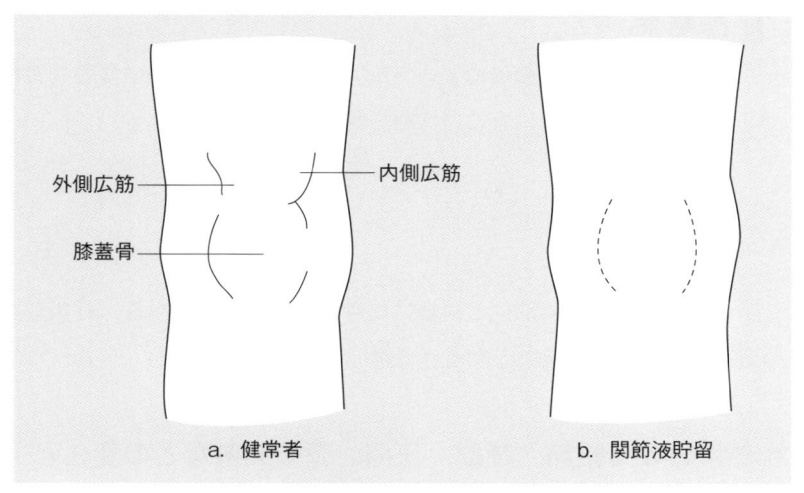

図 2-31　膝関節液貯留

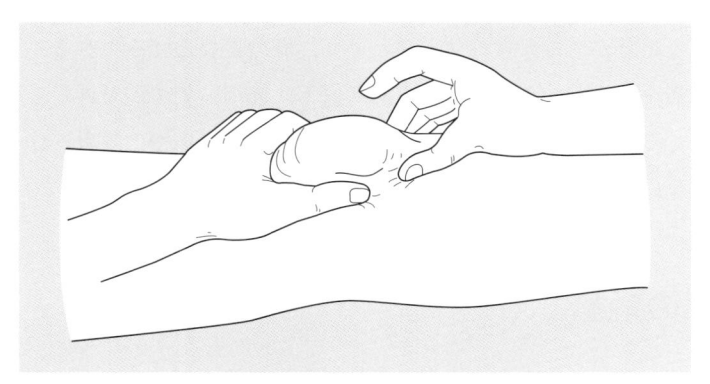

図 2-32　膝蓋骨跳動

節部が膨隆してくる．また膝関節を伸ばしたままで仰向けになり，膝関節の側面と前面を診察者の両手の間で強く圧迫して，示指で膝蓋骨を上から圧すると，関節腔内に液体が貯留している場合には膝蓋骨が反跳してくる抵抗感がある．これを膝蓋骨跳動といい，膝関節液貯留の診断に有意義な所見である（図 2-32）．

3）関節の運動制限

　　関節を患者自身で，あるいは他動的に動かしてみて，運動に制限や抵抗がないかどうかを調べる．さらに関節の弛緩や，運動に伴う疼痛や異常な音にも注意する．

　　関節の運動制限には，大きく分けて 3 種類ある．第一は骨および軟骨の関節体に病変があって生じるもので，強直という．第二は関節体を取り巻く関節包，靱帯，皮膚，筋肉，腱などに原因がある場合で，拘縮とよぶ．ただし，現実にはこの両者を厳密に区別することが難しいこともあり，硬直もしくは硬着という表現も用いられる．

　　第三には，片麻痺など神経系の異常によって関節の運動が制限されることがあり，強剛または硬剛という．

4）動揺関節

正常の関節運動範囲を超えて，あるいは本来はできないはずの異常な方向に関節が運動し，固定性や支持性に乏しい状態を動揺関節という．

5 胸部の触診

胸部の触診も，他の部位と同様に皮膚や皮下組織を調べる．呼吸運動に伴う痛みなどの変化や，心臓の拍動などにも注意する．

a. 胸部における結節，腫瘤，圧痛，骨の異常などの変化とその意義

皮膚や皮下組織の結節，しこりなどを調べる．女性では，乳腺症や乳癌などによる乳房の腫瘤を認めることがある．男性でも，女性の乳房のように腫脹して硬い乳腺組織に触れることがある．女性化乳房といい，肝硬変などでみられる．

胸痛を訴えている患者では皮膚，皮下，筋肉，骨などを詳しく触診する．本人の自覚がなくても肋骨骨折が起きていることがある．圧痛や，呼吸に伴う胸郭運動による痛みの変化に注意する．

6 腹部の触診

腹部の触診は，腹壁の皮膚や皮下組織の状態の観察のほか，腹部内臓疾患の診断にとりわけ重要である．

a. 主要臓器の位置（図2-11参照）

腹部の触診に際し，主要な臓器がどの位置にあるのかを確認しておき，それぞれの病変での触診の所見を理解しておく．

1）胃

胃は心窩部にある．通常では触知されないが，胃炎や胃潰瘍では心窩部に自発痛，圧痛がある．胃癌では，心窩部で硬い腫瘤として触れることがある．

2）小腸

臍部を中心に触診する．腸炎では圧痛がある．

3）大腸

上行結腸は右腸骨窩，右側腹部で触診する．急性虫垂炎では，回盲部に圧痛がある（図2-29）．回盲部癌，結核，限局性腸炎では，右腸骨窩に腫瘤を触知することがある．横行結腸癌は，臍部で上下に動く腫瘤として触れることがある．S状結腸は左腸骨窩で触

診する．便秘時には，糞便に塊として触れることがあり，癌と誤らないように注意する．

4）肝　　臓

　　右肋骨弓に沿って診察者の右手指を当て，腹式呼吸に合わせて肝臓を触診する．健常者では肝臓を触知しないか，わずかに肝臓の下縁に触れるだけである．脂肪肝，肝硬変，肝癌などで肝臓を触知する．

5）胆　　嚢

　　通常は触知しないが，総胆管癌などで閉塞があると腫大して，右季肋部で触知される．癒着していない限り，振り子のように左右へ動くのが特徴である．胆石症，胆嚢炎では右季肋部に強い圧痛がある．

6）膵　　臓

　　膵臓も通常は触知できない．急性膵炎では，心窩部の深いところに自発痛と圧痛を認める．

7）脾　　臓

　　脾臓も通常は触知できない．肝硬変，悪性リンパ腫，白血病などの疾患で脾臓が腫大していると，左季肋部で触知するようになる．

8）腎　　臓

　　腎癌，嚢胞腎，水腎症などで腎臓が腫大すると，右もしくは左側腹部で触知できる場合がある．

b. 腹壁の緊張異常，圧痛とその意義

　　健常者の腹壁は平坦で軟らかい．腹腔内の臓器の炎症が壁側腹膜にまで波及すると，反射的にその部位の腹壁筋肉が緊張し，硬くなる．これを筋性防御という．虫垂炎，胆嚢炎，膵炎などでは，病変部位に近い筋肉が限局性に硬くなり，緊張してくる．触診すると，手で圧迫した時よりも，放した瞬間に強い疼痛を訴えることがある．これを反動痛（反跳痛）といい，腹膜炎の重要な徴候である．

　　胃・十二指腸潰瘍が穿孔するなどして消化管の内容が腹腔に漏れ出ると，腹膜全体に炎症が広がる．この病態を汎発性腹膜炎といい，きわめて重篤な状態で，すぐに手術をしなければ致命的になる．この場合には腹壁全体が板のように硬くなり（板状硬），非常に強い圧痛がある．

c. 腫瘤の触知とその意義

　　腹部に腫瘤を触知したときは，まずどの臓器と関連しているのかを確認する．次いで大きさ，形，表面の性状，硬さ，圧痛の有無，拍動の有無，波動性，周囲との癒着などについて調べる．

癌はとても硬く，表面が凸凹した腫瘤として触れる．腎囊胞などの囊胞は緊満し，弾力性のあるボールのように触知されることが多い．膿瘍は，自発痛および圧痛のある腫瘤として触知される．頑固な便秘のある人では，結腸の部位で硬い糞塊に触れることがある．腫瘍と間違いやすいが，排便後には消失することから鑑別できる．

7 リンパ節の触診

リンパ節は，健常者では触知しないか，触知してもごく小さい．炎症や腫瘍でリンパ節が腫大する．1cm を超える大きさのものは，病的であることが多い．

a. リンパ節の触知部位

表在性のリンパ節は，側頸部，下顎部，鎖骨窩，腋窩，鼠径部，肘部，膝部などで触診する（図2-33）．

リンパ節を触知した場合には，その部位，限局しているのか全身に広がっているのか，数，大きさ，形，硬さ，圧痛の有無，周囲との癒着，リンパ節相互の癒着について調べる．リンパ節が腫脹する代表的な疾患は80頁で述べる．

F 生命徴候

生命徴候は人間の生命活動を観察するもので，診察のなかでももっとも重要で，基本となる．バイタルサイン（vital sign）ともいう．

1 体 温

a. 測定部位

体温計を用いて腋窩，口腔内，もしくは直腸内で測定する．真の体温とは，体腔内の温度をさす．このため，外界温度の影響を受けない部位で測定するほうが正確である．ただし，簡便であることから，わが国では腋窩で測定することが一般的である．

腋窩で測定した体温は口腔内，および直腸内での検温に比べると，それぞれ0.2～0.5℃，0.6～1.0℃ ほど低い．いずれの部位で測定するにしても，正しい位置で，十分な時間をかけて計測するようにする．

b. 正常体温と生理的変動

健常者の腋窩で測定した体温は，通常36.0～37.0℃ の範囲にある．ただし，個人差

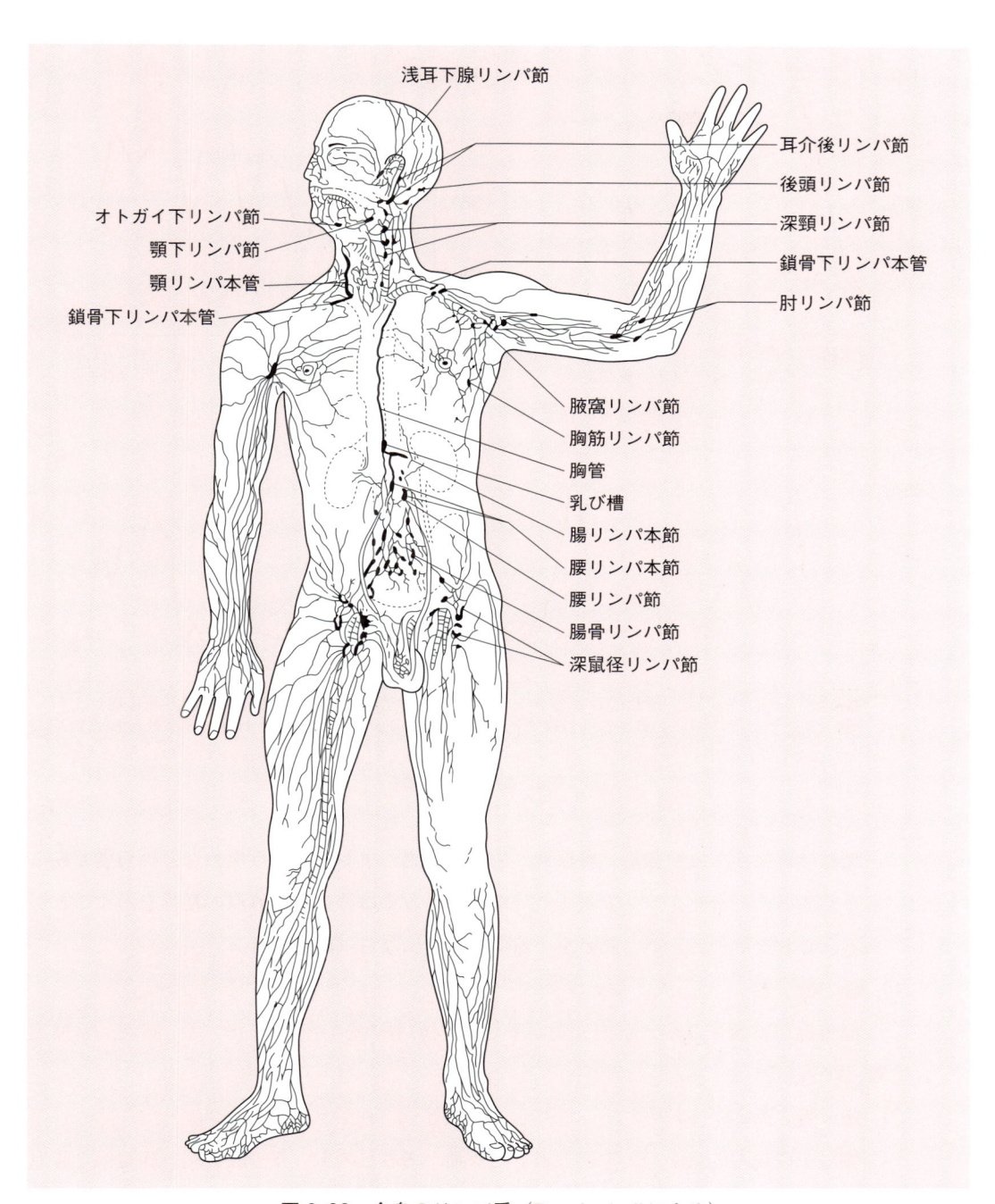

図 2-33 全身のリンパ系（Benninghoff による）

が大きい．また，同じ人でも午前 2〜4 時ころにはもっとも低く，午後 2〜6 時ころにかけて最高になる日内変動がある．

c. 典型的な熱型と代表的な疾患

体温が腋窩で 37.0 ℃ を超える時，一般に発熱していると判定する．

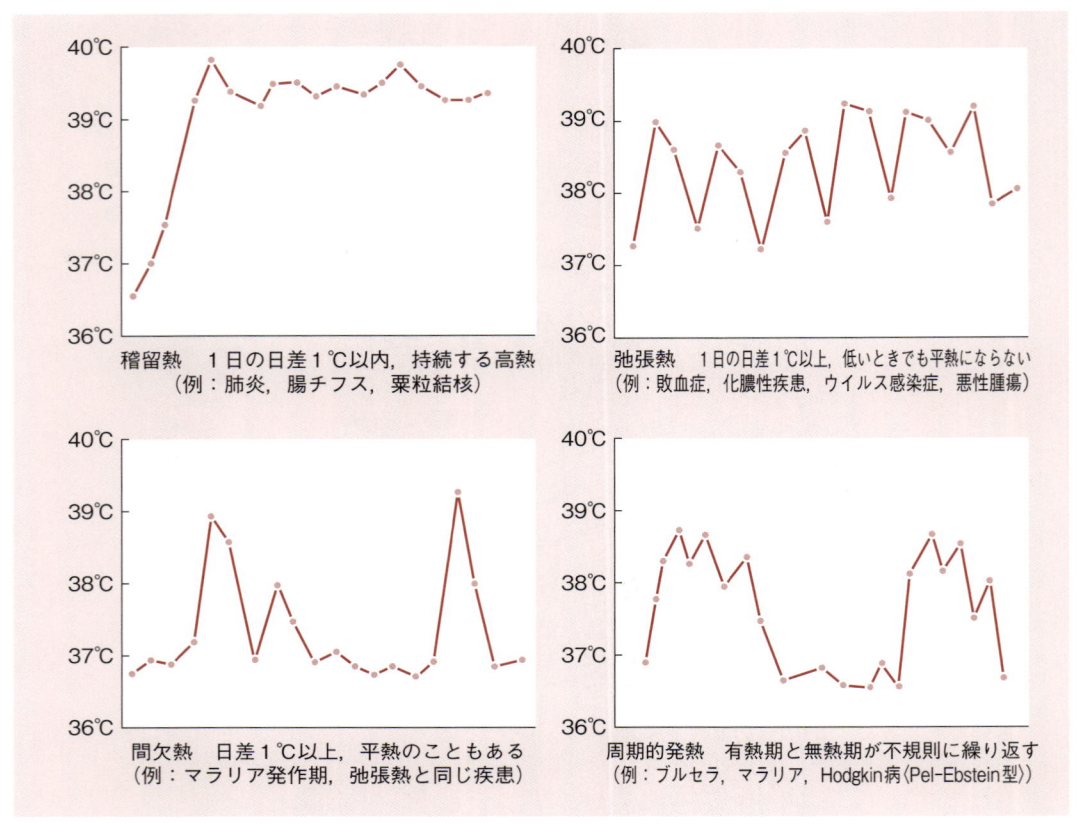

図 2-34 特徴的な熱型

　発熱は感染症，悪性腫瘍，膠原病，内分泌疾患，アレルギー性疾患などの病態でみられる．体温の経過をグラフで表すと，疾患によっては特徴的な体温の推移を示すことがある．これを熱型といい，診断をする際の参考になる（図 2-34）．

1) 稽留熱

　高体温が持続するが，日内変動が1℃以内のものをいう．腸チフス，肺炎，髄膜炎などでみられる．

2) 弛張熱

　体温が持続的に高く，1℃以上の日内変動があるものをいう．敗血症，肝膿瘍，膠原病などでみられる．

3) 間欠熱

　日内変動が1℃以上あるが，低い時には正常の体温にまで下がるものである．弛張熱を起こすのと同じ疾患で起こりうる．

4) 周期的発熱（波状熱を含む）

　高熱と発熱のない時期が周期的にみられる熱型をいう．マラリアにしばしばみられる．

d. 微熱の持続

37℃台の微熱が長く続くことがある．バセドウ病，貧血，結核などでみられることがあり，慎重に診断を進める．

e. 低体温

36.0℃未満を低体温とする．体温は個体差が大きいが，甲状腺機能低下症，慢性消耗性疾患などでは持続的に低体温となる．外傷，大量出血，重症感染症などで急速に体温が下降することがあるが，危険な徴候である．

2 血　圧

血圧は，血液が血管壁に与える血管内圧のことをさす．通常は動脈血圧をさす．

血管内圧は心臓が収縮する時に最高となり，最高血圧もしくは収縮期血圧という．心臓の拡張期には血管内圧が最低となり，最低血圧または拡張期血圧とよぶ．最高血圧と最低血圧の差を脈圧という．

a. 測定方法

血圧を水銀柱の重さと釣り合わせる水銀血圧計が基本である．ただし，最近では水銀の環境汚染が問題となり，電子血圧計（図2-35）が用いられることが多い．また，自動血圧計も普及し，家庭でも簡単に測定できるようになっている（図2-36）．

1）触診法

血圧計の圧迫帯（マンシェット）を上腕に巻きつける．橈骨動脈を触診しながら圧迫

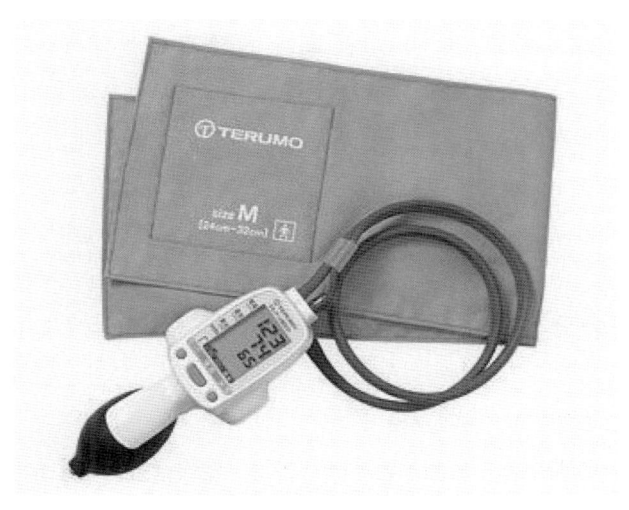

図2-35　電子血圧計

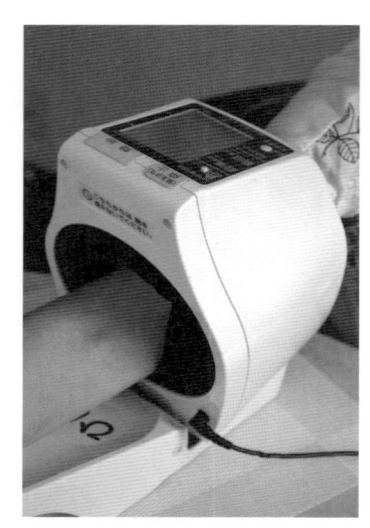

図 2-36　自動血圧計による血圧測定

帯に空気を送る．脈拍を触れなくなった時点から，さらに 20〜30 mmHg くらい圧迫帯に圧を加える．次いで，1 心拍ごとに 2〜3 mmHg の速さで空気を抜く．ふたたび脈拍を触れ始める時を最高血圧とする．

　一般に触診法で測定される血圧は，聴診法よりも低く測定される．また最低血圧の測定はできない．

2) 聴診法

　肘窩で，上腕動脈の拍動を触れる部位に聴診器を当てる．触診法の場合と同じく圧迫帯に空気を送入し，徐々に空気を抜く．拍動に一致して音が聞こえ始める時点の血圧を最高血圧と判定する．さらに空気を抜いていき，音が消失したときの血圧を最低血圧とする．

b. 日本高血圧学会（JSH）の高血圧治療ガイドラインによる血圧基準

　日本高血圧学会（JSH）では最高血圧 140 mmHg，最低血圧 90 mmHg（140/90 と記載する）未満を正常範囲とし，診察室血圧が 140/90 以上，または家庭血圧が 135/85 以上を高血圧としている（122 頁図 4-13, 14 参照）．ただし，年齢や性によって血圧はかなり異なる．このため高血圧は細かく分類し，慎重に観察する．

c. 高血圧の分類

　高血圧には，原因を明らかにできない本態性高血圧と，臓器に何らかの異常があって高血圧になる二次性高血圧がある．

　二次性高血圧は，原因別に腎性（腎炎，糖尿病性腎症，膠原病など），内分泌性（褐色細胞腫，クッシング症候群，原発性アルドステロン症など），神経性（脳圧亢進など），

心臓血管性（大動脈弁閉鎖不全症など）に分けることができる．

d. 低 血 圧

　最高血圧が男性で 100 mmHg, 女性で 90 mmHg に達しない時，一般に低血圧という．持続的に低血圧がある場合と，起立した時などに一過性にみられる低血圧（起立性低血圧）がある．

　低血圧にも，本態性低血圧と，種々の疾患に伴う二次性低血圧とがある．本態性低血圧は，やせた無力性体質の人に多い．二次性低血圧は大量出血，脱水，心筋梗塞，敗血症，急性腎不全，薬物中毒などで起きる．二次性低血圧のうち，末梢循環不全が急激に起こった状態をショックという．全身は衰弱し，顔面は蒼白で四肢は冷たくなり，脈拍は弱く頻数となる．意識障害を伴うこともあり，危険な状態である．

3 脈　　　拍

　脈拍は，心臓の拍動に伴う動脈の拍動をさす．脈拍の触診は，循環器疾患の診察に有用なだけでなく，生命徴候（バイタルサイン）の一つとして，全身状態を示す指標としての意義をもっている．

a. 検 脈 部 位

　動脈が体表近くを走り，かつ骨など硬い組織に対してその動脈を圧迫できるような部位を選ぶ．この目的に適しているのは橈骨動脈，上腕動脈，膝窩動脈，大腿動脈，足背動脈などである．

　通常の診察では橈骨動脈で触診を行う．患者の手掌を上に向け，橈骨茎状突起の高さで，橈骨動脈の上に診察者の示指，中指，環指を揃えて置いて触診する（図 2-37）．あまり強く圧迫すると脈拍を触知できないことがあり，軟らかく触れるとよい．

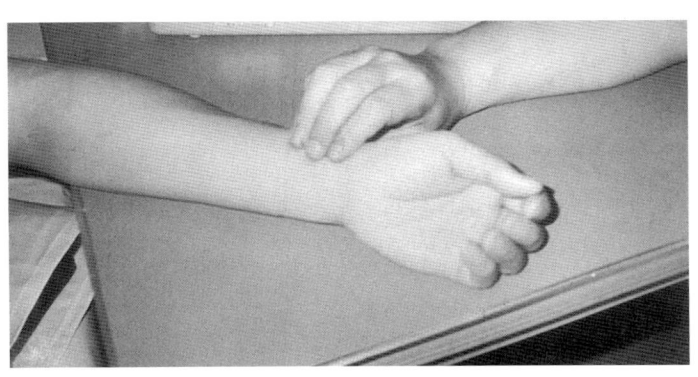

図 2-37　検　脈

b. 脈拍異常の種類と代表的な疾患

健常成人での脈拍数は毎分ほぼ65〜85である．小児や若年者では脈拍数は多く，高齢者では少ない．また，スポーツをしている人では脈拍数が少ない傾向にある．

1) 頻　　脈

成人では，脈拍数が毎分100以上の場合を頻脈という．健常者でも，精神的に緊張したり，運動直後，あるいは発熱した時には脈拍数が増加する．病的な頻脈は貧血，心不全，甲状腺機能亢進症，大量出血などで起こる．

2) 徐　　脈

脈拍数が毎分60以下の状態を徐脈という．甲状腺機能低下症，脳圧亢進などでみられる．毎分40以下の高度の徐脈は，心臓房室ブロックによることが多い．極端な場合には脳虚血状態となり，痙攣や失神発作が起こる．アダムス・ストークス（Adams-Stokes）症候群といい，心臓ペースメーカーを用いた治療が必要となる．

3) 速　　脈

脈拍が急に大きくなり，ふたたび急速に小さくなる脈拍をいう．大動脈弁閉鎖不全症，甲状腺機能亢進症，貧血，発熱時などでみられる．

4) 遅　　脈

速脈とは逆に，ゆっくりと大きくなり，ゆっくりと小さくなる脈拍である．大動脈弁狭窄症などでみられる．

5) 大　　脈

動脈の拍動の振幅が大きい脈拍を大脈という．大動脈弁閉鎖不全症，甲状腺機能亢進症，高熱時などでみられる．

6) 小　　脈

大脈と反対に，動脈の拍動の振幅が小さいものである．大動脈弁狭窄症などで認められる．

7) 交　互　脈

脈拍の大きさが交互に変化する状態である．心筋梗塞や心筋炎など，心筋障害がある時にみられる．

8) 不　整　脈

脈拍のリズムが乱れている状態をいう．心臓弁膜症や心筋炎などの心疾患で起きる．ただし，器質的な疾患がなくても，運動時や精神的に緊張したり不安な時などにも起こりうる．不整脈にはいくつかのタイプがあり，心拍が本来起こるべき時期よりも早期に出現するものを期外収縮という．

4 呼　　吸

　健常者では，安静にしている状態で，1分間におよそ16～20回の呼吸をしている．その深さやリズムは比較的規則正しく，呼吸数と脈拍数の比率はほぼ1：3～4である．運動したり，精神的に緊張すれば健常者でも呼吸数が早くなり，リズムも乱れたりする．ただし，これらは安静にすればやがて回復する．

　呼吸器疾患や高熱時には呼吸状態に変化が起きる．さらに代謝障害や重症な疾患でも呼吸が乱れる．次に述べる異常呼吸は，患者が重症であることを示す徴候である．

1）チェーン・ストークス（Cheyne-Stokes）呼吸

　呼吸期と無呼吸期が交互に繰り返される呼吸様式をいう．はじめに小さい呼吸が起こり，次第に大きな呼吸となる．そしてきわめて深い呼吸となった後，ふたたび無呼吸となる．これが周期的に繰り返される．

　重症の心疾患，腎疾患，脳疾患や薬物中毒などの時にみられる．予後が非常に悪い状態であることを示す．

2）クスマウル（Kussmaul）呼吸

　異常に深くて大きく，しかも呼吸数も増えた状態の呼吸様式である．尿毒症や糖尿病性昏睡時などでみられる．

3）ビオー（Biot）呼吸

　短い呼吸を素早く4～5回行った後，休止期に入り，次いでふたたび呼吸するものである．脳圧亢進症などの時にみられる．

G 感覚検査

1 感覚検査の意義と方法

a. 意　義

　　感覚には，表2-8のようにいくつかの種類がある．これらの感覚の障害は，運動障害と並んで神経疾患の重要な症状である．そこで感覚を検査することは，神経疾患を診断するうえで意義が深い．それとともに，病変がどこにあるのかを判定するのにも有意義である．

　　感覚障害はそもそも自覚症状であり，主観的である．したがって，感覚検査も患者の主観的な反応に頼らなければならない．このため，感覚検査を行うに当たっては，患者に検査の必要性や内容をよく説明し，十分な協力が得られるようにすることが重要である．

b. 方　法

　　患者に眼を閉じてもらい，いろいろな刺激を加えた時の反応を調べる．すなわち，刺激に対してどの部位に，どのように感じたかをすぐに答えてもらう．身体の左右で対応する部位，または同側の異なる部位を比較しながら検査を進める．

　　皮膚の感覚は，図2-38に示すように，各神経によって支配されている．

　　顔面の神経は三叉神経の支配を受けている．その他の全身の感覚は，1脊髄分節および後根による支配と，末梢神経による支配に分けて考えられる．感覚検査で得られた所見の分布と範囲をこの図に記載すると，障害された神経が容易に推測できる．脊髄の病変による感覚障害と，末梢神経の異常による感覚障害は，その分布が異なることに注意する．

表2-8　感覚の種類

分類	知覚の種類
表在感覚	痛覚，温度覚，触覚
深部感覚	位置覚，振動覚，深部痛覚
複合感覚	立体覚，二点識別覚，局所覚

2 表在感覚の検査

a. 触　　覚

触覚とは，ものに触れているのを感じとる感覚である．

脱脂綿，軟らかい毛筆の先，紙片などを用い，圧迫しないように軽く触れる．分からない時には，少しなでるようにする．この場合，四肢では長軸方向に，胸部では肋骨と

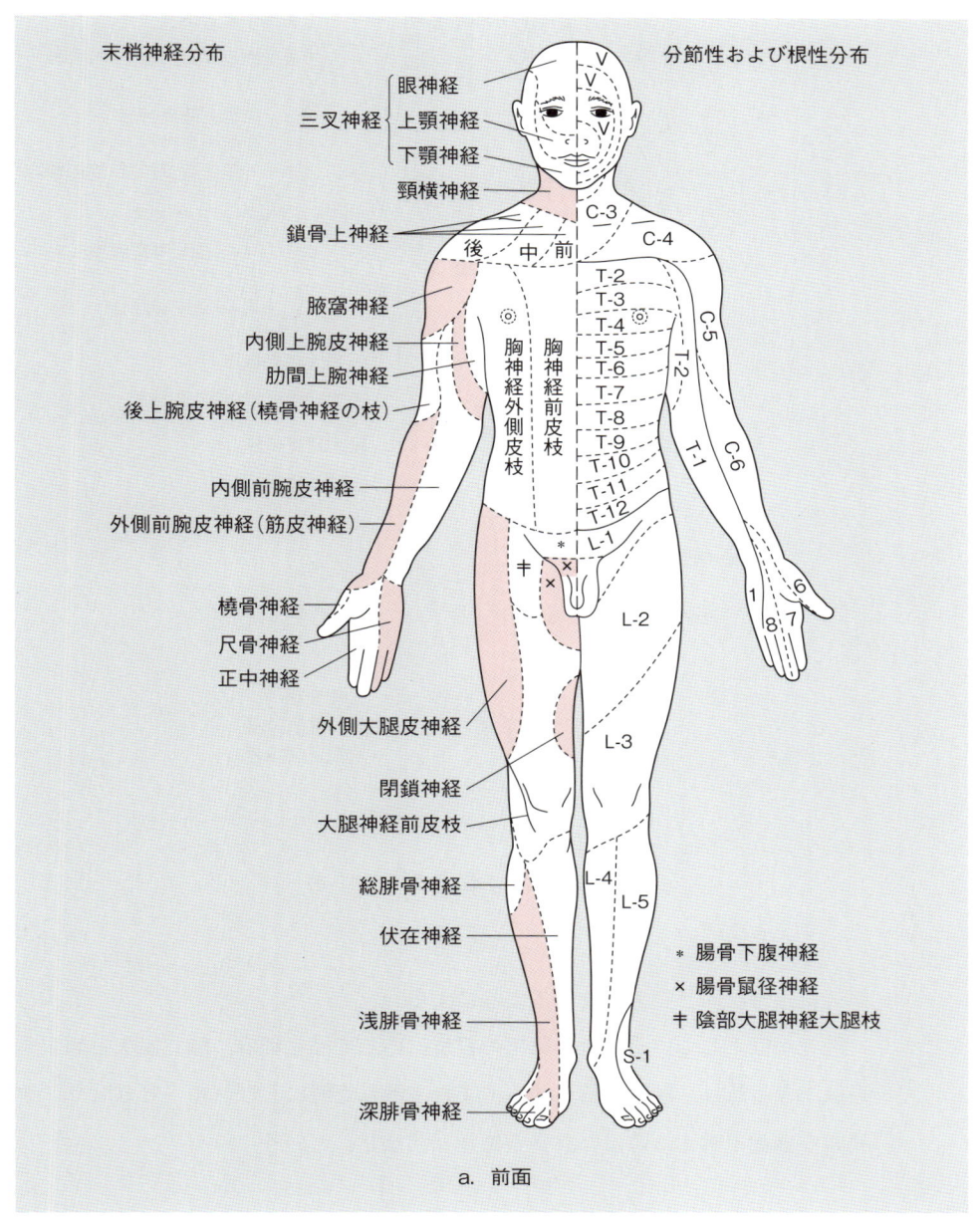

図 2-38　感覚分布図
a. 前面

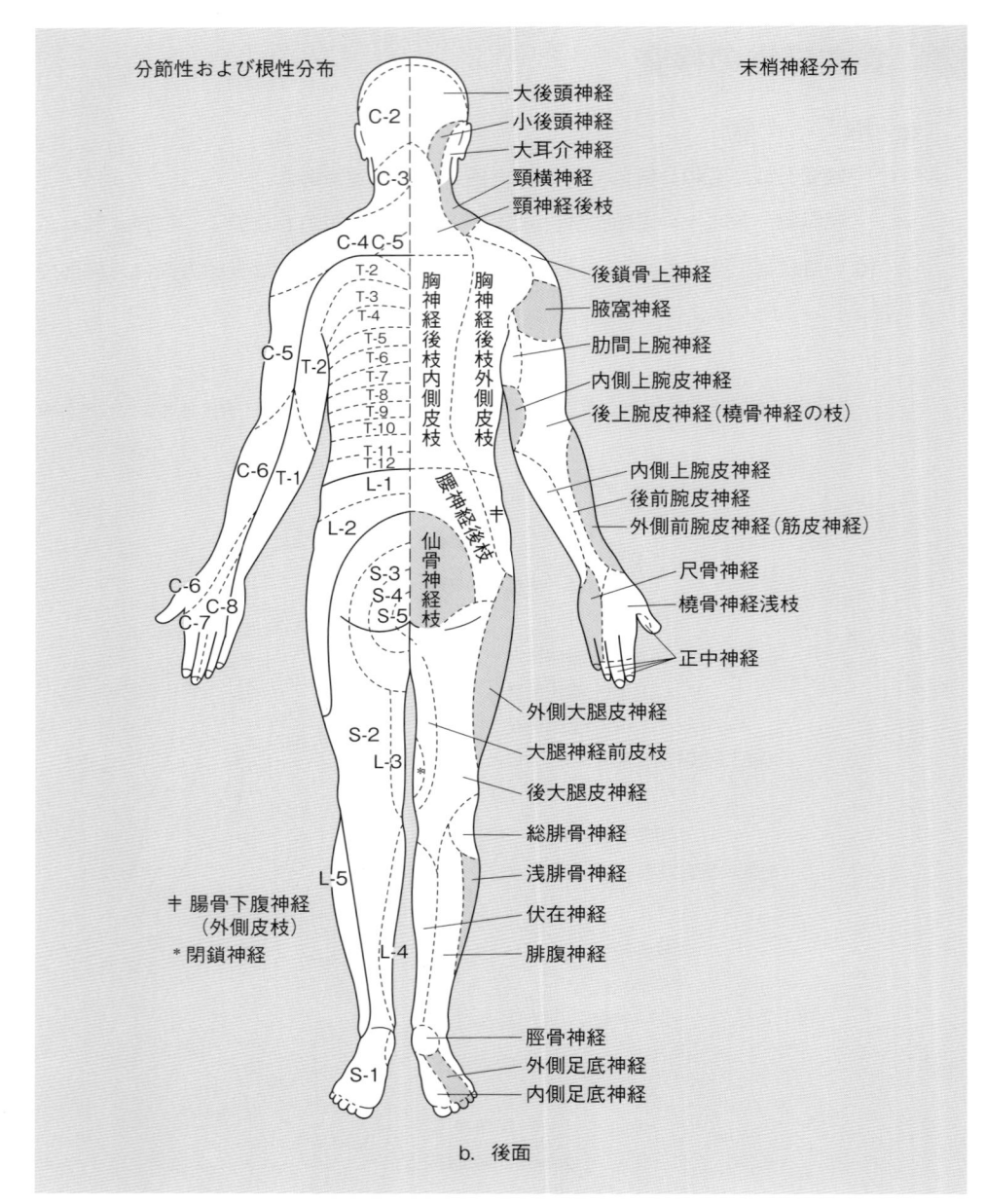

図2-38 つづき

b. 後面

平行に，常に同じ長さをなでるようにする．

　触覚が低下している場合，障害の程度に応じて触覚鈍麻，触覚脱失と判定する．逆に過敏すぎる時は，触覚過敏とする．また，触れた時にしびれや"ピリピリ"するなどの異常な感覚を訴える時には，異常感覚（錯感覚）という．

b. 痛　　覚

　　痛覚とは，刺激に対して痛いと感じる感覚をいう．安全ピンまたは針の先で軽くつつく方法がある．このとき，力を一定にして刺激することが大切である．痛覚の異常には痛覚鈍麻，痛覚脱失，遅延痛覚などがある．

c. 温　度　覚

　　2本の大きな試験管，もしくはフラスコに温湯（40～45℃）と冷水（5～10℃）を入れ，1本ずつ皮膚に当てる．3秒ほど接触し，温かいか冷たいかを答えてもらう．
　　温度覚鈍麻，温度覚脱失，温度覚過敏を判定する．なお，高齢者や末梢循環不全のある患者では，神経に障害がなくても手足の温度覚が鈍麻していることがあり，注意する．

3 深部感覚の検査

a. 位　置　覚

　　健常者では，眼でいちいち確認しなくても，自分の四肢がどのような位置にあるのか分かる．また他動的に動かされた時にも，どの方向に動いたのかはすぐに分かる．このような感覚を位置覚という．
　　位置覚を検査するには，足趾または手指の末節をつかみ，背方もしくは腹面方向に動かして，患者にどの足趾または手指がどの方向に動いたのかを答えてもらう（図2-39）．

b. 振　動　覚

　　振動を感じる感覚である．1秒間に128回振動する音叉を振動させ，その柄を鎖骨，胸骨，脊椎棘突起，腸骨棘，膝蓋骨，外側顆などの骨の突出部に垂直に当てる．振動を

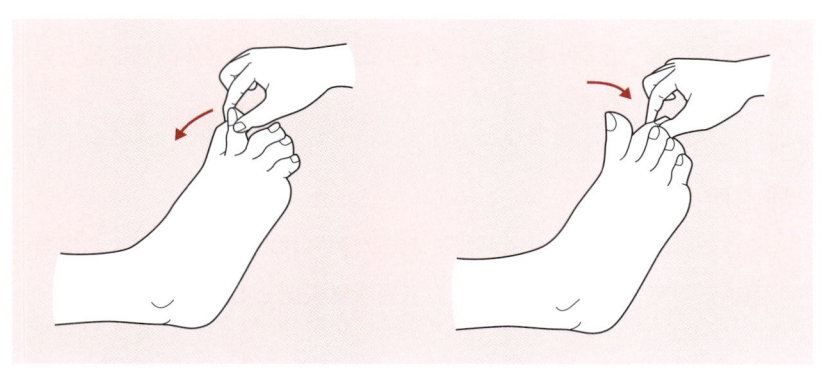

図2-39　位置覚の検査

感じなくなった時点で合図してもらい，振動を感じている時間を計測する．左右の同じ部位で比較する．

　位置覚と振動覚はともに脊髄の後索を伝わるので，これらの深部感覚の障害は，脊髄後索に障害があることを示す．

c. 深部痛覚

　筋肉，腱，睾丸などの深部を圧迫した時に感じる疼痛のことをいう．脊髄癆などでは鈍く，神経炎では過敏になる．

4　複合感覚の検査

a. 2点識別覚

　皮膚に同時に与えられた2点の刺激を，2点として識別できる能力をいう．コンパス，ツベルクリン判定用のキャリパーなどで，2本の先を同時に，しかも同じ強さで皮膚に当てる．2本で触れられたと判断できる最短の距離を調べる．

　2点識別覚は個人差が大きく，しかも身体各部によってもずいぶん差異がある．たとえば指先では3〜6 mm，手背で3 cm，背中で4〜7 cmである．このため，必ず左右を比較して検査する．頭頂葉に障害があると，2点識別覚が減退する．

b. 皮膚書字テスト

　手掌，前腕，大腿，顔面などに1，2，3……などの数字や，○，×，△などを書き，それを当ててもらう．頭頂葉に異常があると，認識できなくなる．

c. 立体認知テスト

　眼を閉じて物に触り，それが何であるかを認識できる能力を立体認知という．硬貨，鉛筆，鍵などのごくありふれた物を触らせて調べる．

　品物を認識できない場合を立体感失認，あるいは立体認知不能という．反対側の頭頂葉の障害でみられる．

d. 局所覚

　身体の各部位を触られた時に，どこが触られたのかを認識する能力のことである．頭頂葉の障害で，局所覚の脱失（局所覚失認ともいう）が起こる．

5　その他の感覚検査

a. 嗅　　覚

　　眼を閉じ，一側の鼻孔を指で押さえてふさぐ．他側の鼻孔にコーヒー，香水などよく知られた"におい"で，しかも刺激性の弱いものを近づける．そして何のにおいかを答えてもらう．

　　嗅覚の障害は鼻炎，副鼻腔炎などの鼻疾患や，前頭葉や嗅神経の障害でも起こる．

b. 味　　覚

　　舌を口の外に出し，味のする液体をしみ込ませた綿棒を舌の表面に当てる．そして何の味かを答えてもらう．砂糖水（甘味），酢酸もしくはクエン酸（酸味），食塩水（塩味），硫酸マグネシウム溶液（苦味）などを用いる．

　　顔面神経に障害があると味覚が消失する．

c. 聴　　覚

　　防音室で聴力計によって検査する．簡便な方法としては，静かな室内で腕時計の音を聴かせ，耳元からどのくらいの距離まで聴こえるかを判定してもよい．聴力障害には，外耳道閉塞や中耳炎などによる伝音性難聴と，内耳・聴神経・中枢神経の障害による神経性難聴（感音性難聴）がある．

d. 平衡覚

　　身体の平衡を保つには，眼，前庭，迷路および身体各部の深部感覚器から上行する求心性の情報が中枢神経で統合され，これによって眼神経系，脊髄運動系，精神身体系の反射がうまく行われる必要がある．これらの系統のいずれかが障害されると，身体の平衡感覚が崩れてしまい，"めまい"を感じる．

　　手の平衡障害の検査は，眼を閉じて字を書いてもらう遮眼書字検査で行われる．迷路の障害では字が偏り，小脳障害では字が乱れる．

　　下肢の平衡障害の検査には，次のようなものがある．

　　左右の足をつま先まで合わせて立ち，動揺するかどうかを調べる．次いで眼を閉じ，動揺が強くなるか調べる〔ロンベルグ（Romberg）試験〕．単脚起立試験では，眼を閉じて片足で立ち，30秒間に4回以上足が床につく時には平衡障害があると考えられる．足踏み検査では，眼を閉じて前方に向かって歩く．迷路の障害があれば左か右に偏る．小脳が障害されると，よろめきながら歩く．

H 反射検査

1 反射の種類

　皮膚，筋肉，腱などに与えられた刺激に対して，無意識に起こる不随意的な運動を反射とよぶ．

　外部から与えられた刺激は，まず感覚線維の求心性ニューロンを通って脊髄，延髄，あるいは脳橋などにある反射中枢に入る．ここで介在ニューロンを経るか，あるいは直接に遠心性ニューロンに刺激が伝わり，筋肉などの運動器官に伝達される．その結果，筋肉の収縮などが起きて不随意に運動が起こる．

　このように，外部からの刺激が伝わって筋肉の運動までに至るルートを反射弓という．反射弓には大脳皮質は関与しない（図2-40）．このため，反射は，意識しないままで外部の刺激に反応する．反射は刺激を与える部位別に，表在反射（粘膜反射，皮膚反射），深部反射（腱反射），臓器反射に分類される．

2 反射検査の意義と注意事項

a. 意　義

　刺激受容体から効果器官に至るまでの，反射弓のいずれかの部位において中断が起こると，反射が消失する．したがって反射を検査することにより，反射弓のいずれかに障

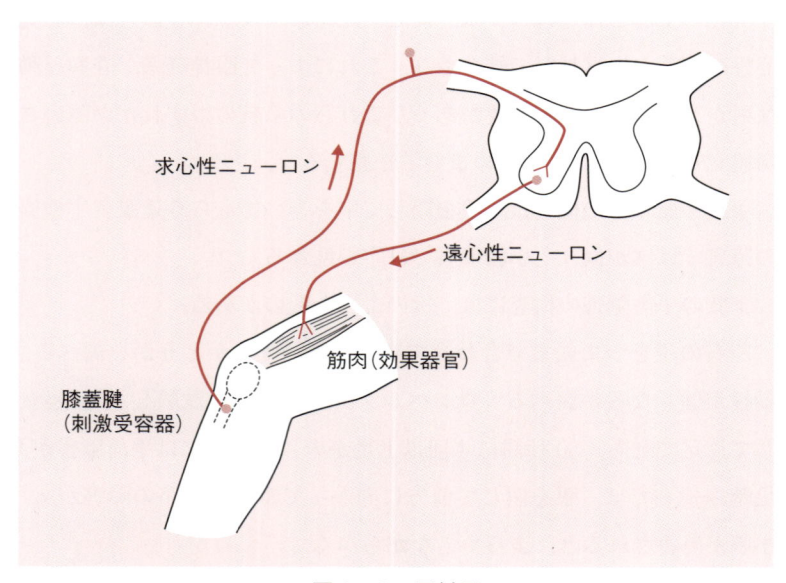

図2-40　反射弓

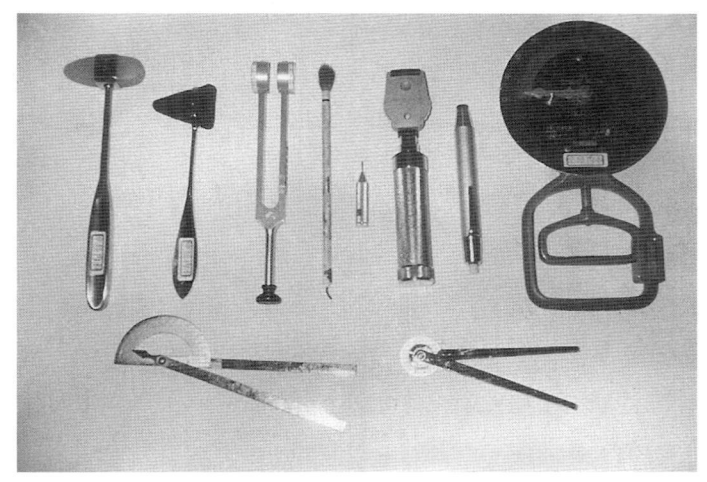

図2-41 神経・筋疾患の診察用具

害が起きていることを判断することができる．

なお，錐体路は随意運動をつかさどっているが，腱反射に対しては一般的に抑制的に作用する．このため，脳出血などで錐体路が障害された場合には腱反射が亢進し，また種々の病的反射が出現する．一方，腹壁反射は消失する．

そこで反射検査は，神経疾患をはじめ糖尿病，甲状腺疾患などの代謝性疾患を含む諸疾患の診察に重要である．

b. 注意事項

① 患者に楽な姿勢をとらせ，完全に力を抜いた状態で検査する．
② 打診槌（ハンマー）は，頭の部分が軟らかいゴムでできたバランスのよいものを使う（図2-41）．
③ 深部反射の検査では，手首のスナップをきかせて，弾力的にしっかりした適度の刺激を与えられるように，打診槌で叩打する．二頭筋反射などでは検者の母指で腱を押さえ，その上から叩打するように工夫する．
④ 反射の検査では，必ず左右を同時に調べ，左右の反射の差異を比較する．
⑤ 同側についても，上肢と下肢など部位別での比較を行う．

3 表在反射

a. 種類と意義

表在反射には粘膜反射と皮膚反射がある．粘膜や皮膚を刺激すると，その刺激が感覚神経線維を通って脊髄や延髄，脳橋に至り，そこから介在ニューロンを経るか，直接に

運動神経線維を伝わって筋肉などの運動器官に伝えられる．この反射弓のいずれかの部分で障害があると，表在反射が消失する．

b. 粘膜反射

1) 角膜反射

患者に側方を見ていてもらい，反対側から綿糸で角膜に軽く触れる．健康なら瞬間的に眼を閉じる反射をいう．反射弓：三叉神経→脳橋→顔面神経．

2) 咽頭反射

咽頭後壁粘膜を舌圧子などで触ると，吐き気を催す反射である．反射弓：舌咽神経→延髄→迷走神経．

c. 皮膚反射

1) 腹壁反射

腹壁を打診槌の柄，先端をつぶした針，あるいは小歯車などで素早くこする．腹壁の筋肉が瞬間的に収縮して，臍が移動する反射である．外側から中央に向かって水平にこする．臍を中心にして上・中・下に分けると，それぞれ，$T_{6\sim9}$，$T_{9\sim11}$，$T_{11}\sim L_1$の脊髄反射弓を反映する．

肥満者，高齢者，経産婦などで腹壁が弛緩している人では，腹壁反射が出にくい．このため必ず左右を比較する．一側のみで腹壁反射が減弱もしくは消失している時には，反射弓のいずれかの部位での障害（多発性神経炎や脊髄癆など）か，錐体路の障害を考える．

2) 挙睾筋反射

大腿内側をピンやハンマーの柄などで素早くこする．同側の挙睾筋が収縮して睾丸が上方へ移動する．反射弓：大腿神経→L_1→陰部大腿神経．錐体路の障害で反射が消失する．

3) 足底反射

足の底をピン，ハンマーの柄などでこする．足趾が足底方向へ屈曲し，足が背屈もしくは下肢全体が体幹に引きつけられる．反射弓：脛骨神経→$S_{1,2}$→脛骨神経．一側で反射が欠如する時は錐体路障害が考えられる．なお，この検査で母趾が背屈する時は，バビンスキー（Babinski）反射が陽性であると判定する（病的反射，71頁）．

4) 肛門反射

肛門の周囲を針でこすると肛門括約筋が収縮する．反射弓：陰部神経→$S_{4,5}$→陰部神経．会陰部の感覚脱失，または脊髄円錐部や馬尾神経の障害された場合に，この反射が減弱ないしは消失する．

4 腱反射（深部腱反射）

a. 意　義

腱や骨に刺激を与えた時に起きる筋肉の収縮をみる検査である．

腱反射でも反射弓のいずれかの部位で障害があると，減弱もしくは消失する．たとえば末梢神経障害（多発性神経炎など），脊髄前角の障害（灰白髄炎など），脊髄後索の障害（脊髄癆など）などで，それぞれの反射弓に対応する反射が減弱ないし消失する．

なお，腱反射は，大脳皮質運動領と錐体路にある上位運動ニューロンによって抑制されている．たとえば，意図的に腱反射の出現を抑えることもできる．このため，脳出血などで上位運動ニューロンに障害が起きると，抑制が解除されて，腱反射が亢進する結果になる．

b. 種　類

代表的な腱反射とその意義を以下に示す．

1) 下顎反射

口を軽く開け，オトガイ部に検者の指を当てて，その上をハンマーで叩く．口を閉じる反射が起きる．反射弓：三叉神経→脳橋→三叉神経．

2) 上腕二頭筋反射（図2-42）

前腕を軽く屈曲させ，上腕二頭筋腱上に検者の母指を置き，その上をハンマーで叩く．二頭筋が収縮して前腕が屈曲する．反射弓：筋皮神経→$C_{5,6}$→筋皮神経．

3) 上腕三頭筋反射（図2-43）

軽く屈曲させた前腕を検者の手で軽く支え，肘頭のすぐ上で三頭筋腱をハンマーで叩く．三頭筋の収縮により前腕が伸展する．反射弓：橈骨神経→$C_{6,7}$→橈骨神経．

4) 橈骨反射（図2-44）

前腕を軽く屈曲させ，橈骨茎状突起をハンマーで軽く叩く．腕橈骨筋が収縮し，前腕の屈曲と回外運動が起きる．反射弓：橈骨神経→$C_{6,7}$→橈骨神経．

5) 回内筋反射

① 橈骨回内筋反射：橈骨下端を手掌側から軽く回外を起こすように水平に叩打する．回内筋が収縮して前腕の回内運動が起きる．反射弓：正中神経→$C_6 \sim T_1$→正中神経．

② 尺骨回内筋反射：同じような回内運動は，尺骨茎状突起を叩打しても起きる．

6) 膝蓋腱反射（図2-45）

一側の膝を立ててその上に他側の下肢を乗せる．膝蓋の下にある大腿四頭筋腱を叩打すると，膝関節が伸展する．両下肢を揃えて，膝関節で120～150°程度に曲げた状態で腱を叩打し，左右を比較してもよい．患者を浅く腰掛けさせて左右の腱を叩打して比較

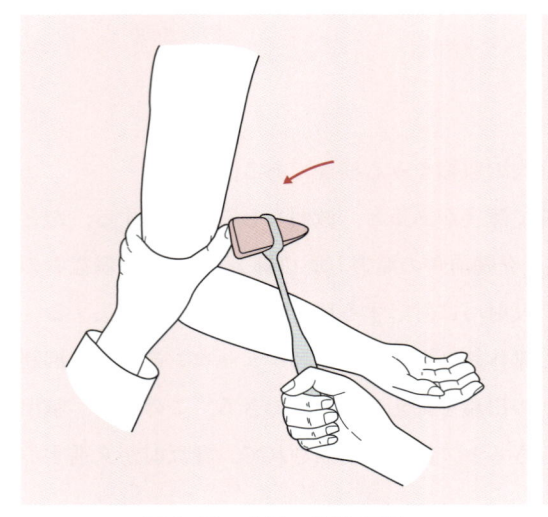

図 2-42　上腕二頭筋反射

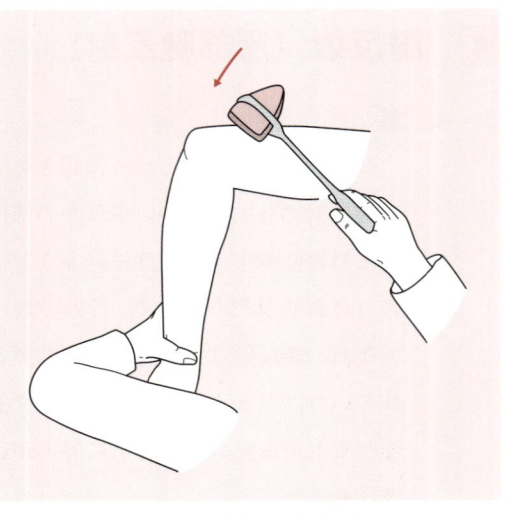

図 2-43　上腕三頭筋反射

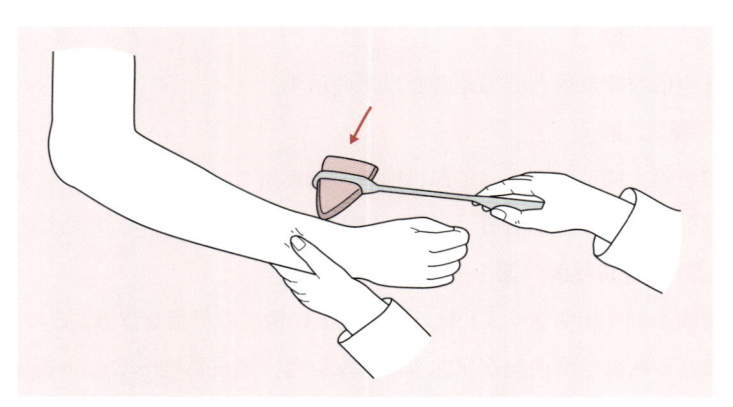

図 2-44　橈骨反射

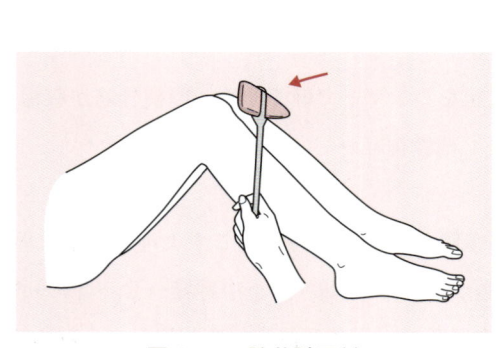

図 2-45　膝蓋腱反射

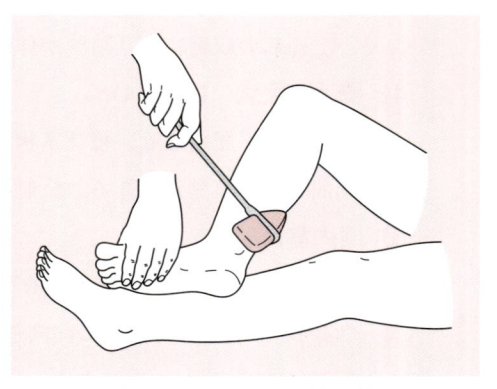

図 2-46　アキレス腱反射

してもよい．反射弓：大腿神経→$L_{2\sim4}$→大腿神経．

7）**アキレス腱反射**（図 2-46）

　アキレス腱をハンマーで叩くと腓腹筋とヒラメ筋が収縮し，足が足底方向に屈曲する．

反射弓：脛骨神経→$S_{1,2}$→脛骨神経．

5 病 的 反 射

a. 意　　義

　　錐体路に障害のある患者では，健常者ではみられることのない反射が出現する．これらの異常な反射現象を病的反射という．

　　病的反射は，正常の状態では錐体路によって抑制されている．脳出血や脳梗塞などで錐体路が障害されれば，その抑制が解除され，その結果として普段ではみられない病的反射が出現する．したがって病的反射を認めることは，病変の部位を知るうえできわめて意義が深い．

　　なお，錐体路の発達が未熟な乳児では，抑制機構が完成されていないので，健常児でも病的反射がみられる．

b. 下肢の病的反射（図2-47）

1）バビンスキー反射

　　ハンマーの柄などで足底を，踵から外縁に沿うように母趾に向かってこする．母趾がゆっくりと背屈し，他の4趾は扇のように開いて足底側に屈曲する．

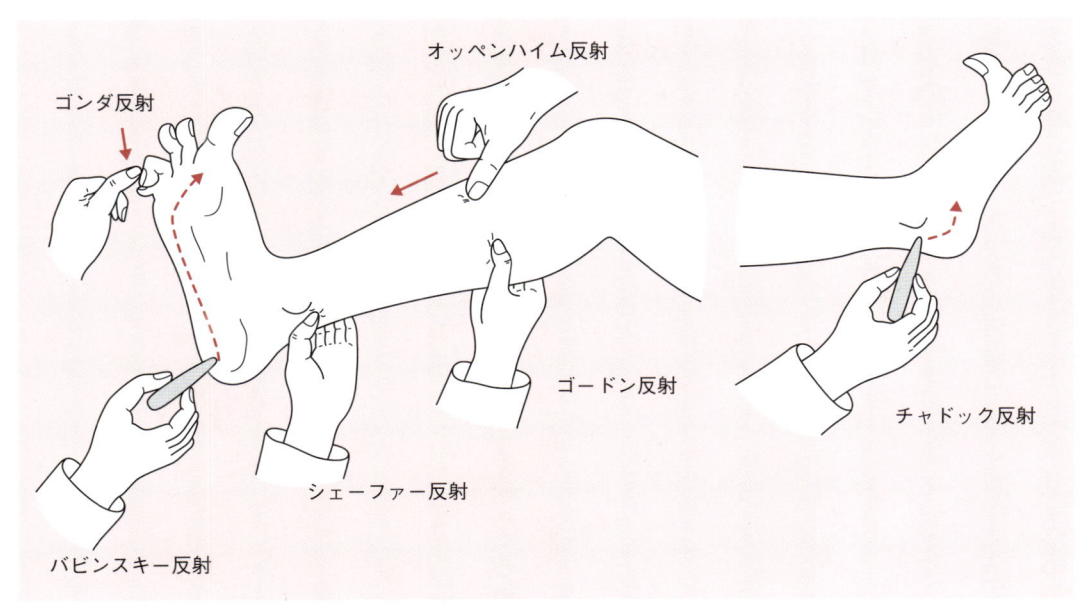

図2-47　下肢の病的反射

2) チャドック（Chaddock）反射

　外果の後ろから下を回って足背外側をこする．バビンスキー反射と同じような現象が起きる．

3) オッペンハイム（Oppenheim）反射

　下腿前面を脛骨に沿って，検者の母指腹面で上から下へとこする．母趾が背屈する．

4) ゴードン（Gordon）反射

　腓腹筋をつかむと母趾が背屈する．

5) シェーファー（Shaffer）反射

　アキレス腱をつかむと母趾が背屈する．

6) ゴンダ（Gonda）反射

　第4足趾を足底方向へ強く屈曲させ，8〜10秒くらいして急に放すと母趾が背屈する．

7) ロッソリーモ（Rossolimo）反射

　足底面の足趾の付け根付近をハンマーで叩打する．全足趾が足底方向に屈曲する．

8) メンデル・ベヒテレフ（Mendel-Bechterew）反射

　足背部で立方骨の上を叩打する．第2〜4足趾が足底方向へと屈曲する．

c. 上肢の病的反射（図2-48）

1) ホフマン（Hoffmann）反射

　検者の示指と中指で被検者の中指末節をはさむ．その末節を母指で屈曲させてから急に放す．すると全指，ことに母指が掌側に屈曲する．

2) トレムナー（Trömner）反射

　被検者の指を少し屈曲させ，中指の末節を検者の指で掌側からはじく．全指，ことに

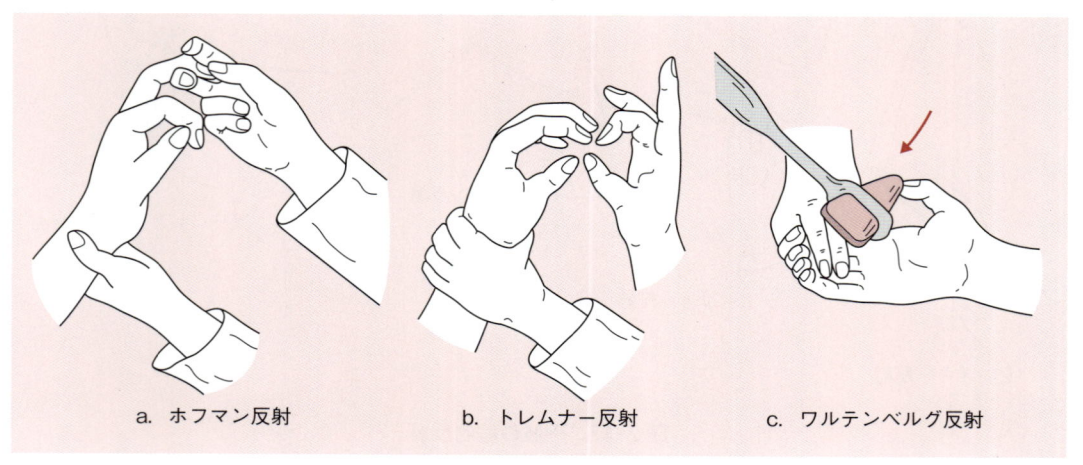

a. ホフマン反射　　　b. トレムナー反射　　　c. ワルテンベルグ反射

図2-48　上肢の病的反射

母指が屈曲する．
3) ワルテンベルグ（Wartenberg）反射

被検者の母指を除いた4指を軽く曲げ，この掌側に検者の示指と中指を直角に置く．その上をハンマーで叩く．母指を含めて全指が屈曲する．

6 クローヌス（間代）

a. 定　　義
深部反射が著しく亢進している場合，連続的に反復運動を繰り返すことがある．この現象をクローヌス（間代）という．

b. 種　　類
1) 膝クローヌス

下肢を伸ばし，力を抜いたままで仰臥位をとってもらう．検者の母指と示指で膝蓋骨上部をつかみ，これを衝動的に下方へ動かす．膝蓋骨が踊るように上下運動を繰り返す現象をいう．

2) 足クローヌス（図2-49）

被検者の足をつかみ，衝動的に背屈させる．正常者では足は背屈したままでとどまるが，足が1回背屈した後，間代性に背屈と足底屈曲を繰り返す現象をいう．

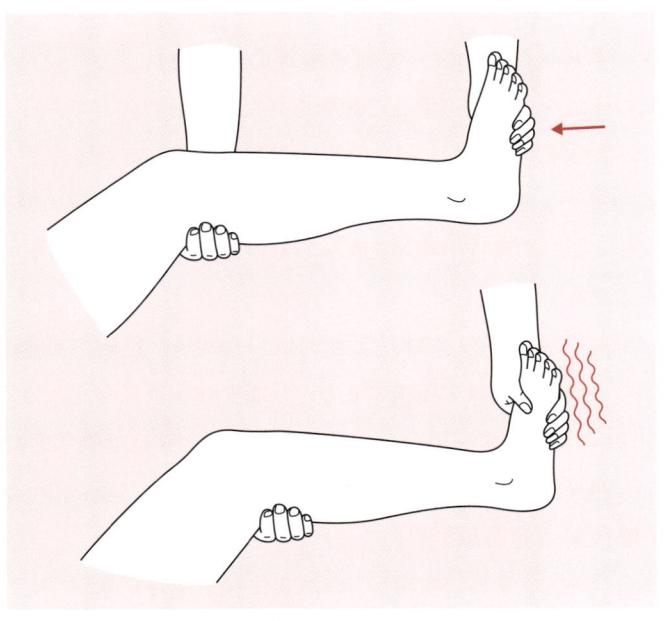

図2-49　足クローヌス

7 自律神経反射

a. 意　義

　自律神経系は，内分泌系とならんで生体の内部環境を調節し，種々の刺激から身を守る重要な役割を果たしている．

　自律神経が関与する反射を自律神経反射といい，臓器反射とよばれることもある．自律神経反射には大脳皮質，小脳，間脳，延髄，脊髄などにおける自律神経中枢が関与する．それぞれのレベルに応じた適切な反射系を形成し，呼吸，循環，体温，消化，排泄，水分代謝などの生命維持にとって重要な活動を総合的に調節している．

　種々の神経疾患では，自律神経の機能に異常を生じていることがある．また，自律神経機能の異常が主体をなす自律神経失調症もある．自律神経機能の異常を検出する目的で，自律神経反射が検査される．

b. 種　類

1) 瞳孔反射

　① 対光反射：暗室で瞳孔に光を当てると，瞳孔が縮小する反射をいう．光を当てていない反対側の瞳孔も同時に縮小し，この現象を共感性対光反射という．反射弓：視神経→中脳→動眼神経．

　② 輻輳（調節）反射：遠方を見ている状態から急に視線を近くに注視させると，両眼が内側に偏位し（輻輳），瞳孔は縮小する（調節）．反射弓：視神経→後頭葉→動眼神経．

2) アシュネル（Aschner）反射（眼球心臓反射）

　両側の眼球を指で圧迫すると徐脈をきたす反射のことである．正常では1分間に6～8程度の脈拍減少を起こすが，10以上の減少がある時を陽性とする．迷走神経の緊張状態では徐脈となる．ただし，眼球を障害したり，迷走神経の緊張が過度に強い人では，低血圧を起こして失神するおそれもあるので，一般には行わない．反射弓：三叉神経→延髄→迷走神経．

3) ツェルマク・ヘーリング（Czermak-Hering）反射（頸動脈洞反射）

　頸部で一側の頸動脈を圧迫すると，徐脈と血圧下降が起きる反射である．1分間に脈拍数が10以上減少する場合を陽性とする．迷走神経緊張状態で徐脈になりやすい．反射弓：舌咽神経→延髄→迷走神経．

4) 立毛筋反射（鳥肌反射）

　刺激を受けて立毛筋が収縮し，鳥肌を生じる反射である．皮膚の摩擦，寒冷，精神的緊張などによって鳥肌がみられる．交感神経緊張状態で立毛筋反射が亢進する．脊髄交

感神経中枢に障害があると，立毛筋反射は消失する．

5) 血管運動反射

血管壁の緊張は交感神経によって調節され，収縮を起こす．血管運動性が不安定な状態にあると，皮膚をペンやハンマーの柄でこすると著明な赤色の紋画が現れる．高度の不安定状態になると，蕁麻疹のように赤く腫れあがる（皮膚紋画症）．

6) 発汗反射

体表に油で溶いたヨードを塗り，その上からデンプンを振りかける．発汗するとデンプンがヨードと反応し青黒く変化する．この現象を応用して発汗の状態をみる検査である．室温を上げたり，感情的なストレスや痛み刺激などを与えて発汗が誘発されるかどうかを検査する．

顔面や体幹の半側に交感神経の麻痺があると，罹患側は発汗が減少もしくは欠如し，皮膚が乾燥する．反対側では多量の発汗のあることがある．

I 代表的な臨床症状

患者の訴える臨床症状は数多い．ここでは，しばしば遭遇する代表的な臨床症状について解説する．

これらの症状は，経過をみていてもよい場合と，すぐに治療を開始しなければならないものがある．さらに，専門の医療機関に紹介する必要のある場合もある．こうした判断を適切に行うには，症状を起こす原因となった病態を十分に理解しておくことが欠かせない．

1 発　　熱

a. 発熱とは

人間の体温は個人差が大きいが，腋窩ではほぼ36～37℃の範囲内に維持されている（52頁）．健康時の体温の範囲を超えて上昇している場合を「発熱」という．通常は腋窩で37℃以上の場合を発熱という．

上昇している体温の程度により，発熱を表2-9のように分類する．発熱している患者では，まず原因を明らかにし，それぞれの原因に応じて治療を行う．

b. 病態生理

健康な時には，体内における熱の産生と体表面からの放散はうまくバランスがとれ，変動しながらもほぼ生理的な範囲内に体温が保たれる．その調節は，主として視床下部

表 2-9　発熱の程度による分類

分　類	体　温
微　熱	37.1〜38 ℃
軽度発熱	38.1〜38.5 ℃
中等度発熱	38.6〜39 ℃
高度発熱	39.1〜41 ℃
過高熱	41.1 ℃ 以上

にある体温調節中枢によって行われている．体温の調節が破綻した場合に発熱を生ずる．発熱をきたす原因には次のようなものがある．

1）中枢性発熱

体温調節中枢自体に病変があったり，他の疾患で中枢に影響が及ぶと，発熱する．脳腫瘍，脳血管障害，頭部外傷，脳炎などでみられる．

2）熱産生の亢進

基礎代謝が亢進して熱産生が増大する場合である．甲状腺機能亢進症など内分泌疾患のほか，筋肉運動でも起こりうる．

3）熱放散の障害

高温多湿の環境では，体表からの熱放散が抑えられて発熱する．

4）外因性発熱物質の影響

細菌，ウイルスなど病原体が感染したり，炎症や腫瘍などでは種々の化学物質が放出され，体温中枢を刺激して発熱を起こす．そのような化学物質を発熱物質とよぶ．

c. 発熱をきたす主な疾患

発熱をきたす疾患は数多くある．病原微生物の侵入による感染症，炎症性疾患，悪性腫瘍，膠原病，内分泌疾患，外傷，熱傷，薬剤アレルギーなどがある．疾患によっては，特徴ある熱型を示す（図 2-34）．

d. 対　　策

発熱のある患者に対しては，発熱の原因を解明し，原疾患に対する治療を速やかに行うことが原則である．安易に解熱薬だけを投与するのは好ましくない．

ただし，体温が 1 ℃ 上昇すれば 20％ も代謝が増す．この結果体力が消耗し，小児や高齢者では脱水，心不全，さらにはショックになる危険性がある．ことに 40 ℃ を超える高熱では，脳に不可逆的な障害を残すおそれすらある．

こうしたことから，発熱患者に対しては，解熱薬などによる対症療法を行いつつ，原

因を追究することが多い.

2 出血傾向

a. 出血傾向とは

血管が損傷され,血液が血管外へと流出する状態が出血である.鼻出血,歯肉出血,血尿,下血などでは,体外に出血する.また皮下出血,脳内出血など臓器出血もある.血管に物理的に大きな圧力が加わったり,外傷などで血管に傷がつくと出血する.

出血した場合,血管がまず収縮し,血小板と血液凝固因子の作用を受けて血液を凝固させ,止血する.この止血機構に異常があれば,いったん出血すると止血しにくくなる.このように止血しにくい病態を出血傾向という.大した力が加わっていないのに,皮下に紫斑が出現したり(図2-50),鼻出血や口腔内に出血したり,血尿が出たりする.

b. 病態生理

血管が破綻し出血が起こると,まず血管が収縮して血流を抑える(図2-51).破綻した血管の部位に血小板(図2-52)が集まり,傷を塞ぐように血栓を作る.この血栓は一次止血栓とよばれ,もろい.そこで血漿中にある血液凝固因子が働いてフィブリンを

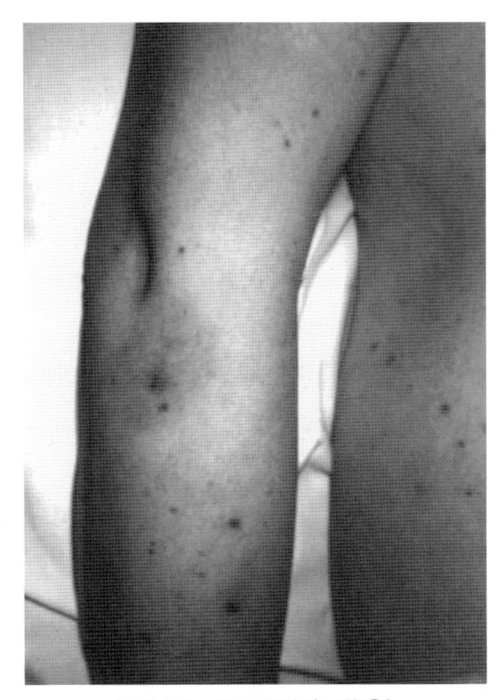

図2-50 出血傾向(口絵❻)

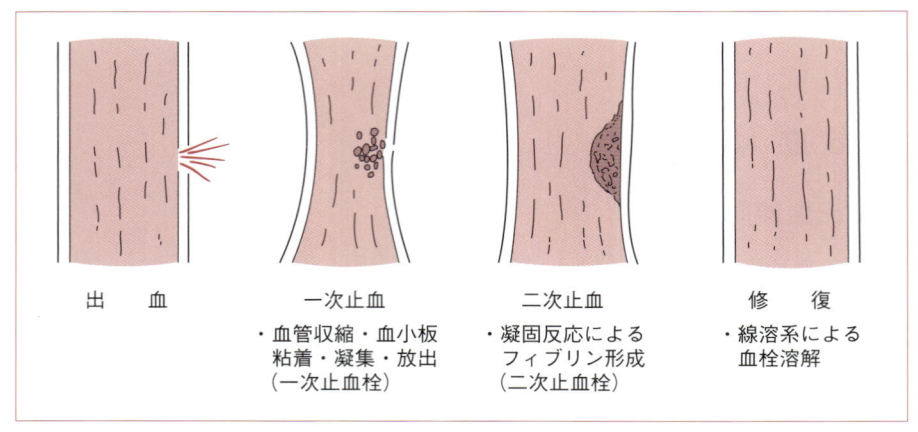

図 2-51　止血機構

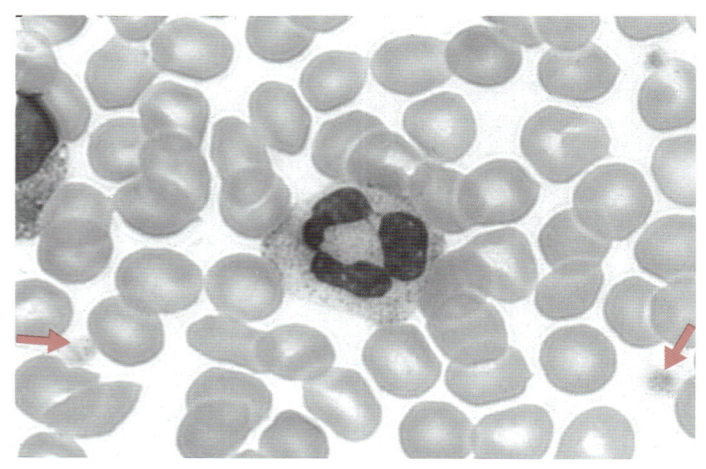

出　血　　　一次止血　　　　　二次止血　　　　修　復
　　　　　・血管収縮・血小板　・凝固反応による　・線溶系による
　　　　　　粘着・凝集・放出　　フィブリン形成　　血栓溶解
　　　　　　（一次止血栓）　　（二次止血栓）

図 2-52　血液中の血小板（矢印）
中央は白血球（好中球），そのほか多くみられるのは赤血球

形成し，一次止血栓にからみつくようにして強固な二次止血栓を作る．これで傷が完全にふさがり，止血する．止血した後で不要になった血栓は，線維素溶解現象（線溶ともいう）によって溶かされ，元の状態に復する．

　この止血機構のいずれに異常があっても，出血傾向を起こしうる．すなわち①血管壁が弱い，②血小板の数が少なかったり血小板の機能が障害されている，③血液凝固因子が不足したり活性が低い，④線維素溶解現象が亢進している，などが原因となる．

c. 出血傾向をきたす主な疾患

　出血傾向は，先天性もしくは後天的な原因で起こる（表2-10）．血小板数の減少で起こる特発性血小板減少性紫斑病（ITP）のように，単一の原因で出血傾向をきたすものがある．一方，肝硬変や播種性血管内凝固症（DIC）のように，血小板減少だけでなく

表 2-10 出血傾向をきたす主な疾患

原因	先天性疾患	後天的疾患
血管異常	遺伝性出血性毛細血管拡張症	IgA血管炎（アレルギー性紫斑病）
血小板異常	遺伝性血小板機能異常症	特発性血小板減少性紫斑病 再生不良性貧血 白血病
凝固因子異常	血友病	播種性血管内凝固症 肝硬変 ビタミンK欠乏

血液凝固因子も欠乏して，複雑な原因で出血傾向を示すものもある．

d. 対　　策

血小板減少症には血小板輸血で補充する，血液凝固因子欠乏症には血液凝固因子を輸注するなど，原因に応じた適切な治療を行う．DICは感染症や悪性腫瘍などを基礎疾患としていることが多いので，基礎疾患の診断と治療も必要である．

3　リンパ節腫脹

a. リンパ節腫脹とは

リンパ節は，生体防御機構を担う重要な末梢リンパ器官で，全身にくまなく分布している（図2-33）．リンパ節には，リンパ球，マクロファージなどが集まり，生体に侵入してくる病原体を貪食して殺菌したり，抗原抗体反応によって免疫反応に関わっている．

リンパ節が種々の病態で異常に腫大した状態を，リンパ節腫脹という．

b. 病態生理

リンパ節が腫脹する原因として，主に三つのメカニズムが考えられる．

第一には，そのリンパ節付近の感染症や炎症に反応してリンパ球やマクロファージが増殖して起こる場合で，リンパ節腫脹の原因としてもっとも多い．たとえば，急性扁桃炎では顎下部のリンパ節が腫脹し，痛みを伴う．下肢に化膿があると，鼠径部のリンパ節が腫脹する．また風疹や麻疹などのウイルス感染症では，全身のリンパ節が腫脹する．

第二は，リンパ節自体に感染が起こる場合である．黄色ブドウ球菌などの化膿性細菌や結核菌などが感染を起こし，リンパ節が腫脹する．

第三は，リンパ節が腫瘍性に腫脹する場合である．悪性リンパ腫は，リンパ節を構成するリンパ球が腫瘍性に増殖し腫脹する．また，ほかの部位の癌がリンパ節に転移する

こともある．たとえば，胃癌では左鎖骨上窩のリンパ節〔ウィルヒョウ（Virchow）リンパ節〕が腫脹する．

c. リンパ節腫脹をきたす主な疾患

1) 二次性リンパ節炎

皮膚や粘膜の化膿があると，その所属リンパ節が炎症性に腫脹してくる．軟らかく，圧痛がある．表面の皮膚が発赤している．

2) リンパ節結核

頸部に好発する．一般的には疼痛や発赤，熱感はない．リンパ節相互，もしくは周囲の組織と癒着し，塊状になることがある．しばしば膿瘍を作り，波動を触れる．皮膚が破れると瘻孔を作り，治癒しにくい．

3) 伝染性単核（球）症

頸部および多発性にリンパ節が腫脹してくる．リンパ節は軟らかく，小豆大から母指頭大となる．圧痛や癒合はみられないことが多い．EB（Epstein-Barr）ウイルスが原因となり，20歳前後の若年者に好発し，発熱，咽喉頭炎も伴う．肝機能異常を伴うこともある．

4) 梅　　毒

梅毒トレポネーマが原因で感染する性病である．第1期には局所のリンパ節が腫脹するが，第2,3期では多発する．第3期にはゴム腫を形成し，軟らかく，大きくなる．周囲と癒着し，潰瘍を作る．

5) 悪性リンパ腫

リンパ節の腫瘍で，予後が悪い．初期には限局するが，進行すると広がる．リンパ節は弾力性で硬く，発赤や圧痛はない．大きさはさまざまで，小豆大から鶏卵大にもなる．病型別にホジキンリンパ腫と非ホジキンリンパ腫がある．

6) 白　血　病

白血病のうち，ことにリンパ性白血病では全身性にリンパ節が腫脹する．圧痛や熱感はない．

7) 癌の転移

癌細胞がリンパ節に転移すると，きわめて硬いリンパ節腫脹をきたす．表面は不整で，圧痛はない．胃癌では，左鎖骨上窩のリンパ節に転移することが多く，ウィルヒョウリンパ節転移として注目される．乳癌では，腋窩のリンパ節に転移しやすい．

8) そ　の　他

全身性エリテマトーデス（SLE）などの膠原病，サルコイドーシス，薬剤アレルギーなどで腫脹することもある．

d. 対　　策

リンパ節腫脹が，感染症や炎症に対する反応性のものか，悪性リンパ腫や癌の転移などによる悪性のものかを確実に判定することがもっとも重要である．感染症の場合では，適切な抗菌薬を投与して経過を観察する．悪性腫瘍では，抗癌薬による化学療法や放射線照射療法などを行うが，予後不良のこともある．

4　意識障害

a. 意識障害とは

意識障害は，睡眠していないのに意識が清明でない状態をさす．すなわち知覚，注意，認知，思考，判断，記憶などといった精神活動が，一過性もしくは持続性に障害された状態である．

意識障害には程度差があり，原因を診断し，あるいは経過を観察していくうえで，定量的に意識障害の状態を評価しておくことが重要である．この目的のために種々の評価法が提唱されているが，実用的な分類として Japan coma scale がよく用いられる（表2-1）．

b. 病態生理

意識状態は大脳皮質全体の興奮水準を意味する．大脳の興奮水準は，脳幹の上行性網様賦活系と視床の非特殊核群を介して大脳皮質に広く投射する汎性視床投射系，および中脳網様体の前部に接する視床下部賦活系などの機構によって維持されていると考えられている（図2-53）．そこで脳幹部や両側の大脳半球に障害が及ぶと，意識障害を引き

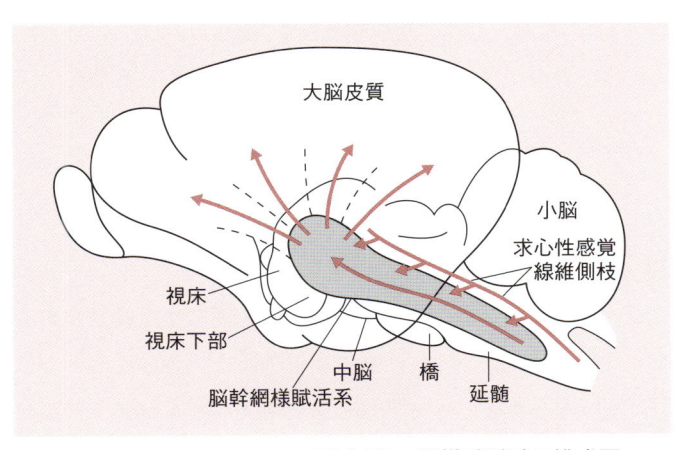

図2-53　網様賦活系の模式図

延髄から視床に続く網様体（■）は，感覚上行路から側枝を受けて活動し，大脳皮質全域に投射してその活動水準を維持する（Starzlら，1951より）

表 2-11 意識障害をきたす主な疾患

Ⅰ．脳疾患
・脳出血，脳血栓，脳梗塞，脳外傷，脳腫瘍，脳炎，髄膜炎など
Ⅱ．全身性疾患
・中毒（睡眠薬，一酸化炭素，アルコール，アヘンなど）
・代謝性疾患（尿毒症，肝性昏睡，糖尿病性昏睡，内分泌疾患など）
・重症感染症（敗血症など）
・全身性循環障害（急性心不全，急性末梢循環不全など）
・高血圧性脳症
・肺性脳症
Ⅲ．その他
・てんかん
・ヒステリー

起こす．

c. 意識障害をきたす主な疾患

　出血や梗塞，炎症，あるいは腫瘍などで脳幹や大脳皮質に病変が及ぶと，意識障害を起こす（表 2-11）．また，中毒性物質や異常代謝産物が脳機能に障害を与えると，意識障害の原因となる．循環障害で脳血流が減少しても意識障害を起こしうる．てんかんやヒステリーで一過性に意識障害を起こすこともある．

d. 対　　策

　意識障害のある患者では，周囲の人から意識障害を起こす前の状態を確認することと，生命徴候（バイタルサイン）のチェックが重要である．
　てんかんや起立性低血圧など短時間で回復する場合には，安静にして経過を観察する．この際，てんかんでは痙攣を伴うこともあるので，舌を噛まないように配慮する．
　これに対し，意識障害の程度が深く，かつ遷延する場合には生命に危険な場合もある．呼吸や血圧の管理を行いつつ，専門医の診療を受けなければならない．

5　チアノーゼ

a. チアノーゼとは

　赤血球に含まれるヘモグロビン（血色素）は，酸素を運搬する役目がある．肺で酸素を受け取ったヘモグロビンは動脈を流れ，真っ赤で独特な血色の原因となる．運搬する酸素を全身の組織に受け渡した後のヘモグロビンは還元ヘモグロビンとよばれ，暗赤色となる．静脈を流れ，やがて肺で酸化を受けることになる．

血中の還元ヘモグロビンもしくは異常ヘモグロビンが増加すると，皮膚や粘膜が青紫赤色になる．この状態をチアノーゼという．鼻尖部や口唇に特に目立つ．

b. 病態生理

血中の還元ヘモグロビンが増加するのは，肺での酸素呼吸が障害されたり，先天性心奇形や血管の奇形などで，静脈血液が動脈に流れ込む（右→左シャント）病態で起きる．

また低心拍状態や，寒冷に曝露されて皮膚血管が強く収縮して末梢循環不全が起きたり，右心不全で全身の静脈うっ滞が起きると，末梢毛細管内での血流が緩徐となって多量の酸素が除去され，やはり還元ヘモグロビンが増加する．

このほか，異常ヘモグロビン血症，たとえば遺伝性メトヘモグロビン血症などでもチアノーゼがみられる．なお，局所の動脈や静脈に閉塞がある場合には，限局性にチアノーゼが出現する．

c. チアノーゼをきたす主な疾患

肺での酸素呼吸が障害される病態として，高度の肺気腫，肺塞栓症，肺炎，肺うっ血などがある．右-左シャントを起こす疾患として，大血管転位やファロー四徴症などの先天性心疾患がある．異常ヘモグロビン症としては，メトヘモグロビン血症でチアノーゼが出現する．

縦隔腫瘍で上大静脈が圧迫されたり，静脈血栓症などで末梢循環障害のある場合には，一側の上肢または下肢にチアノーゼが限局している．レイノー病は，一過性に手指または足趾にチアノーゼがみられる．

d. 対　　策

基礎疾患の治療が必要になる．特に，先天性心疾患で幼小児期からチアノーゼのある場合には発育障害を起こす可能性もあり，手術が必要となる．

6　関　節　痛

a. 関節痛とは

関節は，線維関節（頭蓋骨縫合など），軟骨関節（恥骨結合など），滑膜関節（膝関節など）の三つに大きく分類できる．前二者は可動性がなく，癒合関節という．滑膜関節は可動性があり，可動関節とよぶ．四肢の関節はすべて滑膜関節である．

滑膜関節は，図2-54に示すような構造をしている．このうち疼痛に敏感なのは滑膜，靱帯，関節包などの軟部組織であり，これらに炎症などの病変が及ぶと痛みとして感じる．

患者が"関節が痛い"といって訴えてきた場合に，関節痛があるとする．関節の痛みとしては，関節自体に障害がある場合と，関節周囲組織の障害による場合がある．そしてこれを区別する必要がある．

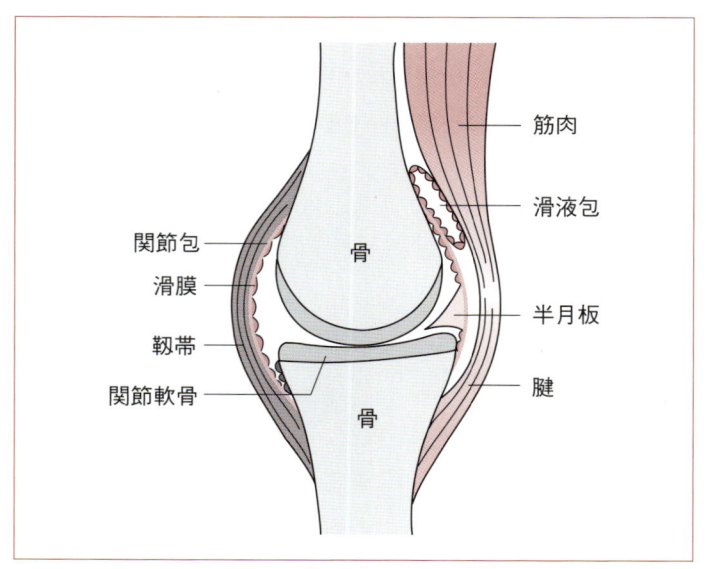

図2-54　滑膜関節の模式図
〔石井清一・平澤泰介監修：標準整形外科学（第8版）．「4. 関節の構造と生化学」（豊島良太），p.39，医学書院，2002より〕

関節の障害によるものでは，疼痛は関節に限局している．しかも自動あるいは他動的な運動をすると疼痛が増強される．

腱鞘炎，滑膜包炎などといった関節周囲炎では，自覚症状としては関節炎に似ているが，圧痛などの他覚的所見が関節以外の部位でも認められることから区別できる．

b. 病態生理

関節を構成する軟骨，骨，半月板や滑膜，腱など関節周囲組織に外傷，炎症，腫瘍などの病変が起こると，関節痛を生ずる．

炎症性病変としては，変形性関節症や肩関節周囲炎などの変性症，化膿性細菌などによる化膿症，尿酸結晶が沈着する痛風，関節リウマチなどの自己免疫疾患などがある．過度の運動による機械的刺激でも関節痛の原因となる．腫瘍では，ガングリオンや滑膜性骨軟骨腫症など比較的頻度の高い良性腫瘍のほか，悪性腫瘍もまれながら発病する．

c. 関節痛をきたす主な疾患

関節痛をきたす疾患は数多い．それぞれの病態別での主な疾患を表2-12に示す．

外傷性関節痛のうち，関節内骨折は足関節，肘関節，膝関節などに好発する．膝関節の靱帯損傷，半月板損傷，肩の腱板損傷も日常しばしば遭遇する．

炎症性変化では，中年以降の患者でもっとも頻度が高いのが変形性関節症である．関

表2-12 関節痛をきたす疾患

分類	病態生理	主な疾患
外傷性	外傷	関節内骨折，靱帯損傷，腱板損傷，半月板損傷
	関節内出血	血友病性関節症
	神経障害	神経障害性関節症
炎症性	変性変化	変形性関節症，肩関節周囲炎，軟骨無形成症
	感染	化膿性関節炎，結核性関節炎，リウマチ熱
	結晶沈着	痛風，偽痛風
	自己免疫	関節リウマチ，全身性エリテマトーデス（SLE），強直性脊椎炎，ライター（Reiter）症候群
	機械的刺激	上腕骨上顆炎，アキレス腱周囲炎
腫瘍性	良性腫瘍	ガングリオン，滑膜性骨軟骨腫症
	悪性腫瘍	転移性骨腫瘍，骨肉腫，軟骨肉腫，ユーイング（Ewing）肉腫
骨端症・骨壊死	骨端症	ペルテス（Perthes）病，月状骨軟化症
	骨壊死	大腿骨頭無腐性壊死
構造上の欠陥	構造異常	臼蓋形成不全，反復性肩関節脱臼，膝蓋骨亜脱臼

節の退行性変化が基礎となるもので，膝関節や脊椎に好発する．また，肩関節痛を訴える疾患のなかでもっとも頻度が高いのは肩関節周囲炎で，肩関節の有痛性の可動域制限が特徴である．

青壮年男性に好発するのが痛風で，母趾関節に多く発病する．青年期以降の女性に多い疾患として，自己免疫疾患の関節リウマチがあり，上下肢の末梢関節に好発する．

関節の使いすぎに起因する関節痛もしばしばみられる．いわゆるテニス肘，ゴルフ肘は上腕骨上顆炎で，肘から前腕にかけての運動痛が起こる．

d. 対　　策

関節痛を訴えている患者には，いつから，どの関節がどのように痛むのかを聴取する．外傷のように単関節だけが痛むことや，関節リウマチのように多関節が痛むものがある．視診，触診を丁寧に行い，関節自体の痛みか，関節周囲の痛みかを判別する．

検査では単純エックス線撮影が必須である．さらに，血液検査で白血球数やリウマチ反応などの検査を行う．関節液が貯留している場合には，関節を穿刺して関節液を調べる．これらは医師が行う．

関節痛をきたす原因疾患の診断がつけば，原因に応じた治療を行う．悪性腫瘍では手術や放射線療法，抗癌薬を用いた化学療法が主体となる．化膿性関節炎では抗菌薬を使用して治療する．これらの治療は主として医師が行う．

ここでは頻度の高い変形性膝関節症，上腕骨上顆炎の対策を述べる．

変形性膝関節症は関節構成体の退行性変化を基盤に，異常な力学的負荷が加わって生じる軟骨摩損から発病する．膝痛の強い時には，鎮痛薬や湿布剤で痛みを鎮静化する．慢性期には体重の減量を図って膝関節への負荷を軽減し，大腿四頭筋力の増強を目的とした訓練を行う．

冷房や気温の低下は膝痛を増すので，サポーターやホットパックなどを使用する．病変が相当に進行すれば手術適応を考慮する．

テニス肘で代表される上腕骨上顆炎では局所の安静を保ち，消炎鎮痛剤の軟膏を塗布する．痛みの激しい急性期には局所注射療法を行う．疼痛が軽減したらストレッチングや筋力強化訓練を行い，炎症をきたさないように予防する．

7　浮　　腫

a. 浮腫とは

人体に含まれる体液は，体重の約40％を占める細胞内液と，約20％の細胞外液とに分けられる．細胞外液はさらに，体重の15％を占める組織液（間質液）と，5％の血漿

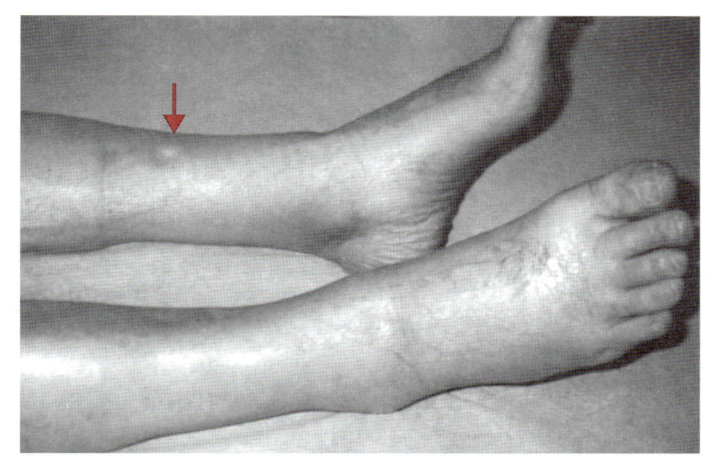

図 2-55 下肢の浮腫（口絵❼）
脛骨表面を指で押すと圧痕ができる

とに分けられる．

浮腫とは，細胞外液のうち組織液（間質液）の増加した状態をさす．重力のかかる下肢にみられることが多く，脛骨の部分を指で押すと圧痕がくっきりと生じる（図2-55）．

全身性に浮腫がみられる場合と，局所に限定されている場合がある．また全身性の浮腫では，腹水が貯留していたり，肝臓や脾臓が腫大していることもある．これはうっ血性心不全や肝硬変などでみられる．

b. 病態生理

細胞外液の血管内外への分配は，毛細血管内静水圧，膠質（コロイド）浸透圧，および組織間圧で規定されている．それぞれは動静脈圧隔差，血清蛋白濃度，リンパ流によって調節される（図2-56）．

うっ血性心不全では，心臓のポンプとしての作用の低下により，静脈の還流に異常があり，静脈圧が上昇する．その結果，毛細血管内静水圧が上昇し，組織間へ水分が漏出し浮腫をきたす．夕方になると靴がきつく感じられるといった症状で気づいたりする．

急性糸球体腎炎では，水・ナトリウムの排泄が障害され，循環血漿量が増加して毛細血管静水圧が上昇し，浮腫を生じる．

ネフローゼ症候群や肝硬変では，血漿中のアルブミン濃度が低下し，血漿浸透圧の低下をきたす．その結果浮腫を生じる．この場合，まず眼瞼などの軟部組織に浮腫が出現するのが特徴である．

リンパ節に癌が転移したり，炎症でリンパ節が腫大したような場合，リンパ流が障害される．その結果，組織間圧が上昇し，浮腫が発生する．

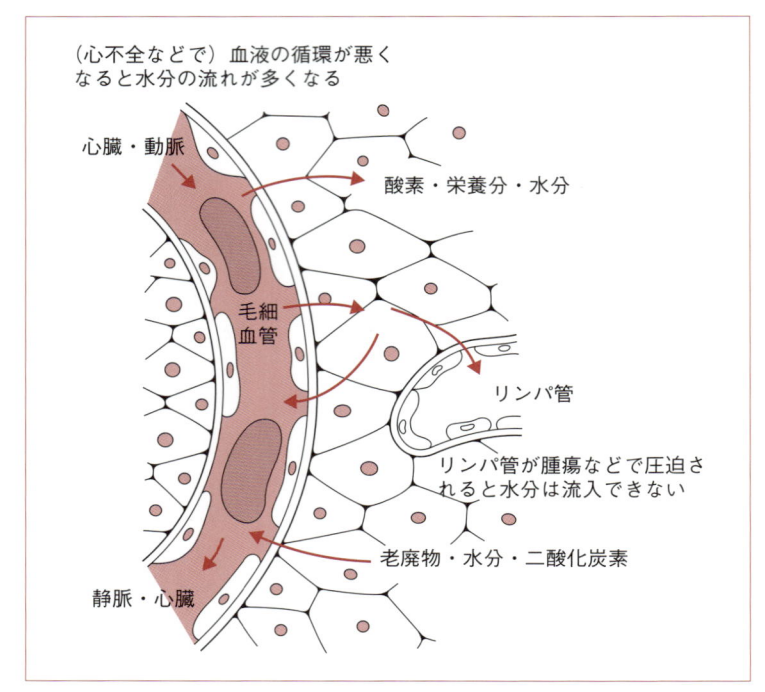

図 2-56 浮腫の病態生理
毛細血管内圧の上昇，血漿の膠質浸透圧の低下，組織の膠質浸透圧の上昇などで，組織間の水分量がふつうより多くなると，浮腫が起きる

そのほか，内分泌疾患や薬剤などで浮腫が出現することがある．原因が不明で生ずる特発性浮腫もあり，これは若～中年の女性に多い．

c. 浮腫をきたす主な疾患

全身性に浮腫がある場合，心疾患，腎疾患，肝疾患，内分泌疾患，栄養不良，妊娠などに注意する（表 2-13）．

局所性の浮腫では，リンパ流や静脈流に注意する．虫刺されによる局所の炎症やアレルギーでも，局所性に浮腫を生じる．

d. 対　　策

浮腫が全身性か局所性かを見極める．

全身性の場合には，尿検査をして腎疾患を診断したり，血液検査をして血漿蛋白を調べる．心不全では心機能検査や心エコー検査が必要となる．内分泌疾患では甲状腺ホルモンなどを検査する．

局所性の浮腫では，静脈造影やリンパ管造影を行って静脈流やリンパ流を確認する．浮腫の原因を確認したら，それに応じた治療を行う．

表 2-13 浮腫の原因疾患

分類	病態生理	主な疾患
全身性浮腫	心原性浮腫	うっ血性心不全
	肝性浮腫	肝硬変
	腎性浮腫	急性糸球体腎炎，ネフローゼ症候群，腎不全
	内分泌性浮腫	甲状腺機能低下症，月経前浮腫
	栄養障害性浮腫	脚気，飢餓
	薬剤性浮腫	女性ホルモン（経口避妊薬），抗炎症薬，血管拡張薬
	妊娠	正常妊娠，妊娠高血圧症候群
	特発性浮腫	原因不明
局所性浮腫	リンパ性浮腫	象皮病，悪性腫瘍のリンパ節転移
	静脈性浮腫	静脈瘤，上大静脈症候群，静脈血栓症
	血管神経性浮腫	遺伝性（クインケ浮腫），非遺伝性

　安静（下肢を挙上した床上臥位）にして心負荷を減らし，腎臓・肝臓血流量の増加を図る．そして水分や食塩の摂取を制限する．さらに余分な組織液（間質液）を除くために，利尿薬を使用する．

8 肥　満

a. 肥満とは

　肥満とは，単に体重が多いというのではなく，厳密には身体を構成する成分のうち，脂肪組織の占める割合が異常に増加した状態と定義される．

　ただし，実際には体脂肪を正確に，しかも簡便に測定できる方法が一般的ではないので，身長あたりの体重がどれだけ過剰であるかによって肥満を判定している．インピーダンス法などによる体脂肪測定法が普及すれば，体脂肪率そのものの測定が肥満の判定に応用されると考えられる．

　現在では，BMI〔body mass index：体重(kg)/身長(m)^2〕を体格指数として用い，BMI を 22 として標準体重は下記の式で求める．

　　標準体重＝身長(m)^2×22

　そして肥満度を（実測体重－標準体重)/標準体重×100(％) で計算する．現在わが国では BMI 25 を上回るものを肥満と定義する（11，168 頁参照）．

b. 病態生理

　肥満には，原因となる疾患がない単純性（本態性）肥満と，内分泌疾患，視床下部疾

表 2-14 肥満の分類と主な疾患

分類	主な疾患
単純性肥満	
症候性肥満	
内分泌性肥満	クッシング症候群，甲状腺機能低下症
視床下部性肥満	間脳腫瘍，フレーリッヒ（Fröhlich）症候群
遺伝性肥満	ローレンス・ムーン・バーデット・ビードル（Laurence-Moon-Bardet-Biedl）症候群
薬　剤	副腎皮質ステロイド薬使用

患，遺伝性疾患などに随伴して生じる症候性（随伴性）肥満がある．

単純性肥満は，摂取エネルギーが消費エネルギーを上回っていることによって起きる．すなわち，食べすぎおよび運動不足が原因となる．

症候性肥満のうち，内分泌性肥満はホルモンの作用で脂肪代謝が障害され，肥満となる．たとえばクッシング症候群では副腎皮質ホルモンが過剰に分泌され，脂肪同化作用が亢進し，脂肪組織に脂肪が蓄積する．脂肪の異化に作用する甲状腺ホルモンが不足しても肥満となり，甲状腺機能低下症で認められる．副腎皮質ホルモン薬を長期間にわたって使用している人でも，脂肪組織が増える．

c. 肥満をきたす主な疾患

もっとも多いのは単純性肥満である．症候性肥満をきたす主な疾患を表 2-14 に示す．

d. 対　策

単純性肥満には，エネルギーの摂取制限を基本とする食事療法と，運動を行ってエネルギーの消費を促す運動療法を勧める．

症候性肥満の場合には原因になっている疾患を診断し，原因疾患に応じた治療が必要となる．たとえば，副腎腫瘍が原因で副腎皮質ホルモンが過剰に分泌されるクッシング症候群では，副腎腫瘍を外科的に手術する．甲状腺機能低下症では，甲状腺ホルモン薬を投与して甲状腺ホルモンの不足を補う．

9 や　せ

a. やせとは

体内の脂肪組織，ならびに筋肉や骨などの除脂肪組織が減少し，体重が著明に低下した状態をやせという．

肥満の項で述べた，肥満度が−20％以下である場合をやせと判定することが多い．

b. 病態生理

やせは，肥満とは逆に，摂取エネルギーが消費エネルギーを下回って発生する．

やせにも，食事摂取が少ない単純性やせと，何らかの基礎疾患があって生じる症候性やせがある．極端なダイエットをしてもいないのに，1か月に1kg以上も体重が急速に減少する場合は，基礎疾患の存在を疑って慎重に対処すべきである．

症候性やせの原因は，大きく分けて次の3つがある．

第1は，摂取エネルギーが減少している場合である．これには，①精神的な原因や消化器疾患で食事そのものを十分にとらなかったり，②食べていても十分に消化・吸収ができなかったり，③糖尿病や肝硬変などで十分に利用できない場合，などがある．

第2は，エネルギー需要が亢進している場合である．感染症や悪性腫瘍で代謝が亢進したり，甲状腺ホルモンの過剰分泌などが原因となる．

第3は，エネルギーが体外へ喪失してしまう場合である．外傷や熱傷などで滲出液や漏出液が体外へ出たり，蛋白質が消化管から漏出してしまうような場合である．

表2-15 やせの病態生理と主な疾患

分類	病態生理	主な疾患
単純性やせ	食事摂取量の低下	過度のダイエット
症候性やせ	摂取エネルギー低下	
	食事摂取量の低下	精神的原因（うつ病，神経性食思不振症）
		消化器疾患（胃炎，消化性潰瘍）
		全身性疾患（腎不全，肝炎，アジソン病）
		薬剤（麻薬中毒，アルコール依存症）
	消化・吸収の障害	消化器疾患（潰瘍性大腸炎，慢性膵炎，スプルー）
	利用の障害	インスリン作用の低下（糖尿病）
		肝機能の低下（肝硬変）
	消費の増大	
	消耗性疾患	慢性感染症，悪性腫瘍
	内分泌疾患	甲状腺機能亢進症
	エネルギーの体外への喪失	
	滲出液，漏出液の喪失	熱傷，外傷，手術
	消化器疾患	蛋白漏出性胃腸症，消化管悪性腫瘍

c. やせをきたす主な疾患

やせのなかでは，基礎疾患のない単純性やせがもっとも頻度が高い．症候性やせをきたす疾患は数多く，消化器疾患，悪性腫瘍，糖尿病，甲状腺機能亢進症，精神神経疾患などがある（表2-15）．

d. 対　　　策

単純性やせでは食事摂取量の調整を行う．症候性やせでは原因となる疾患を診断し，それぞれに対応した治療が必要となる．

3 検査法

A　生命徴候の測定	93	①　心電図検査　　94
①　血　　圧	93	②　脳波検査　　95
②　脈　　拍	94	③　筋電図検査　　96
③　呼　　吸	94	C　検体検査　　97
④　体　　温	94	D　運動機能検査　　97
B　生理機能検査	94	

　診断を確定し，治療方針を決定するためのアプローチには，①医療面接，②身体診察，③臨床検査がある．臨床検査は，より詳細な生体内の情報を提供することができる．しかも，場合によっては，臨床症状や徴候が出現しないうちに，疾患の発病を予測しうる情報をもたらすこともある．

　医療面接，身体診察，臨床検査の三者から得られるすべての情報を総合的に判断し，最終的に臨床診断を行う（2頁）．この臨床診断には，疾患名の決定だけではなく，疾患の背景にある病態生理，病態像，重症度などの把握，治療方針の決定，経過や予後の推定も含まれる．

　臨床検査には，機械工学や電子工学の技術を駆使し，直接患者に接して行われる生理機能検査（生体検査）と，尿，便，血液，分泌物など，患者から排出される検査材料（検体という）について行う検体検査がある．さらに，患者の運動機能を調べる運動機能検査がある．

A　生命徴候の測定

　生命活動を示すもっとも基本的な徴候を生命徴候（バイタルサイン）といい，体温，呼吸，脈拍，血圧を測定する（52頁参照）．

①　血　　圧

　血圧計で最高血圧，最低血圧を計測する．血圧計として自動血圧計も普及している．
　高血圧ならびに低血圧に注意する．急激な末梢循環不全を伴う低血圧は"ショック"とよばれ，慎重に対処しなければならない．

2 脈　　拍

　　脈拍は生命徴候（バイタルサイン）を示す基本的な指標である．注意深く触診し，脈拍数，リズム，大きさ，遅速，緊張，血管壁の性状などを調べる．

3 呼　　吸

　　安静状態で呼吸している時の呼吸数，型，深さ，規則性，胸郭運動の左右差などを観察する．また，深呼吸をさせた時の胸郭運動も観察する．
　　肋間筋の収縮による肋骨の挙上で行う呼吸運動を胸式呼吸，横隔膜の収縮によるものを腹式呼吸という．男性は通常この両者による胸腹式呼吸，女性では胸式呼吸が多い．
　　安静時の健常者の呼吸数は1分間あたり約16〜20回で，その深さやリズムは規則正しい．呼吸数／脈拍数比は，ほぼ1：3〜4である．疾患によっては，呼吸の数だけでなく，型や深さに異常がみられる．

4 体　　温

　　体温計を用いて腋下（腋窩），口腔内，直腸内などで測定する．
　　発熱がある場合はその熱型を観察する．低体温は予後不良を示す場合があり，注意を要する．

B 生理機能検査

　　主な生理機能検査について述べる．

1 心電図検査

　　心臓の拍動に伴って発生する電位の変化を，体表から記録する検査である．
　　心臓は，大脳からの指令がなくても自動的に動く．これは，右心房の上端にある洞（房）結節で発生する電気的刺激が，刺激伝導系を伝わり，最終的に心筋線維を興奮させることによる（図3-1）．電気的刺激の生成と伝導は弱いながらも体内に電流を発生し，全身に広がる．そこで体表面の各部に導子を置き，この導子を心電計につないで心電図として記録できる（図3-2）．
　　心電図検査は，不整脈など，多くの循環器疾患の診断に重要である（図3-3，表

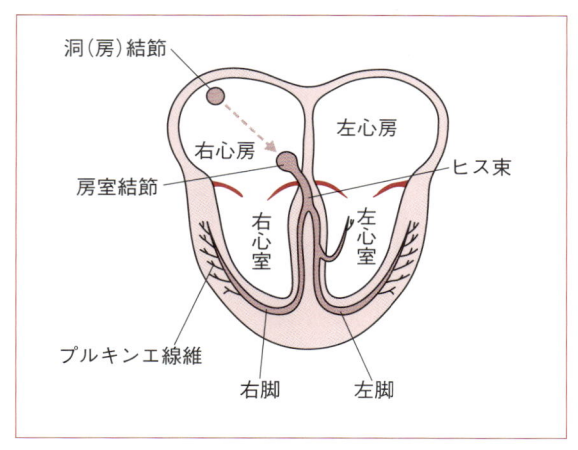

図 3-1　心臓の刺激伝導系

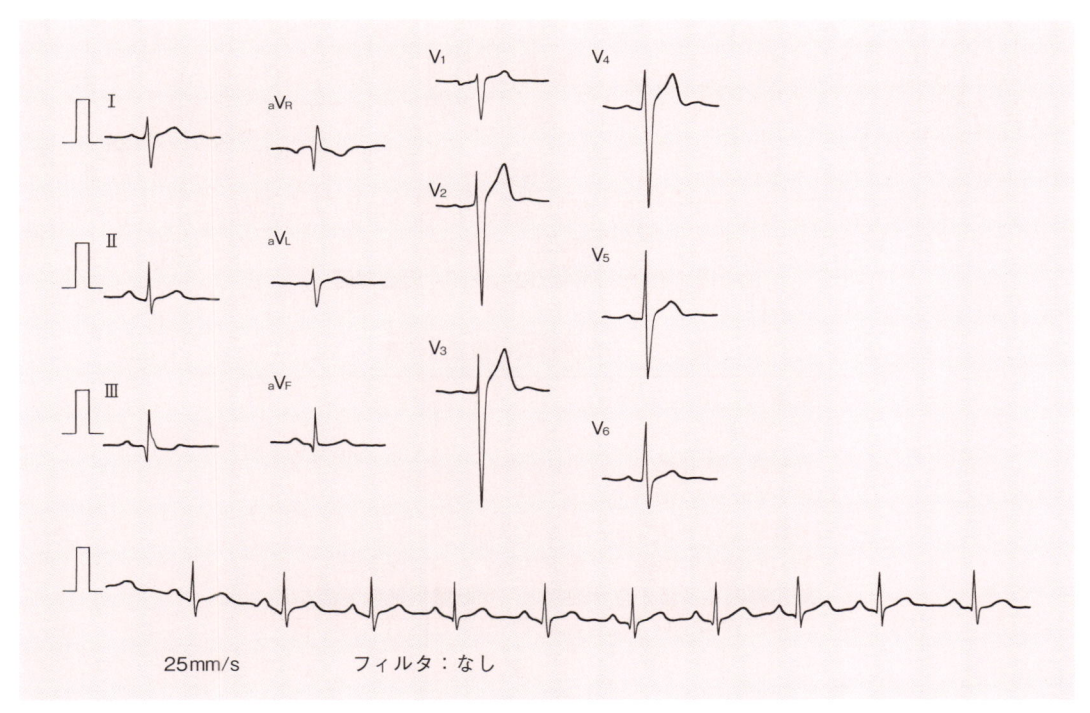

図 3-2　心電図の波形

3-1).

2　脳波検査

　頭皮上に現れる微弱な電位を，二つの電極の間の電位差として増幅して記録する．覚醒，睡眠などの生理的な機能の評価とともに，意識障害，てんかん，脳腫瘍，脳外傷な

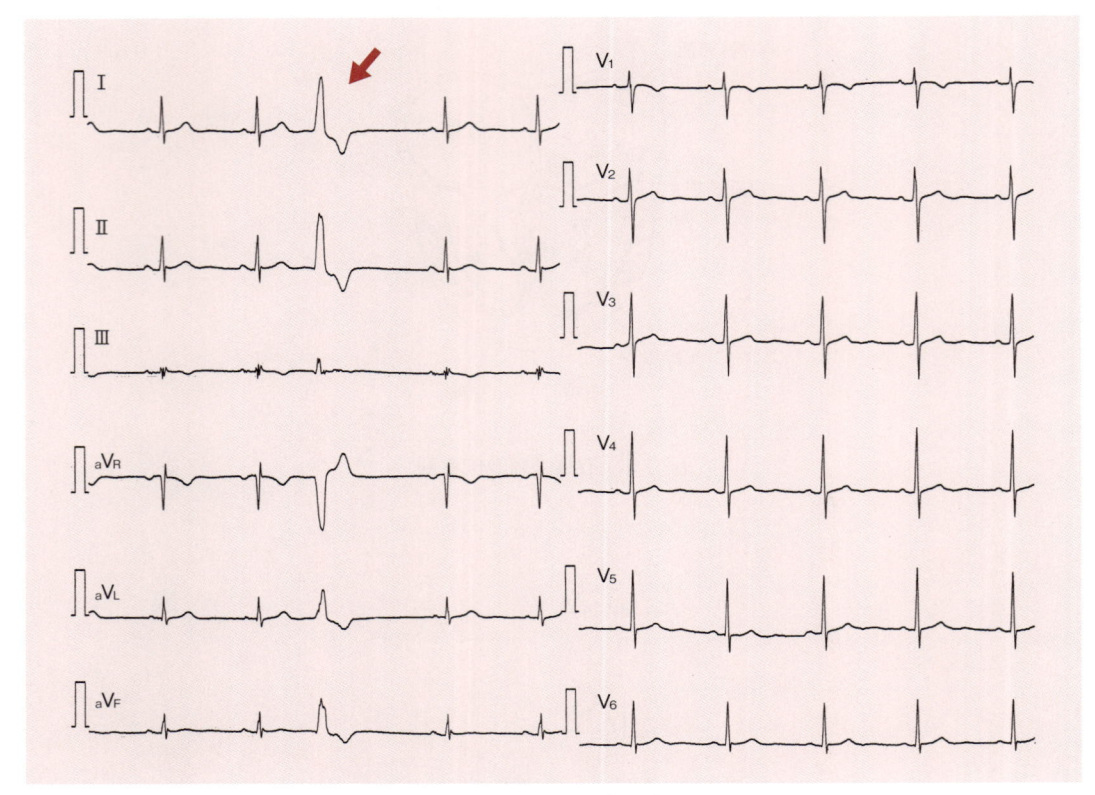

図 3-3 心室性期外収縮（矢印）の心電図

表 3-1 心電図検査が重要な疾患

不整脈
心房・心室肥大
心筋梗塞，狭心症
心膜炎
電解質異常（カリウム，カルシウム）
薬剤の心臓への影響（ジギタリス，キニジンなど）
心臓に影響を及ぼす全身性疾患（甲状腺機能低下症など）

などの診断に用いられる．

3 筋電図検査

　筋肉の興奮・収縮によって起こる電位の変化を，筋肉内に刺入した電極で誘導し，増幅して記録する検査である．

　神経・筋疾患の診断に有意義である．特に筋力が低下していたり，筋肉が萎縮している場合，それが下位運動ニューロンの障害（神経原性変化）によるものか，筋線維そのものの障害（筋原性変化）によるものかを鑑別するのに有用である．前者は筋萎縮性側

表 3-2　主な検体検査

尿検査
便検査
血液検査　　血球検査
血液凝固系検査
生化学検査（肝・腎機能検査，脂質・糖・蛋白質検査，酵素など）
免疫血清学検査
アレルギー検査
消化液検査
喀痰検査（細菌検査，細胞診検査）
穿刺液検査（髄液，腹水，胸水など）

索硬化症などでみられ，後者は多発筋炎や皮膚筋炎などに特徴的である．

C　検体検査

　尿や便，あるいは血液などを採取してその成分を分析する検査である．疾患によっては，それぞれの成分に異変が生ずる．そこで，疾患の診断や治療開始後の経過を観察するのに重要な臨床検査である．

　検体検査は数多いが，主な検査の概要を表 3-2 に示す．また，各検査項目の基準値を付録（266 〜 272 頁）に掲げた．

D　運動機能検査

　運動機能検査は，柔道整復師にとってきわめて重要な検査手段であり，十分に理解しておかねばならない．詳細については，リハビリテーション医学を参照されたい．

4　主要な疾患

A　呼吸器疾患

1　総　論　……………………………99	e．肺　炎　………………………103
a．主要徴候　…………………100	f．肺結核　………………………104
2　各疾患　…………………………101	g．気管支喘息　…………………105
a．かぜ症候群　………………101	h．慢性閉塞性肺疾患（COPD）…107
b．インフルエンザ　…………102	i．肺　癌　………………………109
c．急性気管支炎　……………102	j．肺血栓塞栓症　………………111
d．慢性気管支炎　……………103	k．気　胸　………………………112

1　総　論

　呼吸器は大気を吸入することにより直接外界とつながっている臓器である．したがって，病原微生物による感染症，吸入抗原によるアレルギー性疾患，たばこ煙による慢性閉塞性肺疾患（COPD）や肺癌など，幅広い呼吸器疾患が存在する．さらに，これらの疾患の頻度は高く，日常的に経験するものである．

　かぜ症候群は，おそらく誰でも経験する感染症である．肺炎はわが国の死亡原因の第5位であり，特に高齢者にとっての脅威である．誤嚥性肺炎という病名も一般的となり，超高齢社会を迎えて大きな問題となっている．肺炎の陰で忘れてはならないのが肺結核であるが，結核の罹患率は減少しつつあり，2021年以降日本は低蔓延国となった．結核の診断は遅れることも多く，疾患について正しい知識が必要である．

　気管支喘息は小児から高齢者まで幅広い年齢層が罹患するアレルギー性疾患である．近年，吸入ステロイド薬の普及により喘息発作を起こす患者は激減した．ただし，難治性喘息患者が全体の1割を占めており，今後の課題となっている．一方，COPDは中高年の疾患であり，原因のほとんどがたばこ煙である．患者は増加傾向にあり，また潜在患者も多いと予想される．診断においては呼吸機能検査（スパイログラム）が重要であるが，啓蒙が十分になされていない．

　肺癌は男女とも頻度の高い腫瘍であり，年間7万人以上が死亡している．治療成績は不十分であり，手術ができない場合には根治が困難である．近年，癌の遺伝子変化に応

じて抗腫瘍薬を使い分ける個別化治療が進んでおり，今後の進歩が期待される．

a. 主要徴候

1) 咳嗽（咳）

咳嗽は気道の異物を排除する生体防御反応であるが，病的な状況で過剰となる．痰の有無により湿性咳嗽，乾性咳嗽に大別され，また持続期間により急性咳嗽（3週間以内），遷延性咳嗽（3〜8週間），慢性咳嗽（8週間以上）に分類される．原因には感染症，アレルギー性疾患（咳喘息，アトピー咳嗽），胃食道逆流，心因性・習慣性，薬剤（ACE阻害薬）などがある．

2) 喀痰・痰

気道分泌物が過剰となり喀出されたもので，膿性痰は感染症（気管支炎，肺炎），ピンク色の泡沫状痰は肺水腫，血痰は肺癌，肺結核，気管支拡張症でみられる．喀痰は培養検査や細胞診の検体として使用される．

3) 呼吸困難

呼吸における空気飢餓感や不快感で，呼吸器疾患，心疾患，貧血，心因性疾患で生じる．呼吸困難の程度により労作時呼吸困難，安静時呼吸困難に分類する．うっ血性心不全では臥位により呼吸困難が増強するために坐位をとるが（起坐呼吸），喘息発作でも坐位をとる傾向がある．

4) ばち指

ばち指（太鼓ばち指）では，指の末節が丸く膨らみ爪甲が凸レンズ状となるが（図4-1），手指だけでなく足趾にもみられる．ばち指をきたす疾患には，①肺疾患（肺癌，COPD，間質性肺炎），②肝疾患（肝硬変），③心疾患（感染性心内膜炎，チアノーゼを

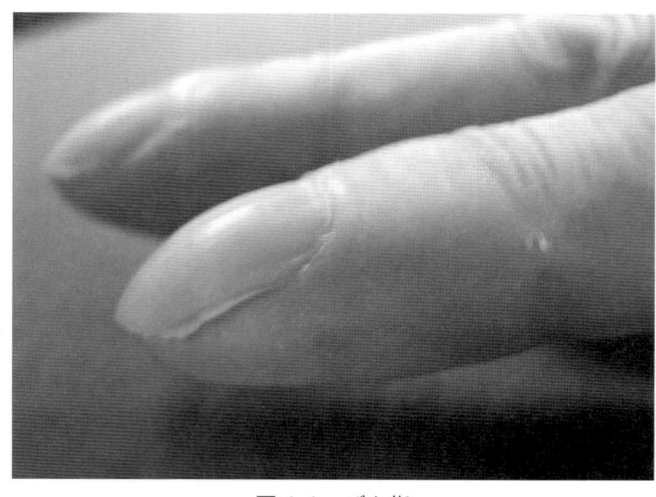

図4-1　ばち指

表 4-1　胸水の分類

	漏出性胸水	滲出性胸水
外　観	黄色透明	混濁, 血清
胸水蛋白/血清蛋白	0.5 未満	0.5 以上
胸水 LDH/血清 LDH	0.6 未満	0.6 以上

伴う先天性心疾患）がある．

5）胸　　水

　　胸腔内には生理的にも 20 mL 程度の胸水が存在するが，種々の原因で増量する．血清および胸水中の蛋白，LDH 値により漏出性胸水と滲出性胸水に分類される（表 4-1）．漏出性胸水は両側性であり，原因には心不全，肝不全，腎不全がある．滲出性胸水は通常片側性であり，原因には肺炎随伴性胸膜炎，結核性胸膜炎，悪性胸水（癌性胸膜炎），膠原病などがある．

2　各　疾　患

a. かぜ症候群

　【概説】　上鼻腔，咽頭，喉頭など上気道を中心とした急性炎症のことで，普通感冒，急性上気道炎とほぼ同義である．

　【原因】　ウイルス（ライノウイルス，コロナウイルス，アデノウイルス，RS ウイルスなど）感染がほとんどであるが，細菌（マイコプラズマ，クラミジア）感染も含まれる．特異的な診断法と治療法があるインフルエンザは別に扱うことが多い．

　【徴候】　気道症状で発症し，全身症状や腹部症状を伴う場合がある．

① 気道症状：くしゃみ，鼻閉，鼻汁，咽頭痛，咳，嗄声．
② 全身症状：発熱，頭痛，悪寒，倦怠感．
③ 腹部症状：下痢，嘔吐，腹痛．

　【診断】　徴候を参考に，他疾患の除外によりなされる．白血球数，CRP は多くの場合正常である．

　【治療】　安静を基本とし，対症療法として発熱・疼痛に対して消炎鎮痛薬を使用する．背景に呼吸器疾患，心疾患，免疫不全を有する場合には，細菌による二次感染を考慮して抗菌薬を使用する．

　【予後】　良好である．

b. インフルエンザ

【概説】 インフルエンザウイルスによる急性感染症をインフルエンザという．以前は流行性感冒（流感）ともよばれた．冬季には飛沫感染により急速に流行する．

【原因】 インフルエンザウイルスはA型，B型に大別される．一般にB型はA型より症状が軽い．

【徴候】 高熱，倦怠感など全身症状が強いのが特徴的である．
① 全身症状：発熱（高熱が多い），頭痛，関節痛，筋肉痛，倦怠感．
② 気道症状：咳，痰．
③ 腹部症状：腹痛，嘔吐．

【診断】 迅速検査として，咽頭粘膜や鼻粘膜からインフルエンザ抗原の検出を行う．10分程度でA型あるいはB型インフルエンザの判定が可能であるが，陽性率は8割程度にとどまり，病初期には偽陰性となることがある．

【治療】 オセルタミビル（商品名：タミフル），ザナミビル（商品名：リレンザ），ラニナミビル（商品名：イナビル），ペラミビル（商品名：ラピアクタ）などの抗インフルエンザウイルス薬を使用する．

【予後】 良好であるが，まれには致死的となる．

【予防】 高齢者，医療従事者，幼児・学童，慢性呼吸器疾患患者などにインフルエンザワクチン接種を行う．

c. 急性気管支炎

【概説】 気管および気管支（下気道）の急性炎症で，かぜ症候群に続発することが多い．

【原因】 ウイルス（ライノウイルス，コロナウイルス，アデノウイルス，インフルエンザウイルス）や細菌（マイコプラズマ，クラミジア，百日咳菌，肺炎球菌，インフルエンザ菌，黄色ブドウ球菌，モラクセラ・カタラーリス）が主な原因である．まれに塩素ガス，スモッグ，排ガスの吸入，胃液，海水などの誤嚥が原因となる．

【徴候】 通常は鼻汁や咽頭痛が先行する．
① 気道症状：咳，痰（ウイルス感染では無色，細菌感染では黄色・膿性）．
② 全身症状：発熱．

【診断】
① 血液検査：白血球増多，CRP上昇を示す．
② 胸部X線写真：通常は正常である．

【治療】 細菌感染には抗菌薬を使用する．対症療法として消炎鎮痛薬，鎮咳薬，去痰薬を併用する．

【予後】 良好であるが，遷延することがある．

d. 慢性気管支炎

【概説】 気管支の慢性炎症で，気管支拡張症を伴うことが多い．

【原因】 肺炎球菌，インフルエンザ菌，緑膿菌などの細菌．

【徴候】
① 気道症状：咳，膿性痰，血痰．
② 全身症状：発熱（微熱が多い）．

【診断】
① 血液検査：白血球増多，CRP上昇を示す．
② 胸部X線写真：気管支拡張や気管支壁肥厚を認める．
③ 細菌学的検査：喀痰培養により起炎菌を培養・同定し，抗菌薬の感受性検査を行う．

【治療】 抗菌薬，去痰薬などを使用する．慢性期にはマクロライド系抗菌薬の少量長期療法を行う．

【予後】 遷延・再燃する傾向があり，治癒は困難である．

e. 肺　　炎

【概説】 肺胞領域の急性炎症であり，広義には非感染性肺炎を含むが，通常は肺の感染症を意味する．

【原因】 細菌，真菌，ウイルスが原因（病原微生物）となる．
① 市中肺炎：肺炎球菌，インフルエンザ菌，マイコプラズマ，クラミジア．
② 院内肺炎：緑膿菌，MRSA（メチシリン耐性黄色ブドウ球菌）．
③ 誤嚥性肺炎：嫌気性菌．
④ 日和見肺炎：緑膿菌，MRSA，真菌（アスペルギルス，ニューモシスチス），サイトメガロウイルス．

【徴候】
① 呼吸器症状：咳，膿性痰，呼吸困難．
② 全身症状：発熱，倦怠感．

【診断】
① 血液検査：白血球増多，CRP上昇を示す．
② 胸部X線写真・胸部CT：浸潤影（図4-2），すりガラス影を認める．
③ 細菌学的検査
　ⅰ）喀痰培養：起炎菌を培養・同定し，抗菌薬の感受性検査を行う．
　ⅱ）尿中抗原：肺炎球菌とレジオネラについて尿中抗原検査が可能である．

【治療】 抗菌薬を使用する（軽症例は経口，重症例は点滴静注）．必要により酸素吸入，補液を行う．

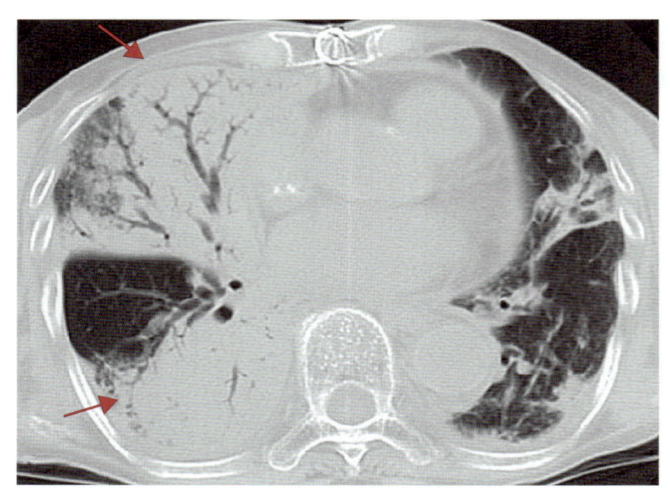

図 4-2　肺炎の胸部 CT
右肺に気管支透亮像を伴う浸潤影（矢印）を認める

【予後】　重症度により異なるが，高齢者の重症肺炎は予後不良である．

f. 肺結核

【概説】　結核菌による肺感染症．結核菌以外の抗酸菌感染は非結核性抗酸菌症として区別する．結核菌に感染しても発症するのは一部であり，潜在性感染の状態が長年続く．

【原因】　結核菌．

【徴候】　緩徐に発症し慢性に経過することが多い．

① 呼吸器症状：咳，痰，血痰，呼吸困難．
② 全身症状：発熱（当初は微熱），体重減少，倦怠感．

【診断】

① 血液検査：白血球増多，CRP 上昇，赤沈亢進を示す．
② 胸部 X 線写真・胸部 CT：浸潤影，空洞影，粒状影を認める（図 4-3）．
③ 細菌学的検査：喀痰塗抹〔チール・ニールセン（Ziehl-Neelsen）染色または蛍光法〕が陽性の場合には，結核菌 PCR 検査を追加する．さらに喀痰培養（小川培地または液体培地）を行い，菌の同定と薬剤感受性検査を行う．
④ ツベルクリン反応：BCG 接種や既感染により陽性になるので，診断における意義は乏しい．ただし，陽性化（陽転）や強陽性の場合には最近感染を受けた可能性を考慮する．
⑤ インターフェロンγ遊離試験（IGRA）：BCG 接種の影響を受けず結核菌に特異的な検査であるが，潜在性感染でも陽性となる．

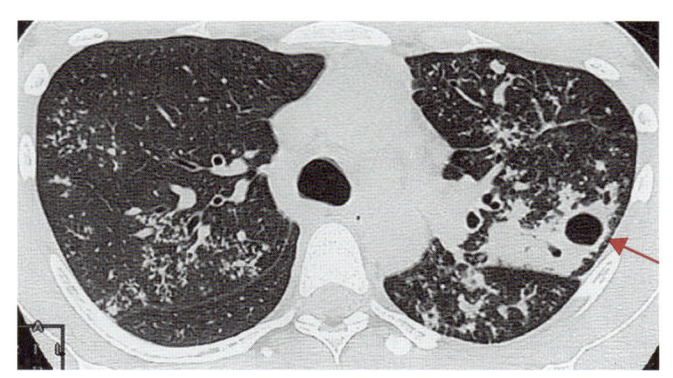

図 4-3 肺結核の胸部 CT
左右肺に粒状影，左肺に空洞を伴う浸潤影（矢印）を認める

【治療】 抗結核薬を多剤使用する．
① 抗結核薬：イソニアジド（INH），リファンピシン（RFP），ピラジナミド（PZA），エタンブトール（EB），ストレプトマイシン（SM）．
② 標準治療：INH＋RFP＋PZA＋EB（または SM）の4剤併用で2か月間治療後，INH＋RFP で4か月間治療する．

【予後】 治療期間は長いが，多くは予後良好である．耐性菌の場合には治療に難渋する．

g. 気管支喘息

【概説】 繰り返し起こる咳，喘鳴，呼吸困難をきたす閉塞性肺疾患である．病態として，慢性気道炎症，気道過敏性亢進，可逆性の気道狭窄（気流制限）を特徴とする．

【病型】 アトピー型と非アトピー型に分類される．
① アトピー型（IgE 依存型，外因型）：アレルゲンに対する特異的 IgE が存在する．小児発症喘息に多い．環境アレルゲンには家塵ダニ（ヤケヒョウヒダニ，コナヒョウダニ），動物（ネコ，ハムスター），真菌（アスペルギルス），昆虫（ゴキブリ），花粉（スギ，ヒノキ）がある．
② 非アトピー型（非 IgE 依存型，内因型，感染型）：気道感染などにより誘発される．成人発症喘息に多い．

【症候】
① 症状：発作性の呼吸困難（呼気性），喘鳴，胸苦しさ，咳がある．夜間や早朝に出現しやすく，台風や気温の急激な変化など気象の影響を受ける．
② 身体所見：発作時には頻呼吸，呼気延長があり，聴診で連続性ラ音（wheezes や rhonchi）を聴取する．重症発作時には呼吸音が減弱または消失する．

【検査】

① 血液検査：アレルゲンに対する特異的 IgE 抗体の有無を確認する．
② 呼吸機能検査：1秒量，1秒率（1秒量/努力肺活量）が低下するが，安定期と発作時に大きく異なるのが特徴である．ピークフロー（PEF）は1秒量と相関するので，日常的に PEF メーターを用いて自己測定を行う．

> ● 気道可逆性検査：気管支拡張薬（β_2刺激薬）の吸入前後で1秒量を測定し，改善率12%以上かつ改善量200 mL以上で「可逆性あり」と判定する．
> ● 気道過敏性試験：気管支収縮薬（アセチルコリンなど）を低濃度から徐々に濃度を上げて吸入した際の気道収縮反応を測定する．低濃度で反応がある場合に「過敏性あり」と判定する．

【治療】

① 薬物療法：気管支喘息に使用する薬剤は長期管理薬（コントローラー）と発作治療薬（レリーバー）に大別される（表 4-2）．
　ⅰ）長期管理薬：吸入ステロイド薬が基本であり，ロイコトリエン受容体拮抗薬などの抗アレルギー薬，長時間作用性β_2刺激薬，テオフィリン徐放製剤が併用

表 4-2　喘息治療ステップ

		治療ステップ1	治療ステップ2	治療ステップ3	治療ステップ4
長期管理薬	基本治療	ICS（低用量）	ICS（低～中用量）	ICS（中～高用量）	ICS（高用量）
		上記が使用できない場合，以下のいずれかを用いる	上記で不十分な場合に以下いずれか1剤を併用	上記に下記のいずれか1剤，あるいは複数を併用	上記に下記の複数を併用
			LABA（配合剤使用可）	LABA（配合剤使用可）	LABA（配合剤使用可）
			LAMA	LAMA	LAMA
		LTRA テオフィリン徐放製剤 ※症状が稀なら必要なし	LTRA テオフィリン徐放製剤	LTRA テオフィリン徐放製剤	LTRA テオフィリン徐放製剤 抗IgE抗体 抗IL-5抗体 抗IL-5R α抗体 経口ステロイド薬 気管支熱形成術
	追加治療	LTRA以外の抗アレルギー薬			
発作治療		SABA	SABA	SABA	SABA

ICS：吸入ステロイド薬，LABA：長時間作用性β_2刺激薬，LAMA：長時間作用性抗コリン薬，LTRA：ロイコトリエン受容体拮抗薬，SABA：短時間作用性β_2刺激薬，抗IL-5R α抗体：抗IL-5受容体α鎖抗体

（喘息予防・管理ガイドライン 2018 より）

される．難治例では抗 IgE 抗体や経口ステロイド薬が使用される．

　　ⅱ）発作治療薬：短時間作用性 β_2 刺激薬吸入，0.1％アドレナリン皮下注，アミノフィリン点滴静注，ステロイド薬点滴静注が行われる．

② その他

　　ⅰ）アレルゲンの除去，特に家塵ダニの除去を目的とした室内環境改善を行う．

　　ⅱ）喫煙者は禁煙し，非喫煙者も受動喫煙を回避する．

　　ⅲ）ストレスが喘息の発症・増悪に関与する場合，心身医学的治療を行う．

h. 慢性閉塞性肺疾患（COPD）

【概説】　COPD の定義は以下の通りである．

① たばこ煙を主体とする有害物質を長期に吸入曝露することなどにより生ずる肺疾患であり，呼吸機能検査で気流閉塞を示す．

② 気流閉塞は末梢気道病変と気腫性病変がさまざまな割合で複合的に関与し起こる．

③ 臨床的には徐々に進行する労作時の呼吸困難や慢性の咳・痰を示すが，これらの症状に乏しいこともある．

【病因】　たばこ煙が原因のほとんどであり，その他に大気汚染，呼吸器感染症が発症に関与するとされる．α_1-アンチトリプシン欠損（遺伝子異常）が原因となるが，わが国ではきわめてまれである．

【症候】

① 症状：咳，痰，（労作時）呼吸困難．

② 身体所見：

　　ⅰ）視診：樽状胸郭（図 4-4），呼気延長，口すぼめ呼吸，呼吸補助筋の肥大を認める．

　　ⅱ）打診：鼓音を呈する．

　　ⅲ）聴診：呼吸音が減弱する．

【診断基準】

① 長期の喫煙歴などの曝露因子があること．

② 気管支拡張薬投与後のスパイロメトリーで 1 秒率（1 秒量／努力肺活量）が 70％未満であること．

③ 他の気流閉塞を来しうる疾患を除外すること．

【胸部Ｘ線写真】　肺の過膨張を反映した所見を示す（図 4-5）．

① 正面像：肺野の透過性の亢進，横隔膜の平低化，滴状心（心胸郭比の減少）．

② 側面像：横隔膜の平低化，胸骨後腔の拡大，心臓後腔の拡大．

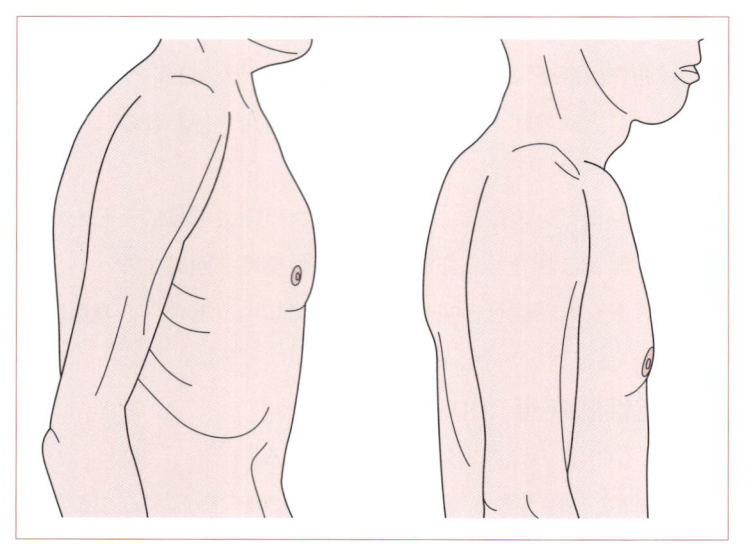

図 4-4　樽状胸郭（左）と正常胸郭（右）

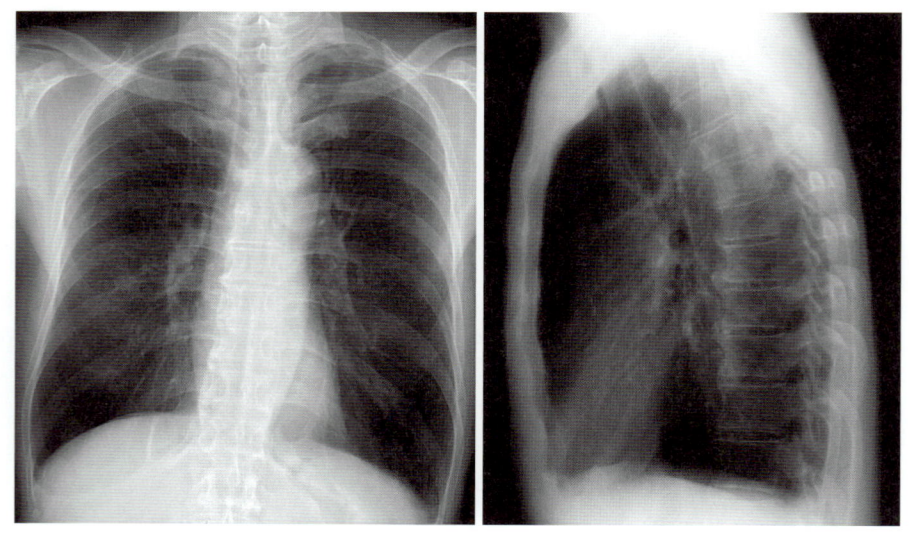

図 4-5　COPD の胸部 X 線写真
正面像で滴状心，側面像で横隔膜の平低化を認める

【治療】
① 禁煙：COPD の治療において禁煙が最重要である．最近では保険診療での薬物治療も可能となり，ニコチン依存に対する治療薬が使用されている．
② 呼吸リハビリテーション：患者教育，運動療法，栄養管理を含めて，多職種が参加した医療チームにより包括的に行うのが望ましい．

③ 薬物療法：抗コリン薬，β_2刺激薬，吸入ステロイド薬．
④ 酸素療法：呼吸不全（低酸素血症）では酸素吸入を行う．進行期には在宅酸素療法（HOT）が導入されることが多い．

> ●COPD 患者に高流量の酸素吸入がなされた場合，二酸化炭素分圧が上昇し CO_2 ナルコーシスをきたすことがある．

【予後】 緩徐に進行する．

i. 肺　癌

【概説】 肺原発の悪性上皮性腫瘍であり，小細胞肺癌と非小細胞肺癌に大別される（表4-3）．

【疫学】
① 死亡率（2020年）は人口10万対で男88.7，女35.2である．
② 死亡数（2020年）は男53,247人，女22,338人である．
③ 好発年齢は60〜70歳代である．
④ 組織型の割合は，腺癌＞扁平上皮癌＞小細胞癌＞大細胞癌の順である．

【危険因子】 たばこ煙，アスベスト（石綿），ラドン，ヒ素，クロム，ニッケル，タルク．

【症候】
① 原発巣による症状
　ⅰ）末梢発生：多くは無症状である．
　ⅱ）中枢発生：咳，痰，血痰，気管支閉塞により肺炎（閉塞性肺炎）を合併すると発熱，呼吸困難．
② 胸膜浸潤による症候：胸痛，胸水貯留（悪性胸水）．
③ 心膜浸潤による症候：心膜肥厚，心囊水貯留のため心不全をきたすと呼吸困難，頻脈．

表 4-3　肺癌の主な組織型

（1）小細胞肺癌
・小細胞癌（small cell carcinoma）
（2）非小細胞肺癌
・腺癌（adenocarcinoma）
・扁平上皮癌（squamous cell carcinoma）
・大細胞癌（large cell carcinoma）

表 4-4 肺癌における腫瘍随伴症候群

病　名	原　因	症　候
異所性 ACTH 症候群	ACTH 産生	低カリウム血症，代謝性アルカローシス
ADH 不適合症候群（SIADH）	ADH 産生	低ナトリウム血症，意識障害
ランバート・イートン（Lambert-Eaton）症候群（LEMS）	抗 VGCC 抗体	脱力

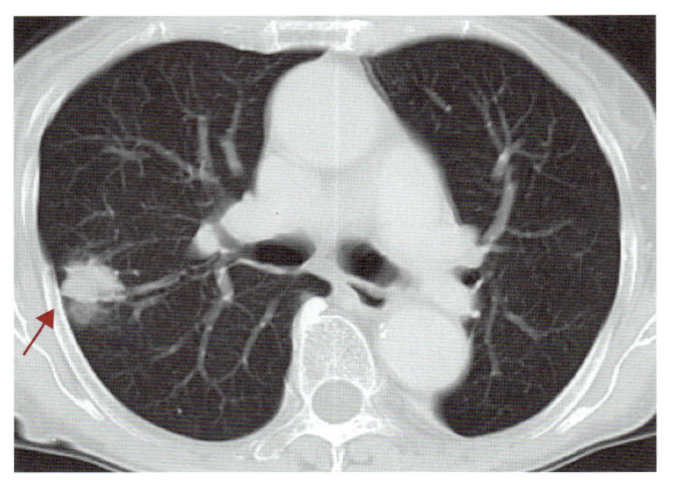

図 4-6　肺癌（腺癌）の胸部 CT
右肺に結節影（矢印）を認める

④ 神経・血管浸潤による症候

　　ⅰ）腕神経叢：上肢痛〔パンコースト（Pancoast）症候群〕．

　　ⅱ）反回神経：嗄声．

　　ⅲ）横隔膜神経：横隔膜挙上．

　　ⅳ）上大静脈：顔面，頸部，上肢の浮腫（上大静脈症候群）．

⑤ 腫瘍随伴症候群：肺癌からのホルモン産生や抗体産生により種々の症候をきたす（表 4-4）．

【診断】

① 胸部 X 線写真・胸部 CT：結節影（図 4-6），肺門・縦隔リンパ節腫大，胸水を認める．

② 腫瘍マーカー：肺癌診断においては補助的に用いる．

　　ⅰ）小細胞癌：NSE，ProGRP．

　　ⅱ）腺癌：CEA，SLX，CA 19-9．

　　ⅲ）扁平上皮癌：SCC，CYFRA（シフラ）．

③ 病理検査：肺癌の診断は病理所見により確定する．組織を得るためには，気管支鏡

表 4-5 肺癌の TNM 分類

		N0	N1	N2	N3	M1a	M1b 単発 遠隔転移	M1c 多発 遠隔転移
T1	T1a (≦1 cm)	ⅠA1	ⅡB	ⅢA	ⅢB	ⅣA	ⅣA	ⅣB
T1	T1b (1-2 cm)	ⅠA2	ⅡB	ⅢA	ⅢB	ⅣA	ⅣA	ⅣB
T1	T1c (2-3 cm)	ⅠA3	ⅡB	ⅢA	ⅢB	ⅣA	ⅣA	ⅣB
T2	T2a (3-4 cm)	ⅠB	ⅡB	ⅢA	ⅢB	ⅣA	ⅣA	ⅣB
T2	T2b (4-5 cm)	ⅡA	ⅡB	ⅢA	ⅢB	ⅣA	ⅣA	ⅣB
T3	T3 (5-7 cm)	ⅡB	ⅢA	ⅢB	ⅢC	ⅣA	ⅣA	ⅣB
T4	T4 (>7 cm)	ⅢA	ⅢA	ⅢB	ⅢC	ⅣA	ⅣA	ⅣB

記載例：T3N2M1c（PUL, OSS），Stage ⅣB.

（日本肺癌学会編：肺癌取扱い規約．第 8 版，金原出版，2017 より）

下生検, CT ガイド下生検, 胸腔鏡下生検を行う. 簡便な検査として喀痰細胞診がある.

【病期分類】 肺癌の進行程度は TNM 分類により表記される（表 4-5）.

① T（tumor）：原発巣の大きさ，浸潤程度により T1～4 に分類.
② N（lymph node）：所属リンパ節（肺門・縦隔リンパ節）への転移により N0～3 に分類.
③ M（metastasis）：遠隔転移（肺：PUL, 骨：OSS, 肝：HEP, 脳：BRA）により M0～1 に分類.

【治療】
① 手術：肺葉切除＋肺門・縦隔リンパ節郭清が基本である.
② 化学療法：小細胞癌と非小細胞癌で抗腫瘍薬の使用法（プロトコール）が異なる. 近年，分子標的薬や免疫チェックポイント阻害薬が使用されるようになった.
③ 放射線療法：原発巣および転移巣（骨, 脳）に放射線照射を行う.

j. 肺血栓塞栓症

【概説】 肺血栓は肺動脈内腔で凝血塊を形成した病態. 肺塞栓は下肢深部静脈などで形成され血流に乗った血栓が肺動脈で捕捉された病態である. 両者の区別はときに困難であり, 肺血栓塞栓症とよぶことが多い.

【原因・誘因】
① 凝固異常：先天性（アンチトロンビン, プロテイン C, プロテイン S 欠損症），抗リン脂質抗体症候群, 悪性腫瘍, 妊娠, 経口避妊薬.

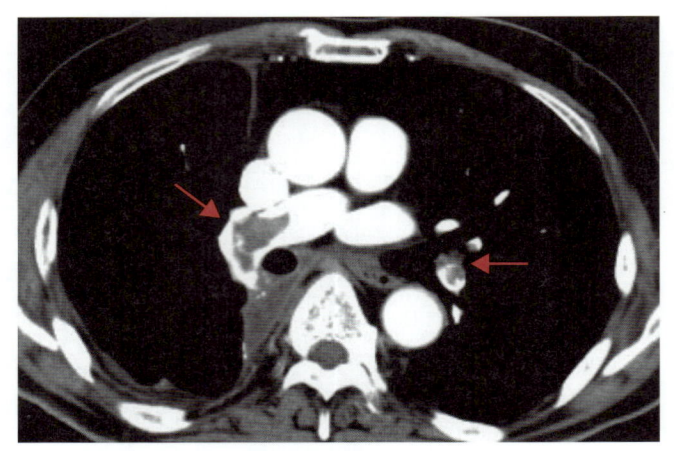

図 4-7　肺血栓塞栓症の胸部造影 CT
左右肺動脈内に血栓（矢印）を認める

② 血流異常：長期臥床，麻痺，肥満，脱水．

【徴候】　突然の胸痛，呼吸困難，頻脈，チアノーゼ．

【診断】
① 血液検査：Dダイマー上昇，FDP 上昇，白血球増多，CRP 上昇を示す．
② 心電図：右軸変位，右室負荷．
③ 胸部 X 線写真：通常は正常であるが，広範な肺梗塞をきたすと楔状の浸潤影を認める．
④ 胸部造影 CT：肺動脈内に血栓を認める（図 4-7）．
⑤ 肺血流シンチグラム：肺野に欠損を認める．

【治療】
① 薬物治療：ヘパリン（点滴静注），ワルファリン（経口）．
② 下肢の弾性ストッキング，下大静脈フィルター．

【予後】　ときに致死的となる．

k. 気　　胸

【概説】　胸腔内に空気が貯留し，肺が虚脱した状態．

【原因】
① 自然気胸
　　ⅰ）原発性：肺表面のブラ，ブレブ．
　　ⅱ）続発性：COPD，間質性肺炎，悪性腫瘍．
② 外傷性気胸：刺傷，打撲．
③ 医原性気胸：鎖骨下静脈穿刺．

【徴候】　突然の胸痛，呼吸困難．

【診断】

① 聴診：呼吸音が減弱する．

② 胸部X線：肺の虚脱（図4-8），対側への縦隔偏移（緊張性気胸）．

【治療】

① 脱気：胸腔にトロッカーカテーテルを挿入し脱気する（図4-9）．

●高度虚脱からの急激な脱気により，再膨張性肺水腫をきたすことがある．

② 手術：再発例，気瘻持続例，両側例ではブラ切除肺縫縮術などを行う．

【予後】　おおむね良好であるが，難治例が存在する．

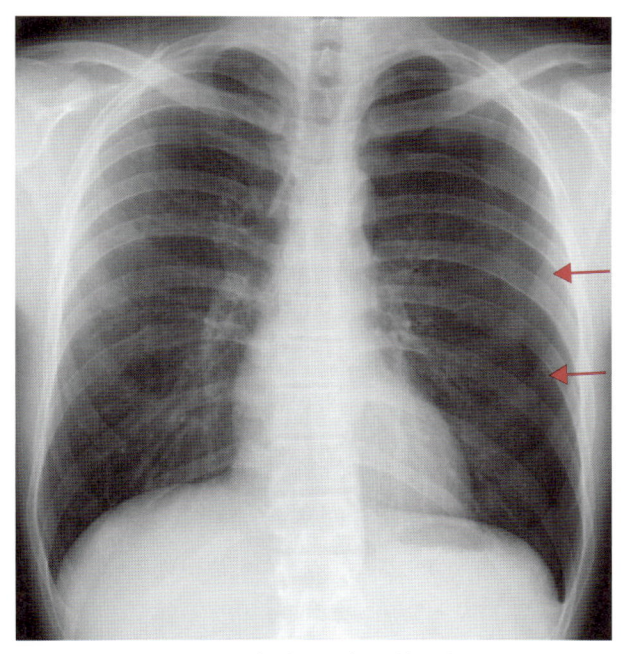

図4-8　気胸の胸部X線写真
左肺の虚脱（矢印）を認める

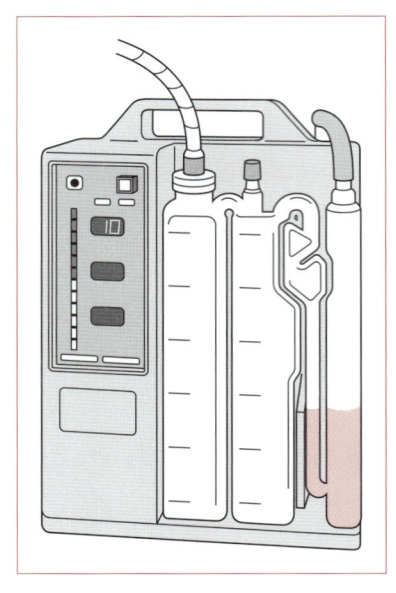

図 4-9　低圧持続吸引器
トロッカーカテーテルを接続し，水封により逆流を防止する．低圧（5〜20 cmH₂O 程度）で持続吸引が可能である

B 循環器疾患

1 総　論	115	d．先天性心疾患	121
a．主要徴候	115	e．高血圧症	122
2 各疾患	115	f．大動脈疾患	124
a．うっ血性心不全	115	g．末梢動脈の疾患	124
b．虚血性心疾患	116	h．静脈疾患	126
c．心臓弁膜症	119	i．不整脈	126

　わが国の5大死因は悪性新生物（腫瘍），心疾患，老衰，脳血管疾患，肺炎であり，心疾患は2位となっている．特に虚血性心疾患（狭心症，心筋梗塞）が増加している．弁膜症は感染性心内膜炎やリウマチ熱の治療が普及したために減少したが，近年では高齢者の大動脈弁狭窄症が増加している．一方，不整脈に対してはカテーテルアブレーション治療や植え込み型除細動器が普及した．また，新しい高血圧治療薬が開発され，ガイドラインに基づいた治療が推奨されるようになった．

1 総論

a. 主要徴候

1) 胸部不快感・胸痛

狭心症では一過性の前胸部絞扼感・圧迫感を生じる．痛みは左肩に放散する場合もある．急性心筋梗塞では30分以上続く激しい胸痛が生じる．大動脈解離では部位に一致した胸腹部あるいは腰背部の激しい疼痛を認める．急性心膜炎では持続性の胸痛がみられ，深呼吸や仰臥位で増強する．肺塞栓症・肺梗塞でも胸痛や喀血などを生じる．

2) 動悸

動悸は胸のドキドキする感じのことで，心拍数の増加や不整脈などで生じる．

3) 呼吸困難

呼吸困難は呼吸器疾患でも生じるが，心機能の低下による循環不全（心不全）でも，息苦しさを生じる．横になると心臓に戻る血液量が増えて心不全が悪化するため，就寝後の夜間呼吸困難を生じたり，上半身を起こすと症状が軽快する起坐呼吸となったりする．

4) 失神発作

脳の血流が低下して一過性に意識を失うもので，不整脈に伴うものをアダムス・ストークス症候群とよぶ．また大動脈弁疾患や肥大型心筋症でも生じる．

5) 浮腫

足などのむくみで，脛骨前面や足背を5〜10秒程度押さえると圧痕を残すものをいう．さまざまな原因で生じるが，心不全で末梢循環が不良な場合や，下肢の静脈瘤などでも生じる．

6) 心肥大

高血圧などで心臓の壁が厚くなったり，心不全などで心臓が大きくなる（心拡大）ものをいう．心拡大では胸部の打診を行うと，心濁音界が拡大している．

2 各疾患

a. うっ血性心不全（図4-10）

【概説】 末梢組織の酸素需要に見合う量の血液を心臓が拍出できない状態．

① 左心不全：左心系（左心房・左心室）の障害により，全身に十分な血液を拍出できず，左心系の手前にある肺にうっ血を生じる状態．夜間呼吸困難，起坐呼吸，ピンクの

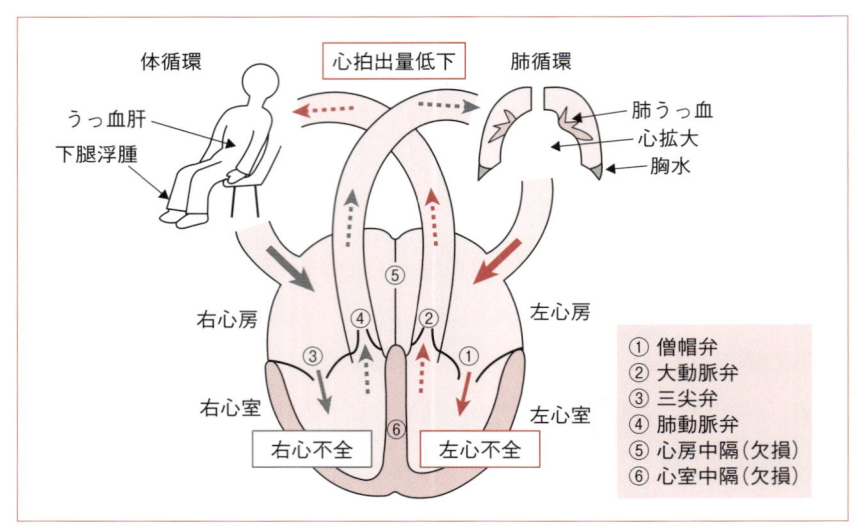

図 4-10　心不全

表 4-6　NYHA 分類

Ⅰ度	無症候性	心疾患はあるが，通常の身体活動では症状がない
Ⅱ度	軽症	普通の身体活動で疲労，呼吸困難，動悸，狭心痛などが出現
Ⅲ度	中等症〜重症	普通以下の身体活動で疲労，呼吸困難，動悸，狭心痛などが出現
Ⅳ度	難治性	安静時にも呼吸困難を示す

泡沫状痰などがみられる．症状については NYHA 分類（表 4-6）が用いられる．
② 右心不全：右心系（右心房・右心室）の障害により全身から戻ってくる静脈系にうっ血をきたす状態．頸静脈怒張，肝腫大，下肢浮腫，胸水・腹水などを認める．左心不全に続発する場合には両心不全となる．

【診断】　左心不全では聴診でⅢ音を認め，両肺野に粗い断続性ラ音（コースクラックル・水泡音）を聴取する．胸部 X 線にて肺うっ血による肺静脈の拡張（バタフライシャドウ），心拡大を認める．

【治療】　安静，食塩摂取制限を行い，強心薬，利尿薬，血管拡張薬，ACE 阻害薬，ARB，β 遮断薬などを用いる．

b. 虚血性心疾患

1）狭心症

【概説】　冠動脈に狭窄が生じ，心臓の筋肉（心筋）に十分に血液が送れない（心筋虚血）ために，一過性に胸の中央（胸骨後方）の痛み（狭心痛）を生じる病気である．左肩に痛みが放散する場合もある．

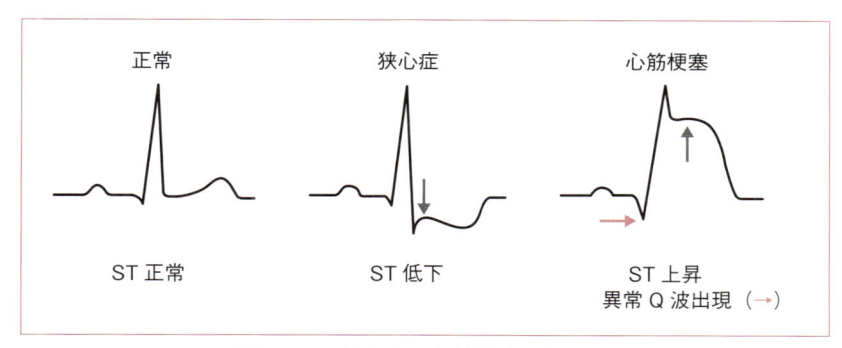

図 4-11　狭心症と心筋梗塞の心電図

【病因】　高血圧・脂質異常症・糖尿病・喫煙や遺伝的素因などがあると冠動脈の動脈硬化が進行する．それによって狭窄が生じると冠動脈の血流が障害され，心筋が虚血状態となって胸痛を生じる．

【分類（症状）】
① 労作性狭心症：運動（労作）により心筋の酸素需要が増加した時に，一過性に心筋虚血状態となり胸痛を生じるもの．安静にすると痛みは消失する．
② 不安定狭心症：最近3週間以内に発症または増悪した狭心症で，心筋梗塞に移行しやすいもの．
③ 異型狭心症（冠攣縮性狭心症）：安静時に胸痛を生じるもので，冠動脈の痙攣（冠攣縮）が原因で起きるもの．動脈硬化性病変が軽症な場合もある．

【診断】
① 胸痛発作時の心電図でST低下を認める（図4-11）．
② 労作性狭心症では運動負荷心電図で胸痛に伴うST低下を認める．
③ タリウム心筋シンチグラムでは運動時の心筋のタリウム取り込みが低下する．
④ CTまたは心臓カテーテルによる冠動脈造影検査で冠動脈の狭窄部位を確認する（図4-12）．

【治療】
① 胸痛発作時にはニトログリセリン（NTG）の舌下投与により，冠動脈が拡張して症状が軽快する．
② 冠動脈を拡張するカルシウム拮抗薬や，心臓の酸素需要を抑えるβ遮断薬を用いるが，β遮断薬は異型狭心症を誘発する場合があるので注意する．冠動脈内の血栓形成を防止するために抗血小板薬（アスピリンなど）を用いる．
③ 冠動脈の狭窄に対して，経皮的冠動脈インターベンション（PCI）や冠動脈バイパス術（CABG）を行う．

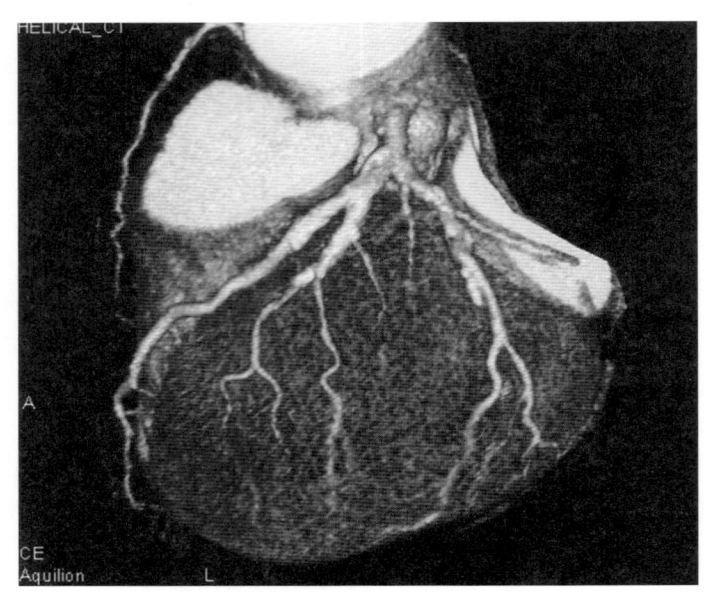

図 4-12 冠動脈 CT 写真（左冠動脈）

2）急性心筋梗塞

【概説】 冠動脈の高度狭窄や閉塞により，心筋が壊死に陥る病気．

【病因】 狭心症による冠動脈の動脈硬化病変が傷つき，血栓によって閉塞するため，心筋に血液が届かず心筋壊死を生じる．

【疫学】 危険因子としては，高血圧，脂質異常症，糖尿病，肥満，高尿酸血症，喫煙，ストレスや家族歴などがある．

【症状】 30分以上続く激しい胸痛が典型的であるが，高齢者や糖尿病患者では胸痛がはっきりしない場合もある．約半数の症例で前駆症状として狭心症の胸痛発作を認める．

【診断】
① 心電図にて急性期にST上昇を認め，次第に異常Q波を認めるようになる（図4-11）．
② 心エコー検査にて心室の壁運動低下を認める．
③ 血液検査で白血球数が増加し，心筋の壊死・破壊により放出される酵素（トロポニン，CK，AST，ALT，LDH）が上昇する．
④ 冠動脈造影で冠動脈の高度狭窄や閉塞を認める．

【治療】
① CCU（冠疾患集中治療室）に収容して安静にして酸素吸入を行う．
② ニトログリセリン，β遮断薬，胸痛に対して塩酸モルヒネ，不整脈に対してリドカインなどを投与する．

③ 心臓カテーテル検査を行い，狭窄・閉塞部位を診断し，血栓溶解療法，経皮的冠動脈インターベンション（PCI）や冠動脈バイパス術（CABG）を行う．

【合併症】 重症例では血圧が低下してショック状態となったり，心臓の収縮力が低下するために心不全を起こしたりする．徐脈や心室細動などの不整脈を起こして急死する場合がある．心室壁の障害が重症だと心破裂や心室中隔穿孔を起こす．

c. 心臓弁膜症

1) 僧帽弁狭窄症（図 4-10 ①）

【概説】 僧帽弁が狭窄するために，左心房から左心室への血流が障害される疾患である．

【病因】 リウマチ熱の後遺症として発症し，20〜40 歳代の女性に多くみられるが，近年は減少した．

【症状】
① 肺うっ血を生じるために，労作時息切れや血痰を認める．
② 心房細動を合併しやすく，左房内血栓を生じると脳塞栓などの塞栓症の原因となる．

【診断】
① 聴診でⅠ音の亢進，opening snap（僧帽弁開放音），拡張期ランブル（低調な遠雷様雑音）などの特徴的な所見がある．
② 胸部レントゲンで肺うっ血の所見を認める．
③ 心エコーで僧帽弁の輝度亢進や狭窄を観察する．
④ 心臓カテーテル検査で左心房と左心室の圧較差が増大する．

【治療】
① 心不全に対して強心薬や利尿薬を投与する．
② 心房細動では血栓予防にワルファリンなどの抗凝固薬を投与する．
③ 外科的治療として，直視下またはカテーテルによる僧帽弁交連切開術や，石灰化の強い例では僧帽弁置換術を行う．

2) 僧帽弁閉鎖不全症（図 4-10 ①）

【概説】 僧帽弁の閉鎖不全により，収縮期に左心室から左心房に向かって血液が逆流する疾患．

【病因】 リウマチ熱により発症するものは近年では激減し，心筋梗塞後や加齢に伴う弁の器質的変化によるものが増加した．逆流した血液によって左心室に負担がかかるために心拡大を起こす．

【症状】
① 労作時呼吸困難，起坐呼吸，発作性夜間呼吸困難などの左心不全の症状をきたす．

② 重症化すると右心不全の症状として肝腫大，腹水，浮腫などをきたす．

③ 心房細動を合併すると動悸，息切れが生じる．

【診断】

① 聴診で心尖部に全収縮期逆流性雑音を聴取する．

② 胸部レントゲンで心拡大を認める．

③ 心エコーで僧帽弁の異常と逆流を認める．

【治療】

① 心不全に対する内服治療を行う．

② 心房細動では血栓予防にワルファリンなどの抗凝固薬を投与する．

③ 外科的治療として僧帽弁形成術や僧帽弁置換術を行う．

3）大動脈弁狭窄症（図4-10②）

【概説】 大動脈弁が狭窄して，収縮期に左心室から大動脈への血流が障害される病気．

【病因】 リウマチ熱，先天性二尖弁，動脈硬化による弁の石灰化などで大動脈弁がきちんと開かなくなって起きる．左心室から大動脈への血流が障害されるためにさまざまな症状を起こす．

【症状】 息切れ，呼吸困難，狭心痛，失神発作．

【診断】

① 聴診でⅡ音の異常（やや遅れて弱く聞こえる）や第二肋間胸骨右縁に，頸部に放散する収縮期駆出性雑音を聴取する．

② 心エコーで大動脈弁の肥厚，石灰化による開放制限，大動脈弁口面積の減少，大動脈弁の収縮期圧較差の増大をみる．

【治療】 狭心症，失神発作，心不全あるいは左室機能低下があれば大動脈弁置換術を行う．

4）大動脈弁閉鎖不全症（図4-10②）

【病因】 加齢，リウマチ熱，感染性心内膜炎などによる弁の器質的変化，上行大動脈起始部拡大などによる．

【症状】 動悸，呼吸困難，息切れ，狭心痛など．

【診断】

① 聴診で第三肋間胸骨左縁の拡張期灌水様雑音を聴取する．

② 心エコーで大動脈弁の肥厚や石灰化と逆流を認める．

【治療】

① 心不全に対して内服治療を行う．

② 大動脈弁形成術，大動脈弁置換術を行う．

d. 先天性心疾患

1) ファロー四徴症（Fallot's tetralogy）

【概説】 胎生期の異常で肺動脈狭窄，心室中隔欠損，大動脈騎乗，右室肥大の四主徴を合併したもの．1万人に4人の割合で出生し，チアノーゼ性心疾患のなかでもっとも多い．

【症状】 生後1〜6か月でチアノーゼを発症し，運動やストレスで無酸素発作を起こし，2歳以降では蹲踞（しゃがみこむ）の姿勢やばち指がみられる．

【診断】
① 聴診にて第二〜三肋間胸骨左縁で収縮期駆出性雑音を認める．
② 胸部X線で木靴心などの特徴的な所見を呈する．
③ 心エコーにて4つの特徴を確認する．

【治療】 幼児期に手術療法を行う．

2) 心房中隔欠損症（atrial septal defect）（図4-10 ⑤）

【概説】 胎生期の心房中隔の発達障害により，先天的に心房中隔に欠損孔が存在する疾患．先天性心疾患の約1割を占める．

【症状】 小児期から心雑音を指摘されながら無症状で経過した場合は，思春期から中年以降になり，労作性呼吸困難や易疲労感で発症する．

【診断】
① 聴診でⅡ音の固定性分裂を聴取する．
② 心電図で右軸偏位，右室肥大，不完全右脚ブロックなどの所見を呈する．
③ 心エコーで心房中隔の欠損孔とシャント血流を観察する．
④ 心臓カテーテル検査で右心房内の酸素濃度の上昇を確認する．

【治療】 軽症例以外は欠損部の閉鎖手術を行う．

3) 心室中隔欠損症（ventricular septal defect）（図4-10 ⑥）

【概説】 胎生期の異常で心室中隔の一部に欠損孔を認める疾患．1,000人に3人の割合で出生し，先天性心疾患の約2割を占める．

【症状】 欠損孔が大きい場合には乳児期早期より多呼吸，哺乳困難，体重増加不良などで発症する．乳児期を無症状で経過した後に発症すると動悸，易疲労感などを生じるが，欠損孔が小さい場合は無症状のまま2歳ごろまでに自然閉鎖する．

【診断】
① 聴診で胸骨左縁第三〜四肋間に全収縮期逆流性雑音を聴取する．
② 心エコーにて心室中隔欠損孔，左心室→右心室シャント血流を確認する．
③ 心臓カテーテル検査にて右心房→右心室の酸素濃度上昇や造影検査で欠損孔を観察する．

e. 高 血 圧 症

【概説】 診察室での血圧が 140/90 mmHg 以上ある場合を高血圧症という（図 4-13）．家庭血圧は診察室血圧より低いことが多いので 135/85 mmHg を基準とする（図 4-14）．原因が明らかではないものを本態性高血圧とよび，高血圧患者の 90％ を占めている．家族内に高血圧患者が存在することが多い．一方で，腎疾患や内分泌疾患などが原因で血圧が高くなるものを二次性高血圧とよんでいる．

【症状】 肩こり，頭痛，耳鳴り，しびれ感など不定の症状を呈する場合もあるが，無

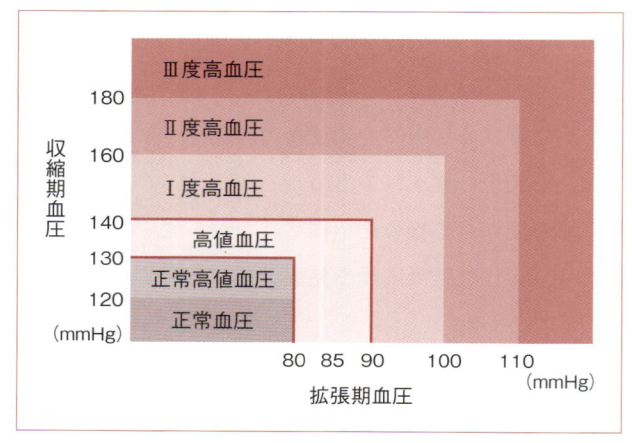

図 4-13　診察室血圧に基づく血圧の分類
（日本高血圧学会「高血圧治療ガイドライン 2019」より作図）

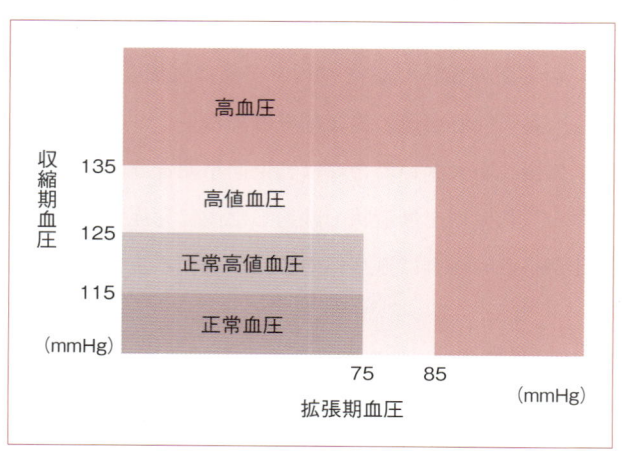

図 4-14　家庭血圧に基づく血圧の分類
（日本高血圧学会「高血圧治療ガイドライン 2019」より作図）

表 4-7 生活習慣の修正項目

1. 食塩制限 6 g/日未満
2. 野菜・果物の積極的摂取*
   飽和脂肪酸，コレステロールの摂取を控える
   多価不飽和脂肪酸，低脂肪乳製品の積極的摂取
3. 適正体重の維持：BMI（体重[kg]÷身長[m]^2）25 未満
4. 運動療法：軽強度の有酸素運動（動的および静的筋肉負荷運動）を毎日 30 分，または 180 分/週以上行う
5. 節酒：エタノールとして男性 20〜30 mL/日以下，女性 10〜20 mL/日以下に制限する
6. 禁煙

生活習慣の複合的な修正はより効果的である
*カリウム制限が必要な腎障害患者では，野菜・果物の積極的摂取は推奨しない
　肥満や糖尿病患者などエネルギー制限が必要な患者における果物の摂取は 80 kcal/日程度にとどめる
（日本高血圧学会高血圧治療ガイドライン作成委員会編：高血圧治療ガイドライン 2019．p64，ライフサイエンス出版，2019 より）

表 4-8 主要降圧薬の積極的な適応

	Ca 拮抗薬	ARB/ACE 阻害薬	サイアザイド系利尿薬	β遮断薬
左室肥大	●	●		
LVEF の低下した心不全		●[*1]	●	●[*1]
頻脈	●（非ジヒドロピリジン系）			●
狭心症	●			●[*2]
心筋梗塞後		●		●
蛋白尿/微量アルブミン尿を有する CKD		●		

[*1] 少量から開始し，注意深く漸増する　[*2] 冠攣縮には注意
（日本高血圧学会高血圧治療ガイドライン作成委員会編：高血圧治療ガイドライン 2019．p77，ライフサイエンス出版，2019 より）

症状の場合も多い．高血圧は脳血管障害，虚血性心疾患，心不全，腎疾患，眼科疾患などの原因となるため，治療することが重要である．

【治療】減塩，減量，節酒，禁煙，運動など生活習慣の改善を行い（表 4-7），降圧効果が不十分であれば，内服薬による治療を行う．薬物療法としては，カルシウム拮抗薬，ARB，ACE 阻害薬，利尿薬，β遮断薬などが用いられる（表 4-8）．二次性高血圧症では，その原因により副腎や腎動脈などの手術療法を行う．

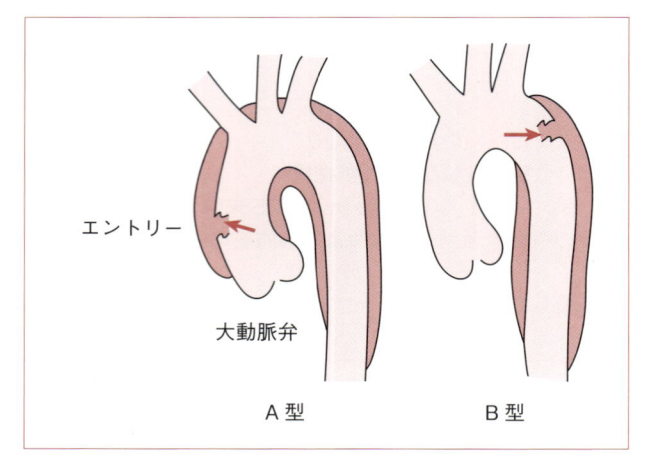

図 4-15　大動脈解離（スタンフォード分類）

f. 大動脈疾患

1）大動脈瘤

【概説】　大動脈壁が動脈硬化などで傷つき，血圧に耐え切れなくなったために局部に伸展・隆起した状態を大動脈瘤とよぶ．

【症状】　大多数は無症状に経過するが，胸部大動脈瘤が反回神経を圧迫すると声がかすれたり（嗄声），食道を圧迫して嚥下困難を起こしたりすることがある．腹部大動脈瘤では腹部に拍動性腫瘤を触知する．

【診断】　胸部大動脈瘤では胸部X線で大動脈の拡大を認める．腹部大動脈瘤では腹部エコーやCTなどで大動脈の拡大をみる．

2）急性大動脈解離（図4-15）

【概説】　大動脈は内・中・外膜の三層からなるが，内膜に亀裂を生じ，中膜が裂けて血液が流れ込んだものを大動脈解離とよぶ．

【症状】　50～70歳代の高血圧患者に多いが，外傷で起こる場合もある．突然の胸背部の激痛で発症し，著明な高血圧を呈するが，解離の部位によっては血圧の左右差を生じる．

【診断】　胸部X線で大動脈（上縦隔陰影）の拡大を認め，造影CT検査では大動脈壁の解離腔が造影される．

【治療】　厳重な血圧管理を行い，必要に応じて人工血管置換術などを行う．

g. 末梢動脈の疾患

末梢動脈の疾患としては閉塞性動脈硬化症とバージャー病が重要である．バージャー病の減少に伴い，近年では閉塞性動脈硬化症のことを末梢動脈疾患とよぶようになった．

1）末梢動脈疾患（閉塞性動脈硬化症）（arteriosclerosis obliterans）

【概説】 動脈硬化により下肢動脈の狭窄や閉塞が起こり（図4-16），下肢の虚血が起こる疾患．

【症状】 フォンテイン分類（表4-9）で示される．

【診断】 足関節血圧が低下し，足関節上腕血圧比 ABI が 0.9 以下となる．血管造影検査で動脈の狭窄・閉塞病変を確認する．

【治療】 内服治療を行うが，重症例では血管内治療や血管バイパス術を行う．

2）バージャー（Buerger）病（閉塞性血栓性血管炎）

【概説】 膝窩動脈や前腕動脈以下の四肢遠位部の中小動脈に血管炎を生じ，血栓を伴って動脈が狭窄あるいは閉塞する疾患をバージャー病（閉塞性血栓性血管炎）とよぶ．

【症状】 40歳以下の男性喫煙者に好発し，フォンテイン分類の症状が生じる．また

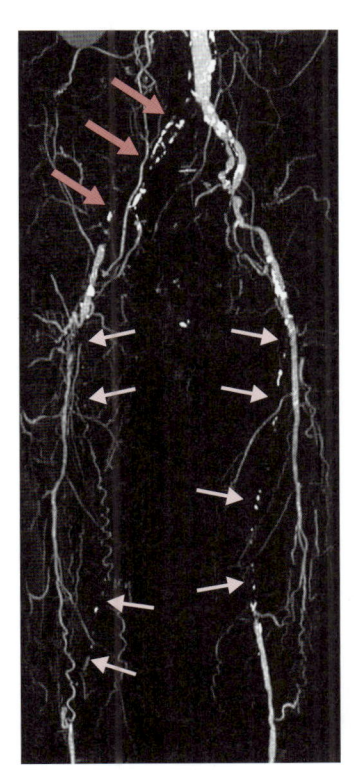

図 4-16 末梢動脈疾患患者の下肢の造影 CT アンギオ写真
右腸骨動脈（→）と左右の浅大腿動脈（→）が閉塞している．

表 4-9 フォンテイン分類

Ⅰ度	無症候（しびれ，冷感）
Ⅱ度	間欠性跛行（歩行時に足が痛くなり，立ち止まる状態）
Ⅲ度	安静時疼痛
Ⅳ度	潰瘍・壊疽

遊走性血栓性静脈炎を合併する.

　【診断】　血管造影検査で膝関節・肘関節以下の末梢動脈の途絶・先細りを認め，側副血行路・蛇腹様所見を認める.

　【治療】　禁煙が重要である．主に内服治療を行うが，重症例では外科手術を行う．

h. 静 脈 疾 患

1) 深部静脈血栓症

　【概説】　長時間の安静などで深部静脈に血栓を生じる疾患．

　【症状】　手術，外傷などによる長期臥床や長時間の飛行機での移動などの際に，片側の下肢のびまん性腫脹，疼痛がみられ，足関節背屈時に腓腹筋部に疼痛をみる（ホーマンズ徴候）．

　【診断】　血液検査（Dダイマー）を行い，静脈エコーにより静脈内の血栓を観察する．

　【治療】　抗凝固療法，血栓溶解療法，血栓除去手術などを行う．肺梗塞の予防のために下大静脈フィルターを用いる場合もある．

2) 下肢静脈瘤

　【概説】　下肢に血流がうっ滞して静脈が怒張する疾患．下肢静脈の弁が壊れて静脈の逆流が生じる一次性のものと，深部静脈血栓症の後遺症などで生じる二次性のものがある．

　【症状】　30歳代以上の女性に好発し，妊娠・長時間の立位などが誘因となる．下肢のだるさと下肢表在静脈の怒張および蛇行，色素沈着，潰瘍，浮腫，点状出血などがみられる．

　【診断】　静脈エコーなどで診断する．

　【治療】　弾性ストッキング，弾性包帯の着用，安静，下肢挙上を行うほか，外科的に静脈抜去（ストリッピング）術や硬化療法を行う．

i. 不　整　脈

1) 心 房 細 動

　【概説】　心房の無秩序な電気興奮により，脈が不整になる状態．弁膜症や甲状腺機能亢進症に伴いやすく，また加齢とともに増加する．左房内血栓を生じやすく，脳塞栓などの塞栓症を合併しやすい．

　【症状】　動悸と心不全を合併すると息切れなどを生じる．

　【診断】　心電図でP波が消失し，基線の揺れ（f波）を生じ，RR間隔が不規則になる（図4-17）．

　【治療】　内服にて心拍数をコントロールし，洞調律への回復を目的として内服や電気

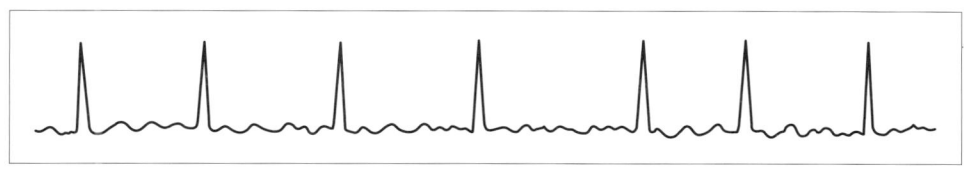

図 4-17 心房細動

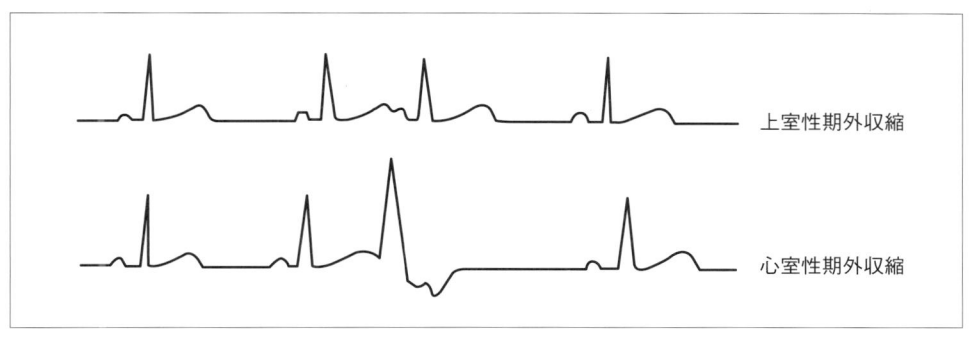

図 4-18 期外収縮

ショック，カテーテルアブレーションなどを行う．塞栓症の予防のために抗凝固療法を行う．

2) 期外収縮

心房または心室の異常興奮により早期に収縮が生じるもので，それぞれ上室性または心室性期外収縮とよぶ（図 4-18）．動悸を訴える場合には内服をする場合もあるが，経過観察でよい場合が多い．

3) 上室性頻拍症，心室性頻拍症

【概説】 心房または心室内に異常な電気回路が生じて異常な収縮を繰り返すもので，それぞれ上室性または心室性頻拍症とよぶ．

【症状】 発作時には動悸を感じるが，心室頻拍が持続すると血圧が低下して失神や心不全を起こしたり，心室細動に移行して死に至る場合がある．

【診断】 上室性では心電図で幅の狭い QRS が 140〜220/分の頻度で規則正しく出現する．心室性ではP波と関係なく幅広く変形した QRS が規則的に連続して出現する（図4-19）．

【治療】 発作時には上室性では迷走神経刺激，薬物療法を行い，心室性では薬物療法・電気ショックを行う．発作予防のためには，内服の他にカテーテルアブレーションを行う場合もある．また，難治性の心室性頻拍症に対しては植込式除細動器を使用する．

4) 洞不全症候群，房室ブロック

【概説】 洞房結節やその周囲の障害により，高度の徐脈になったり，徐脈と頻脈を繰り返したりする疾患を洞不全症候群（図 4-20），心房と心室の間に位置する房室結節の

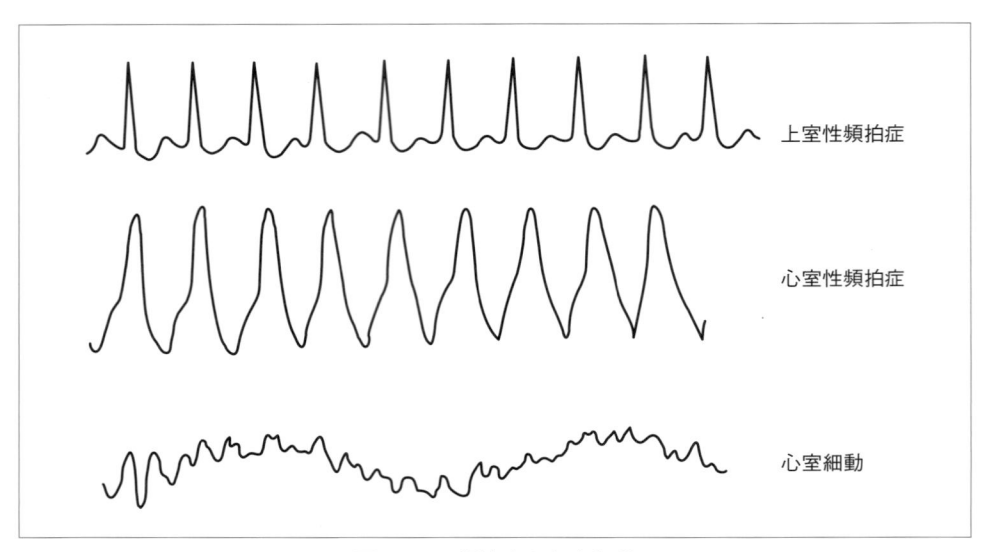

図 4-19　頻拍症と心室細動

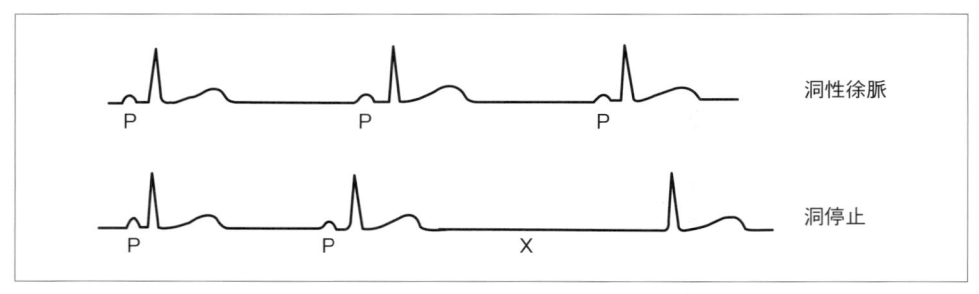

図 4-20　洞不全症候群

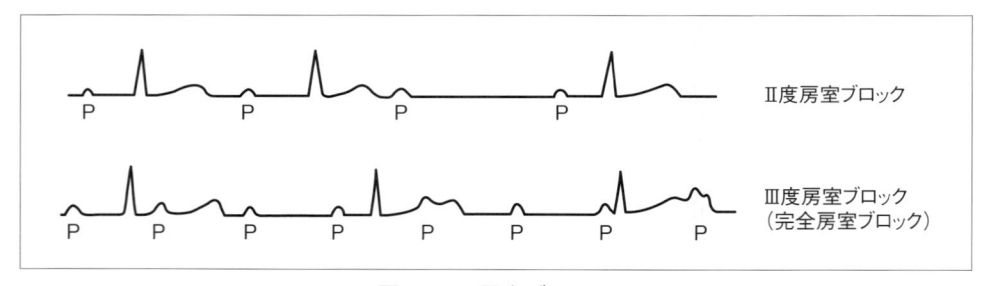

図 4-21　房室ブロック

異常により心拍が遅くなるものを房室ブロックとよぶ（図 4-21）．

　【症状】　高度の徐脈では失神を起こしたり〔アダムス・ストークス（Adams-Stokes）発作〕，心不全を起こしたりする．

　【治療】　高度の徐脈ではペースメーカー植え込みを行う．

5）心室細動

　【概説】　心室筋が無秩序に収縮（図 4-19）して，心拍出がなくなる状態．重症の心

筋梗塞や心室性頻拍などにより起こり，ただちに治療しなければ死亡する．

【症状】 脈拍を触知せず，意識消失をきたす．

【診断】 心電図にてまったく不規則な波が連続してみられる．

【治療】 ただちに心肺蘇生術を開始し，胸骨圧迫とともに AED による除細動を行う．無効例では薬物治療を併用する（ACLS）．

C 消化器疾患

1 総　論	129	a．消化管疾患	132
a．主要徴候	130	b．肝胆膵疾患	142
2 各疾患	132	c．腹膜疾患	155

1 総　論

　最近，注目されている消化管疾患は，胃酸を含む胃内容物が食道に逆流して起きる逆流性食道炎である．逆流はさらに，慢性気管支炎，副鼻腔炎，中耳炎の原因にもなるとの考えから，胃食道逆流症（gastro-esophageal reflux disease; GERD．ガード）と総称される．

　消化性潰瘍は H_2 受容体拮抗薬やプロトンポンプ阻害薬といった強力な胃酸分泌抑制薬が用いられるようになり，吐血，穿孔，狭窄といった合併症は激減し，外科的手術を要することもまれになった．内視鏡技術の進歩により止血操作を行えるようになったことも手術が減った要因となっている．一方で，消化性潰瘍の成因として胃酸のみならずヘリコバクター・ピロリ菌の役割が注目されている．慢性胃炎や胃癌の成因としても注目されており，除菌療法が広く行われるようになってきた．

　ウイルス性肝炎は医療行為によって感染した事例が多かったことから，国レベルでの対策が講じられるようになった．B 型肝炎ウイルス，C 型肝炎ウイルスのスクリーニングを無償で行えるようにし，またインターフェロンを用いない経口薬のみによる治療が効を奏すようになり，これらの治療に医療補助を受けられるような体制になっている．年間約 3 万人いる肝癌死亡者をなくすための肝炎撲滅対策が整備されつつある．

　消化器領域における診断技術の進歩は著しく，実質臓器の診断には超音波（エコー）検査，CT 検査や MRI 検査といった画像診断が用いられるようになり，従来の侵襲的な検査に代わりつつある．これらの検査は消化管の診断にも応用されるようになってい

る．消化管癌の治療も内視鏡技術の進歩により侵襲が少ないものとなっている．表在性の癌や隆起性の早期癌は内視鏡下の粘膜切除術やポリペクトミーによって切除ができるようになってきた．また，カプセル型内視鏡が用いられるようになり，すべての消化管の観察が可能になってきた．

a. 主要徴候

1）悪心・嘔吐

嘔吐とは胃の内容物が急激に食道，口腔を経て排出されることで，それに先立つ不快な症状が悪心である．一般的には消化器症状とされ，急性胃粘膜病変，慢性胃炎，機能性ディスペプシア，消化性潰瘍，胃癌，虫垂炎，腸閉塞，急性肝炎，胆石症・胆嚢炎，急性・慢性膵炎など多くの疾患でみられる．

また，中枢神経系や耳鼻科領域の疾患でもみられることがあるので注意が必要である．メニエール病，前庭神経炎，小脳出血・梗塞でもめまいに伴って悪心・嘔吐が出現する．頭部打撲の後に突然の嘔吐がみられた場合は，まず頭蓋内出血を疑う必要がある．

2）腹　　痛

上腹部痛は，急性・慢性胃炎，消化性潰瘍，胆石症・胆嚢炎に多い．胃潰瘍の場合は食後に，十二指腸潰瘍の場合は空腹時にみられるという特徴がある．急性虫垂炎の初期に右下腹部痛に先行して上腹部痛がみられることがある．また，急性膵炎では臍左側から背部に抜けるような痛みで，仰臥位で増強，坐位前屈で軽減するのが特徴的である．

下腹部痛は感染性腸炎，炎症性腸疾患（潰瘍性大腸炎，クローン病），急性虫垂炎，過敏性腸症候群，虚血性腸炎などでみられる．

腸閉塞，腹膜炎では障害部位にもよるが，腹部全体が痛むことが多い．

婦人科疾患（子宮癌・筋腫，子宮内膜症，卵巣炎，卵巣腫瘍など），膀胱炎，腹部大動脈解離など，消化器疾患以外でも腹痛を起こすことがあり，高齢者では心筋梗塞にも注意する．

3）吐血・下血

消化管内に出血をすると口腔から血液を排出したり（吐血），肛門から排出したり（下血）する．下血には黒色便（タール便）と血便がある．食道から十二指腸までの出血では吐血・下血の一方または両方がみられるが，空腸以下からの出血の場合は下血となる．食道炎・潰瘍，食道癌，食道静脈瘤破裂，急性胃炎，消化性潰瘍，胃癌などで吐血・下血がみられ，潰瘍性大腸炎，感染性腸炎，虚血性腸炎，大腸癌，痔疾などで下血がみられる．

食道や胃からの出血は胃酸による変化を受けるので，吐血がコーヒー残渣様になったり，下血が黒色便，タール便になるが，大量の出血や下部消化管からの出血は鮮血便が

多い．少量の場合は肉眼では認知できないので便潜血検査を行う必要がある．

4）下痢・便秘

排便の異常である．便中の水分が多く便が液状になった場合を下痢というが，軟便から水様性下痢まで多様であり，通常は排便回数も増加する．炎症性腸疾患，過敏性腸症候群，感染性腸炎（病原性大腸菌，ノロウイルスなど）などでみられるので，それぞれの原因に対する治療を行う．

下痢そのものよりも脱水が問題となる．十分な水分，特にナトリウム，カリウムを含んだスポーツ飲料や果汁をとることが重要である．

便秘は排便回数が少ない状態をいい，通常は週に2回以上の排便がない状態が1か月以上続いた場合とされている．しかし，排便習慣の個人差は大きく，回数のみで規定することは困難である．便秘になると便中の水分が減少するために便の硬度が増すので，排便に困難をきたすようになる．

器質性便秘は腸管の通過障害によるもので，さらに進行すれば腸閉塞になる．機能性便秘には薬剤性便秘（抗コリン薬，抗精神病薬，抗うつ薬など），症候性便秘（糖尿病，甲状腺機能低下症，神経疾患，膠原病，筋疾患など），習慣性便秘（常に便意を我慢していると直腸に便が到達しても便意を感じなくなる），便秘型の過敏性腸症候群などがある．繊維の多い食品をとる，便意を我慢しないなどの生活指導が重要であるが，塩類下剤（酸化マグネシウムなど）や刺激性下剤を併用する．

5）黄　　疸

ビリルビンが血液中に増加すると皮膚や眼球結膜が黄染する．これを黄疸という．

ビリルビンは主として赤血球中のヘモグロビンから産生され，アルブミンに結合して血中を運搬される（間接型，非抱合型ビリルビン）．血液から肝臓に取り込まれてグルクロン酸と結合され（直接型，抱合型ビリルビン），胆汁中に排泄される．

一般的には肝障害の指標と考えられているが，①溶血の亢進，②肝機能障害，③胆道からの排泄障害（閉塞性黄疸），④ビリルビンの肝臓への取り込み障害と胆汁への排泄障害（体質性黄疸），が考えられる．

体質性黄疸はビリルビン代謝に関連する特定の酵素の先天的な異常であり，肝機能は保たれている．ジルベール症候群は肝臓への取り込みに関連する酵素の異常であり，間接型ビリルビン（非抱合型ビリルビン）が増加する．健診でもしばしばみられる良性の疾患である．

2 各疾患

a. 消化管疾患

1) 食道炎・食道潰瘍

【概説】 種々の原因により食道粘膜に炎症が起こったものが食道炎であり，進行して潰瘍を形成したものが食道潰瘍である．近年は，胃酸などの胃内容物が逆流して発症する逆流性食道炎が注目されている．また，胃酸などの逆流は逆流性食道炎にとどまらず，呼吸器疾患（慢性気管支炎など）や耳鼻科疾患（中耳炎など）の原因にもなると考えられるようになり，GERDともよばれる．

【原因】 物理的要因（熱湯など），化学的要因（酸・アルカリ，薬剤など），生物的要因（細菌・ウイルス・真菌）により食道粘膜が損傷されて起こる．

逆流性食道炎は主として胃酸という化学的要因によるものである．食道と胃の接合部にある下部食道括約筋の機能障害や食道裂孔ヘルニア（胃が横隔膜の裂孔を通じて胸腔内に入り込んだ状態）（図4-22）により胃液が逆流しやすくなる．

【徴候】 胸焼け，呑酸（酸が口腔内に上ってくる感覚），嚥下時の前胸部痛がみられることが多いが，無症状のこともある．狭心症と区別しにくいこともある．

【診断】 上部消化管内視鏡検査で食道粘膜を観察する．潰瘍の場合は早期食道癌と類似しているので，ルゴール液塗布（癌部は染まらない）や生検病理組織で鑑別する．健診におけるバリウム造影検査で潰瘍を描出することはできるが，食道炎を描出することは困難である．

【治療】 物理・化学的な外因による場合は胃粘膜保護薬を投与するが，ウイルスや真菌による場合は抗ウイルス薬や抗真菌薬を投与する．

薬剤が食道粘膜に付着して，その化学的刺激により食道炎を起こすことがある．潰瘍を形成しやすく，薬剤を十分な水とともに服用することが予防となる．

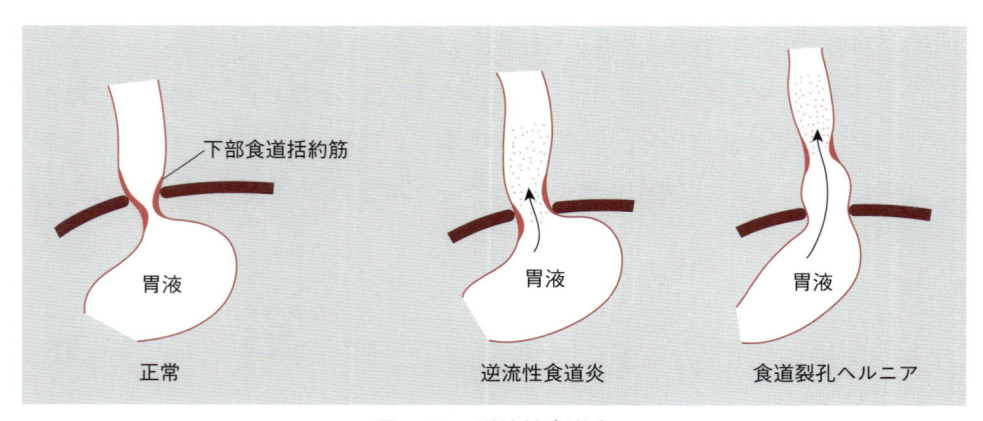

図4-22 逆流性食道炎

逆流性食道炎ではプロトンポンプ阻害薬やH_2受容体拮抗薬で胃酸の分泌を抑える．臥床時に上半身を少し高くする，臥床前に飲食をしない，腹圧を減らす（肥満の解消）などの日常的注意も重要である．

【予後】 潰瘍が穿孔した場合は縦隔炎を起こすが，一般的には予後良好である．

2）食道癌

【概説】 食道粘膜に発生する悪性腫瘍である．食道中部や下部にできることが多い．60歳以上の高齢男性に多く，男女比は約5：1である．

【原因】 アルコール，喫煙，熱い食物の常用が危険因子とされる．胃粘膜の円柱上皮が食道まで入り込んだものをバレット（Barret）食道とよび，発癌の母体になるとされる．

【徴候】 初期は無症状であるが，次第に嚥下時痛が出現する．進行すると通過障害により嚥下困難（特に固形物）となる．

周囲の臓器へ浸潤すると特有の症状がみられる．気管支に浸潤すると肺炎，大動脈に浸潤すると大出血，声帯を支配している反回神経を巻き込むと嗄声，胸部交感神経を巻き込むと眼瞼下垂・縮瞳，迷走神経を圧迫すると徐脈，上大静脈を圧迫すると顔面・上半身の著明な浮腫が出現する．

【診断】 早期にはバリウム造影検査で描出されにくいので，内視鏡検査が必要である．良性食道潰瘍との鑑別は前述のようにルゴール液塗布と生検組織診断を行う．バリウム造影検査は手術を前提として病巣の広がりをみるために行う．

【治療】 早期であれば内視鏡下の粘膜切除術で悪性腫瘍部分を切除する（図4-23）．進行したものは開胸手術により切除し，胃または小腸を残された食道の断端につなぐ．

手術不能な場合はステントとよばれる管を狭窄部に挿入して，経口摂取した食物の通過路を確保することも行われる．放射線療法や抗癌薬による全身化学療法も行われ，一時的な効果は期待できる．

【予後】 早期であれば切除で治癒するが，転移・浸潤があれば予後は不良である．

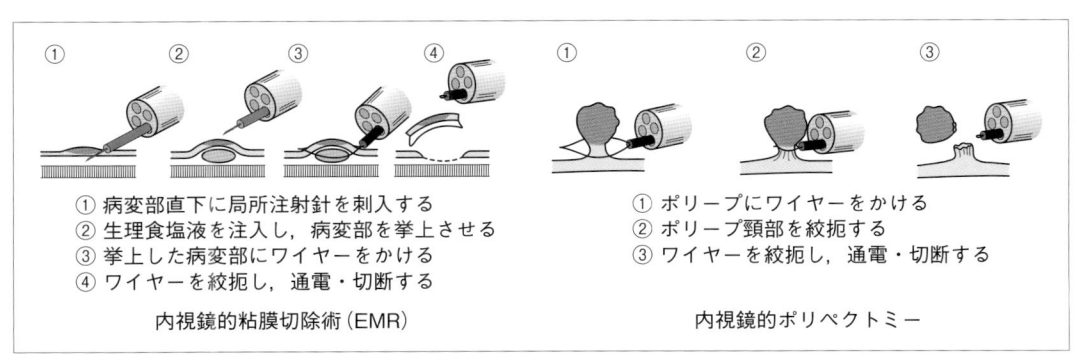

内視鏡的粘膜切除術（EMR）
① 病変部直下に局所注射針を刺入する
② 生理食塩液を注入し，病変部を挙上させる
③ 挙上した病変部にワイヤーをかける
④ ワイヤーを絞扼し，通電・切断する

内視鏡的ポリペクトミー
① ポリープにワイヤーをかける
② ポリープ頸部を絞扼する
③ ワイヤーを絞扼し，通電・切断する

図4-23 内視鏡的処置

3）マロリー・ワイス（Mallory-Weiss）症候群

【概説】　嘔吐を繰り返すことによって食道下端の粘膜に亀裂が入り，出血する疾患である．日常的によくみられる．

【原因】　嘔吐という機械的刺激による食道下端粘膜の裂傷である．

【徴候】　嘔吐を繰り返していると，当初は通常の胃内容物が排出されるが，次第にピンク色・鮮紅色となり，吐血をする．痛みはなく，飲酒後に多い．

【診断】　症状の出現状況から診断は容易である．上部消化管内視鏡検査で出血部位と止血していることを確認する．

【治療】　安静とし，絶飲食とする．自然に改善することが多いので胃粘膜保護薬を投与し，胃酸による刺激を抑えるためにプロトンポンプ阻害薬やH_2受容体拮抗薬を投与する．

出血が多い場合は内視鏡的にクリップ装着，レーザー焼却して止血する．

【予後】　数日で改善し，予後は良好である．

4）食道静脈瘤

【概説】　門脈圧が亢進することにより，本来は肝臓に流入すべき門脈血が食道下端の静脈叢に流入し，側副血行路となって次第に拡張したものである．

【原因】　門脈圧亢進による．門脈圧亢進の原因の大部分は肝硬変であり，まれに特発性門脈圧亢進症がある．

【徴候】　通常は無症状である．血管が破綻すると大量の吐血・下血がみられる．前駆症状として少量の出血の持続による黒色便がみられることもある．

【診断】　上部消化管内視鏡検査で食道下部の粘膜下血管の拡張を認める（口絵❽）．血管が白色から青色に，直線状から凹凸・蛇行が多くなるに従って出血しやすくなるので，色調や形状から評価する．

【治療】　応急的には風船のついたチューブ（ゼングスターケン・ブレイクモアーチューブ，SB-tube）を食道内に挿入して圧迫止血する．

内視鏡下で静脈瘤内やその周囲に硬化剤を注入する方法（食道静脈瘤硬化術），リングをかけて静脈瘤を結紮する方法（食道静脈瘤結紮術）で治療する．

外科的に食道離断術や食道静脈瘤郭清術が行われるが，再発が多い．門脈大循環シャント術が行われることもある．

【予後】　内視鏡的な治療が進歩し，静脈瘤の破裂が直接死因となる例は減っているが，予後は肝硬変の状況による．

5）急性・慢性胃炎

【概説】　急性胃炎は急に出現した上腹部痛に対する臨床病名である．上部消化管内視鏡検査で出血びらんが認められたものを急性胃粘膜病変（acute gastric mucosal lesion;

AGML）という．

　慢性胃炎も持続する食欲不振，悪心，上腹部痛などの症状に付けられてきた臨床病名であるが，正式には内視鏡および病理組織で表層性胃炎，萎縮性胃炎，過形成性胃炎，肥厚性胃炎などの変化がみられるものをさす．これらの形態的変化がない場合は，機能性ディスペプシア（functional dyspepsia; FD）とよばれる．

　【原因】　急性胃粘膜病変は刺激性物質の摂取（薬物，特に非ステロイド系抗炎症薬，熱い食品，コーヒーなど）や精神的ストレスなどによる．

　慢性胃炎の成因としてヘリコバクター・ピロリ菌（HP）感染の関与が注目されている．また，機能性ディスペプシアは胃の運動機能異常によるものであり，自律神経障害，精神的ストレスが関与すると想定されている．

　【徴候】　急性胃粘膜病変では急激に上腹部痛が出現し，吐血・下血がみられることもある．慢性胃炎，機能性ディスペプシアでは上腹部膨満感，悪心，上腹部痛を繰り返す．

　【診断】　上部消化管内視鏡検査を行う．ヘリコバクター・ピロリ菌感染の有無については，生検組織の観察，迅速ウレアーゼ試験，尿素呼気検査，便中HP抗原，血清・尿中抗HP抗体を組み合わせて行う．

　【治療】　原因があれば除去する．ヘリコバクター・ピロリ菌の除菌も保険適用になった．プロトンポンプ阻害薬と2種の抗菌薬（クラリスロマイシン，アモキシシリン）を1週間投与し，無効の場合は二次除菌（プロトンポンプ阻害薬，アモキシシリン，メトロニダゾール）を行う．プロトンポンプ阻害薬やH_2受容体拮抗薬，胃粘膜保護薬を投与する．慢性胃炎，機能性ディスペプシアでは消化管運動機能調節薬や六君子湯などの漢方薬も用いられる．

　【予後】　症状が強い場合は日常生活に支障をきたすが，生命予後は良好である．

6）消化性潰瘍：胃・十二指腸潰瘍

　【概説】　胃酸やペプシンは粘膜傷害作用をもっているが，胃や十二指腸粘膜には重炭酸イオンを含む粘液や粘膜内因性プロスタグランジンなどの防御機構が備わっている．通常は両者が平衡状態を保っているが，バランスが崩れて胃酸やペプシンによる攻撃が強くなった時，あるいは防御機構が弱まった時に胃・十二指腸粘膜の損傷・欠損が起きる．これが胃・十二指腸潰瘍であり，消化性潰瘍ともいう．

　【原因】　攻撃因子と防御因子のバランスが崩れて潰瘍が形成される．

　近年，消化性潰瘍にもヘリコバクター・ピロリ菌感染の関与が示唆されている．ヘリコバクター・ピロリ菌には胃・十二指腸潰瘍患者の70〜90%が感染しており，ヘリコバクター・ピロリ菌に感染した胃・十二指腸潰瘍の除菌をすると早期に治癒して再発が防止されるためである．ヘリコバクター・ピロリ菌は防御機構を破綻させて潰瘍形成を促進すると考えられている．

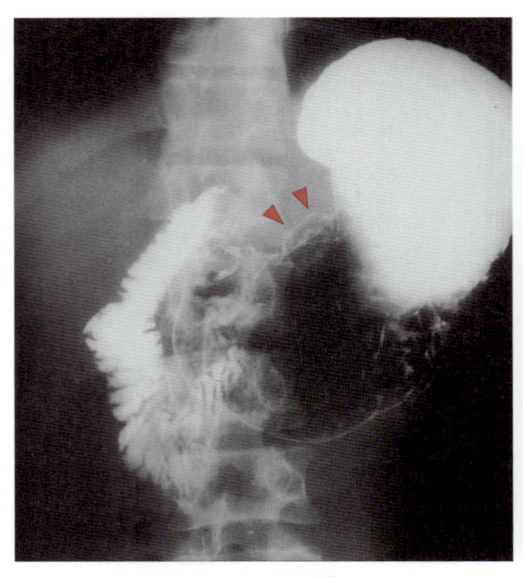

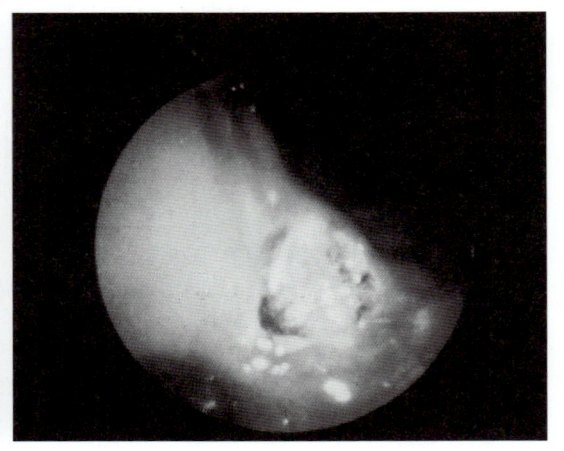

バリウム造影像　　　　　　　　同一症例の内視鏡像（口絵❾）

図 4-24　胃潰瘍

【徴候】　胃潰瘍では食後の上腹部痛がみられる．十二指腸潰瘍では空腹時の上腹部痛・背部痛が特徴的で，食事により軽減する．出血をすると吐血や下血（黒色便やタール便）がみられる．両者ともにまったく無症状のこともあり，軽度の腹部膨満感，悪心・嘔吐のみの場合もある．

【診断】　バリウム透視検査も行われるが（図 4-24），生検ができないので潰瘍型の胃癌との鑑別が難しいこと，活動型の十二指腸潰瘍と瘢痕との区別がつけにくいこと，出血の対処ができないことから，上部消化管内視鏡検査を行う（図 4-24）．ヘリコバクター・ピロリ菌感染の有無も調べる．

【治療】　強力な胃酸分泌抑制薬であるプロトンポンプ阻害薬，H_2受容体拮抗薬を投与する．付加的に胃粘膜保護薬やプロスタグランジン製剤も用いられる．出血している場合は内視鏡下でエタノール注入，クリップ装着，レーザー焼灼などで止血する．

　　ヘリコバクター・ピロリ菌感染例では除菌療法が保険適用になっている．

【予後】　主な合併症は出血，穿孔，幽門狭窄であり，従来は外科的手術の適応とされたが，上記の強力な治療薬が用いられるようになり，また内視鏡技術が進歩してからはまれである．通常の治療を受ければ予後は良好である．

7）胃　　癌

【概説】　胃粘膜上皮から発生する悪性腫瘍で，多くは腺癌である．わが国に多く，男性では肺癌に次いで悪性腫瘍の死因第 2 位，女性では第 5 位を占めている．

【原因】　危険因子として食生活（ニトロソアミンの摂取など）や萎縮性胃炎の存在，

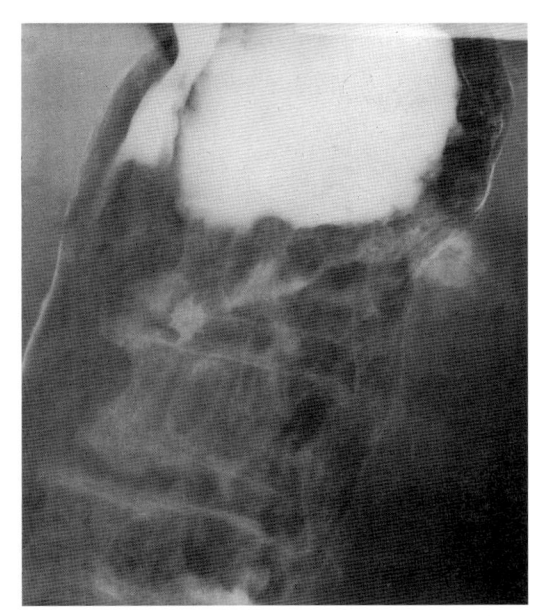

図4-25 早期胃癌(Ⅱc)のバリウム造影像

ヘリコバクター・ピロリ菌感染が推定されている.

【徴候】 初期は無症状であり,健診による早期発見が重要である.進行すると食欲不振,上腹部膨満感,上腹部痛,悪心・嘔吐,体重減少,吐血・下血あるいは貧血による症状がみられる.

【診断】 健診ではスクリーニング目的でバリウム透視検査が行われているが(図4-25),確定診断目的では上部消化管内視鏡検査が行われる(口絵❿).病変を直接観察し,生検で病理組織検査を行うことにより良性の胃ポリープや胃潰瘍と区別することができるからである.

生検組織の病理診断としてGroup分類があり,Ⅰ(正常組織),Ⅱ(異型を示すが良性),Ⅲ(良性と悪性の境界),Ⅳ(癌が強く疑われるもの),Ⅴ(癌)に分類される.

組織学的に癌の浸潤が浅いところ(粘膜下層)に止まっているものを転移の有無にかかわらず早期癌という.内視鏡の肉眼所見からⅠ型(隆起型),Ⅱa(表面隆起型),Ⅱb(表面平坦型),Ⅱc型(表面陥凹型),Ⅲ型(陥凹型)に分類する.進行胃癌は1型(腫瘤型),2型(潰瘍限局型),3型(潰瘍浸潤型),4型(びまん浸潤型),5型(分類不能)に分類する(口絵⓫).

【治療】 早期癌は内視鏡下の粘膜切除術やポリペクトミーにより切除する(図4-23).切除できないものや進行癌は外科的胃切除術の適応となる.BillrothⅠ法(切断した胃の断端を十二指腸の断端と直接吻合する方法)とBillrothⅡ法(切断した胃の断端を十二指腸の切断断端より数cm肛門側に端側吻合する方法)がある.

胃切除後にダンピング症候群がみられることがある．早期ダンピング症候群は食後に悪心，冷汗，動悸，脱力感，腹痛，下痢がみられるもので，一回に少量摂取とする．後期ダンピング症候群は食中・食後に低血糖症状を呈するもので，糖分の補給を行う．

抗癌薬による化学療法も行われるが有効例は少ない．

【予後】 早期癌の5年生存率は90〜95％で，深達度の浅い癌では95％以上である．

8) 潰瘍性大腸炎 (ulcerative colitis)

【概説】 主として大腸の粘膜・粘膜下層をびまん性・連続性に侵す慢性の炎症性腸疾患であり，長期にわたって増悪と寛解を繰り返す．患者数は約22万人とされる．

【原因】 原因は明らかでなく，食事因子の関与が想定されているが，特定されたものはない．自己免疫説も考えられている．喫煙者で発症が少なく，禁煙で悪化する．

【徴候】 軽い腹痛，下痢を呈するものから，発熱，粘血便・膿性便をきたすものまであり，長期にわたると貧血，体重減少などの全身症状が出現する．

【診断】 大腸内視鏡検査，下部消化管バリウム造影検査を行い，特徴的な所見（全周性潰瘍，棘状突起形成，偽ポリープ，ハウストラ消失と鉛管様病変）を観察する．生検組織所見も参考にする．

【治療】 治療の目標は内科的薬物療法による寛解導入である．ストレスによって増悪するので安静とし，食物残渣が少なくなるように低繊維食とする．

5-アミノサリチル酸製剤（サラゾピリン®，メサラミン），免疫調整薬，副腎皮質ホルモン，抗TNFα製剤（レミケード®など），ヤヌスキナーゼ阻害薬，抗インターロイキン抗体などの薬剤で治療するが，難治例もある．

症状が強い場合は入院して加療する．活動性が高い場合には消化管の安静を図るために経腸成分栄養や完全中心静脈栄養を併用する．

経口的な薬物治療が無効な場合は副腎皮質ホルモンの注腸療法，動脈内注入療法を行う．

【予後】 寛解と増悪を長期にわたって繰り返すが，寛解率は向上している．全大腸炎型では10年以上経過すると癌化率が高くなる．

9) クローン病 (Crohn's disease)

【概説】 腹痛・発熱・体重減少・下痢・血便を呈し，消化管壁全層の炎症を起こす慢性炎症性肉芽腫疾患である．口腔から直腸まであらゆる部位に発生するが，回腸末端に好発する．患者数は約7万人とされる．

【原因】 原因は明らかでなく，遺伝要因説，環境要因説，自己免疫説などが考えられている．細菌感染が引き金になるとする説もある．

【徴候】 多くは軽い腹痛，下痢を呈する．粘血便・膿性便はみられず，ときに虫垂炎様症状を起こす．経過が長くなると腸管狭窄によるイレウスを起こすことがあり，貧血，

低蛋白血症などの低栄養症状が出現する．痔瘻を形成することもある．

【診断】　大腸内視鏡検査，下部消化管バリウム造影検査を行い，特徴的な所見（縦走潰瘍，敷石状病変，非連続性病変，内・外瘻）の有無を観察する．生検組織所見（非乾酪性類上皮細胞肉芽腫）も参考となる．口内アフタやブドウ膜炎などの消化管外病変からクローン病が疑われることもある．

【治療】　根治療法はないので，薬剤投与によって症状の軽減を図り，栄養状態を改善して生活の質を向上させることを目的とする．

5-アミノサリチル酸製剤，免疫調節薬，副腎皮質ホルモンなどを投与する．最近は抗TNFα製剤，ヤヌスキナーゼ阻害薬，抗インターロイキン抗体が用いられるようになり，著明に改善する例も増えている．

食事療法として低残渣・低脂肪食とするが，活動期には消化管の安静を図るために経腸成分栄養や完全中心静脈栄養を併用することもある．

【予後】　増悪と寛解を繰り返すが，生命予後は明らかではない．

10）過敏性腸症候群

【概説】　腸に器質的な異常がないにもかかわらず，腸管の運動や緊張の亢進，分泌機能の亢進により便秘や下痢を繰り返し，腹痛などの不定の胃腸症状を呈するもの．

【原因】　腸管の運動機能異常と考えられ，精神的ストレスも関わっている．

【徴候】　腹痛と下痢を繰り返す下痢型，便秘を主体とする便秘型，下痢と便秘を繰り返す交替性下痢・便秘型がある．

【診断】　大腸内視鏡検査では異常を認めない．他の器質的な腸疾患（炎症性腸疾患，大腸癌，腸結核など）を除外する．

【治療】　対症的に止痢薬，緩下薬，抗コリン薬，5-HT$_3$受容体拮抗薬（イリボー®）を投与する．下痢型にはコロネル®，ポリフル®が用いられることもある．精神安定薬・抗うつ薬や大建中湯などの漢方薬が用いられることもある．

【予後】　症状が強いと日常生活に支障があるが，生命予後は良好である．

11）虚血性大腸炎

【概説】　動脈硬化や循環障害により大腸の血行障害が起こり発症する．若年者にもみられるが高齢者に多いので，近年増加している．

【原因】　腸管の栄養血管の狭窄・攣縮による血流障害と考えられている．

【徴候】　突然の腹痛とともに大量の下血（鮮血便）がみられる．

【診断】　大腸内視鏡検査で出血を確認するとともに潰瘍性大腸炎や大腸癌がないことを確認する．下部消化管バリウム造影検査では病変部に指圧痕様の所見がみられる．

【治療】　安静とし，絶飲食とする．自然に改善することが多いので，対症的に鎮痛薬を投与する．出血が多ければ輸血をし，壊死型は外科的手術で病変部を切除する．

【予後】　一過性型は数日で改善し，予後は良好である．

12) 大腸癌

【概説】　大腸粘膜より発生した悪性腫瘍で，結腸癌の割合が増加し，直腸癌の頻度が減少している（30％）．大部分は腺癌である．男性では悪性腫瘍の死因第3位，女性では第1位となっている．

【原因】　高脂肪食，低繊維食との関連が知られている．癌遺伝子の関与も示唆されている．炎症性腸疾患にも発生しやすい．

大腸ポリープのうち，過形成性ポリープの癌化はまれであるが，腺腫性ポリープは癌化しやすい．家族性大腸腺腫症（優性遺伝性消化管ポリポーシス）やポイツ・ジェガース（Peutz-Jeghers）症候群では大腸に多数の腺腫性ポリープが発生し，癌化が多い．

【徴候】　初期には無症状で，右側（上行結腸）に発生した場合は便に流動性があるため進行するまで症状が出にくい．左側（下行結腸）では便秘が多い．微量の持続出血による鉄欠乏性貧血で気づかれることもある．進行すると腹部膨満感，腹痛，便通障害，便の細小化，血便，腸閉塞がみられる．

【診断】　早期診断のスクリーニング検査として便潜血検査が行われるが，偽陰性の場合もあるので，腹部症状がある場合には大腸内視鏡検査あるいは下部消化管バリウム造影検査を行う．早期癌，進行癌の考え方は胃癌と同様である．

腫瘍マーカーとして血清CEAがあり，治療効果の評価には有用であるが，早期診断には役立たない．

肝転移，肺転移の有無は腹部超音波検査，胸・腹部造影CT検査で診断する．

【治療】　早期癌は内視鏡下で切除術を行う（図4-23）．進行癌は外科的切除を行う．直腸下部など部位によっては人工肛門（ストーマ）を造設する．

肝転移，肺転移がある場合は原則的にそれらを含めて切除する．手術不能例では抗癌薬による全身化学療法を行うが，有効例は少ない．

一般的に大腸に腺腫性ポリープが発見された場合は内視鏡下で切除（ポリペクトミー）する．

【予後】　予後は進行度によるが，ステージⅣ以外の5年生存率は70〜90％程度である．

13) 虫垂炎

【概説】　虫垂は小腸の後半部（回腸）が大腸に接続する部分にある小指大の袋状器官であり，炎症を起こしたものを虫垂炎という．

【原因】　成因は明らかでなく，食物残渣説，寄生虫迷入説，アレルギー説があるが，最終的には大腸菌やクレブシエラ菌などのグラム陰性腸内細菌や腸球菌が感染して発症する．

【徴候】　初期に悪心・嘔吐を伴う上腹部痛がみられる．痛みは次第に右下腹部に移行

し，発熱を伴うことが多い．下痢を伴うこともある．

【診断】 右上前腸骨棘と臍を結んだ外側3分の1の位置（マクバーニー圧痛点）を圧迫すると痛み，同部位を左側臥位で圧迫すると痛みが増強される（ローゼンシュタイン徴候）．圧迫していた手を放した瞬間に痛みが増強する現象（反跳痛，ブルンベルグ徴候）や，圧迫していくとある時点で急に腹筋に力が入る現象（筋性防御）がみられた場合は腹膜炎を起こしていることを示す．

血液では白血球増加，CRP上昇がみられる．超音波検査で浮腫状の虫垂や周囲の液体貯留（膿汁）像がみられる．

【治療】 外科的に虫垂を切除する．症状が軽い場合や何らかの理由で手術を回避する場合は抗菌薬の投与を行う．

【予後】 穿孔すると急性腹膜炎を起こすが，通常は予後良好である．

14）腸閉塞・イレウス

【概説】 腸内容通過障害の状態を腸閉塞・イレウスという．腸閉塞（従来の機械的イレウス）とイレウス〔従来の機能的（麻痺性）イレウス〕に分けられ，前者は血行障害のない単純性腸閉塞と血行障害を伴う複雑性腸閉塞に分けられる．通過障害の約90%は腸閉塞である．

【原因】 腸閉塞の原因として腹部手術後の癒着，大腸癌，腸重積（腸の一部が反転して腸の中に入り込んだ状態）が多い．

イレウスは腹腔内臓器の炎症や全身性疾患（敗血症など），腹部手術，脊髄障害によって腸管蠕動が低下して起こる．

【徴候】 排便・排ガスの停止，腹部膨満感，腹痛，嘔吐がみられる．複雑性腸閉塞は突然の激しい腹痛で発症し，ショック症状を起こすことがある．

【診断】 聴診で腸雑音の異常亢進（腸閉塞）または低下（イレウス）を認める．腹部単純X線検査で通常は小腸内にガスを認めないが，腸閉塞・イレウスでは小腸内ガスがみられる．腸管内にガスと液体成分が混在すると鏡面像がみられる．

【治療】 絶飲食とする．腸管内には唾液，胃液，胆汁，小腸液などの水分が流入するので，鼻からイレウス管を挿入して腸内容を排除する．血管内は逆に脱水状態となるので，十分な輸液を行う．

単純性腸閉塞はイレウス管による腸管内減圧で自然に改善することが多いが，改善がみられない場合は外科的治療を行う．

複雑性腸閉塞では血行障害により腸管壁が壊死するため，緊急手術が必要である．

イレウスでは原因疾患の治療を行う．

【予後】 原因疾患による．

b. 肝胆膵疾患

1）急性肝炎（急性ウイルス性肝炎）

【概説】 急激な肝細胞障害を生ずる病態であり，通常はA型，B型，C型，D型（わが国ではまれ），E型肝炎ウイルスによるものをさすが，その他のウイルス（EB，サイトメガロ，ヘルペス，アデノウイルスなど）によることもある．A型肝炎が約45％，B型肝炎が約25％，C型肝炎が約10％，その他が約20％である．

【原因】 A型肝炎（経口感染：潜伏期約30日）は生鮮魚介類（生ガキなど）の摂取によるものが多く，2～3月に多い．初期には患者の糞便中にウイルスが排泄されるので二次感染もある．60歳代以上の約90％はIgG型HA抗体が陽性，すなわち過去に感染の既往があり，再感染することはないが，若年者では10％以下である．

B型肝炎（非経口感染：潜伏期1～3か月）は輸血後肝炎とよばれたが，日本赤十字社が献血中のHBc抗体を測定するようになってから発生が激減した．感染血液・体液への曝露で感染し，現在は性行為感染が多い．

C型肝炎（非経口感染：潜伏期約30～50日）も輸血や予防接種による感染が多かったが，注射器の再使用防止，献血中のHCV抗体の測定により新規の発生は著減している．感染血液への曝露で感染する．

E型肝炎（経口感染：潜伏期約30日）は北海道・東北地方での感染例が増加している．クマ，シカ，イノシシなど獣肉の生食によるものが多い．

【徴候】 無症状のものから意識障害をきたすもの（劇症肝炎）まで多彩である．自覚症状として発熱（特にA型），関節痛（特にA型，B型），全身倦怠感，食欲不振，腹部膨満感，右季肋部痛，他覚症状として皮膚・眼球黄染，褐色尿を認める（図4-26）．

初期の症状は感冒様のことが多いので，全身倦怠感が強く，褐色尿を認める場合は肝機能検査を行ったほうがよい．

【診断】 問診により感染の機会を推定する．

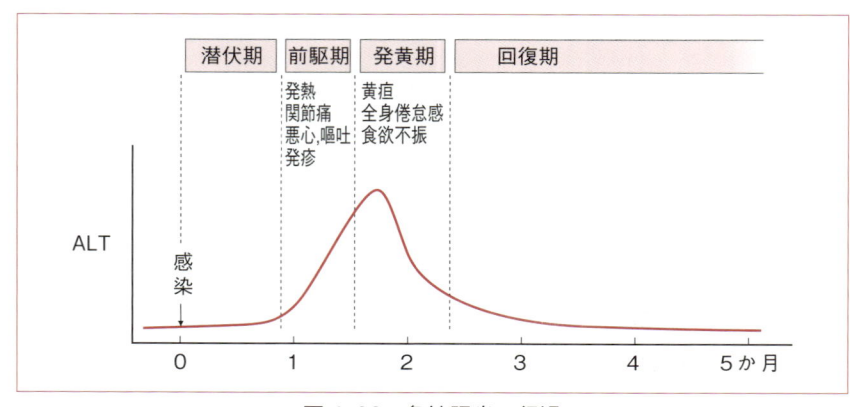

図4-26 急性肝炎の経過

表 4-10　主な肝炎ウイルスマーカーの意義

A 型肝炎	IgM-HA 抗体		HAV 感染状態
	IgG-HA 抗体		HAV 感染の既往（中和抗体）
B 型肝炎	HBs 抗原		HBV 感染状態
	HBs 抗体		HBV 感染の既往（中和抗体）
	HBcr 抗原		HBV 感染状態，治療効果のモニタリング
	HBc 抗体	高力価	HBV 感染状態（持続感染）
		低力価	HBV 感染状態（急性感染） HBV 感染の既往
	HBe 抗原		HBV 感染状態 血中のウイルス量が多く感染性の強いことを示す
	HBe 抗体		血中のウイルス量が少なく感染性の弱いことを示す 変異型ウイルスの感染状態
	HBV DNA		HBV 感染症状態，血中のウイルス量を示す
C 型肝炎	HCV 抗体		HCV 感染の既往，HCV 感染状態
	HCV RNA HCV（コア）抗原		HCV 感染状態および血中のウイルス量を示す
E 型肝炎	HEV 抗体		HEV 感染状態（IgM, IgA, IgG），HEV 感染の既往（IgG）
	HEV-RNA		HEV 感染状態

HAV（A 型肝炎ウイルス），HBV（B 型肝炎ウイルス），HCV（C 型肝炎ウイルス），HEV（E 型肝炎ウイルス）

　肝細胞障害のマーカーである血清 AST（GOT），ALT（GPT）が上昇する．血清アルブミンは重症度に応じて低下し，プロトロンビン時間（PTT）が延長，血清ビリルビンが上昇する．

　成因は血清ウイルスマーカーにより確定する（表 4-10）．

　A 型では IgM 型 HA 抗体が陽性となる．IgG 型 HA 抗体は既感染を示す．

　B 型では HBe 抗原，HBs 抗原が陽性となり，経過とともに両抗原が陰転化して HBc 抗体，HBe 抗体，HBs 抗体が出現する．

　C 型では発症早期の HCV 抗体は陰性なので HCV-RNA を測定する．

　また，これらが該当しない場合には他のウイルスマーカーを測定し，他の原因による急性肝障害〔自己免疫性肝炎，薬物性肝障害，ウィルソン（Wilson）病など〕を除外する．

　【治療】　安静，高蛋白・高カロリーの肝庇護療法を行う．肝庇護薬（グリチルリチン製剤，ウルソデオキシコール酸）を投与する．

　予防として，A 型では免疫グロブリン投与で約 3 か月間の予防効果があり，HA ワクチンも用いられる．B 型では HB ワクチンを投与する．感染が疑われたときは 48 時間以内に HBs 抗体高力価免疫グロブリンと HB ワクチンを投与する．A 型では生鮮魚介

表4-11 B型，C型肝炎ウイルス感染予防対策

1. 流水による手洗いの励行	6. 消毒
2. 歯ブラシ，剃刀，箸共用の禁止	●加熱（煮沸15分以上，オートクレーブ）
3. 出血時の血液は自己で処理	●0.1％次亜塩素酸ナトリウム（家庭用漂白剤など）
4. ディスポ注射器の使用	●ホルムアルデヒドガス
5. ゴム手袋の使用	●エチレンオキサイドガス
	●焼却

類の加熱調理，手洗いの励行が，またB型，C型では血液に触れないようにすることも重要である（表4-11）．

【予後】 A型は慢性化せずに治癒するが，高齢者では劇症肝炎になることがある．

B型も通常は慢性化せず予後良好であるが，変異型のウイルスに感染すると高率に劇症肝炎になる．また，副腎皮質ホルモンや免疫抑制薬を服用中の患者や欧米型B型肝炎ウイルスに感染した場合は慢性化することがある．

C型は60〜70％が慢性化し，残りは治癒する．

●劇症肝炎：脳症が出現する重篤な急性肝障害のこと．肝細胞が急激に広範に死滅するので肝臓は萎縮する．肝機能の低下（アルブミン低下，プロトロンビン時間延長，ビリルビン上昇）が著しく，意識障害（肝性脳症）がみられる．原因はウイルスや薬剤で，致死率は70〜80％である．肝移植が行われることもある．

2）慢性肝炎

【概説】 「臨床的に6か月以上にわたって肝機能検査値の異常とウイルス感染が持続している状態で，組織学的に門脈域を中心とした肝の持続的な炎症を伴うもの」と定義されている．組織所見で脂肪肝などを除外する．

約150万人の患者がいると推定されており，80％はC型，17％がB型である．

【原因】 主にB型肝炎ウイルスとC型肝炎ウイルスに起因する．

B型では免疫力が低下している時期に感染（日本では主に出産時の母児間感染）したHBVキャリア（人口の1〜2％，厚労省の母児間感染対策事業により近年は若年者で0.1％以下と激減している）の大部分は無症状で過ごすが（無症候性キャリア），約10％が慢性肝炎，肝硬変に進展する．

C型では急性肝炎の60〜70％が慢性化する．輸血，不潔な医療行為，刺青によるものが多く，母児間感染はまれである．HCV感染者は人口の約1％，若年者ではやはり0.1％以下と低値である．

【徴候】 無症状か易疲労感，全身倦怠感，食欲不振など軽微な症状がみられる．手掌

紅斑，くも状血管拡張を，増悪期には黄疸を認めることがある．肝は腫大する．

【診断】 血清 AST（GOT），ALT（GPT）値が上昇し，特に ALT は肝障害に特徴的である．血清アルブミン，プロトロンビン時間は正常か軽度の異常を示す．血清ガンマグロブリンが上昇し，血清ビリルビンは増悪期にのみ上昇する．

成因の診断としてウイルスマーカーを検索する．B 型では HBs 抗原が陽性で，HBc 抗体が高力価陽性となる．ウイルス量が多い場合は HBe 抗原も陽性で，低ウイルス量の場合と変異型の感染では HBe 抗原が陰性となる．血中 HBV-DNA は陽性となる．

C 型では HCV 抗体，HCV コア抗原，HCV-RNA が陽性となる．

肝生検で慢性肝炎の確定診断や病期診断し，他の原因による肝障害を除外する．

【治療】 高エネルギー・高蛋白食を基本とするが，わが国の現在の標準的食事はこれに見合っている．激しい運動は避けるが，増悪期を除いて日常生活は制限しない．

B 型ではウイルス量が多く活動性が高い場合はインターフェロン療法や抗ウイルス薬（ラミブジン，アデフォビル，エンテカビル，テノホビル）の投与を行う．

C 型ではペグインターフェロン＋ラミブジン＋テラプレビルまたはシメプレビルの三者併用療法が行われ，著効率は 80％以上に上昇したが，副作用として貧血，皮膚病変などが多くみられた．最近は経口薬（ハーボニー®，ヴィキラックス®，マヴィレット®，ジメンシー®など）のみによる抗ウイルス療法が主流になった．治療非適応患者や治療無効患者で血清 ALT 高値例にはグリチルリチン製剤，ウルソデオキシコール酸を投与する．瀉血により肝内貯蔵鉄を減らすことも効果がある．

【予後】 一般的に 10〜20 年で肝硬変に移行する．慢性肝炎から肝細胞癌が発生することがあるので，血清腫瘍マーカーや腹部超音波検査による定期的観察が必要である．

3）アルコール性肝障害

【概説】 飲酒過多による肝障害で，脂肪肝から肝線維症，アルコール性肝炎を経て肝硬変になる．大量飲酒を契機に重症型アルコール性肝炎を起こすこともある．

【原因】 長期間（5 年以上），大量（1 日 3 合以上）の飲酒により起こるとされ，女性ではこの半量でも起こる．アルコール代謝に伴う肝臓内の変化，代謝産物であるアセトアルデヒドの毒性，免疫学的機序などが想定されている．

【徴候】 肝臓が腫大するが，特定の症状はない．アルコール性肝炎では右季肋部痛，発熱，黄疸，白血球増加がみられる．肝硬変になると肝硬変に特有の症状がみられるが，特に門脈圧亢進症が目立つ．重症型アルコール性肝炎は劇症肝炎に類似している．

【診断】 飲酒歴が重要である．血清 γ-GT，アルカリフォスファターゼの上昇が特徴的で，血清 AST が ALT よりも高値となる．アルコール性肝炎の肝生検像も特徴的で診断に有用である．

【治療】 禁酒を基本とする．アルコール依存症の場合は精神的ケアや家族のサポート

が必要となる．重症型アルコール性肝炎は劇症肝炎に準じた治療を行う．

　【予後】　禁酒ができれば予後は良好であるが困難なことも多い．重症型アルコール性肝炎の致死率は高い．

4）薬物性肝障害

　【概説】　薬物によって引き起こされる肝障害であり，投与量に依存する中毒性肝障害と投与量に依存しないアレルギー性肝障害がある．

　【原因】　中毒性では薬物もしくはその代謝産物が肝毒性を有する．

　アレルギー性では個人差が大きく，事前に予測することは困難である．すべての薬剤はアレルギー性肝障害を起こしうる．頻度の多いものは抗菌薬，中枢神経系用薬，循環器用薬などであるが，漢方薬，健康食品が原因となることもある．

　【徴候】　全身倦怠感，悪心・嘔吐，黄疸が多い．発熱，皮膚掻痒感，蕁麻疹などのアレルギー症状がみられることもある．重症化すると劇症肝炎に類似する．

　【診断】　薬剤の使用歴が重要であり，通常は使用後1か月以内に発症する．好酸球増加などのアレルギー関連の検査所見が陽性となることが多い．

　【治療】　一般的には原因薬剤を中止すると速やかに改善する．改善しない場合はウルソデオキシコール酸や副腎皮質ホルモンを投与する．

　重症型では劇症肝炎に準じた治療を行い，肝移植も考慮する．

　【予後】　原因薬剤の中止によって改善し，劇症化しなければ予後は良好である．

5）自己免疫性肝障害

　【概説】　自己免疫性肝炎は自己免疫現象が著明な肝障害であり，若年～中年女性に好発する．わが国ではHLA-DR4陽性症例が多い．原発性胆汁性胆管炎も中年女性に好発する自己免疫現象が著明な肝障害である．両者を併せて自己免疫性肝障害という．

　【原因】　原因は明らかでない．他の自己免疫疾患（慢性甲状腺炎，関節リウマチ，シェーグレン症候群など）を合併することが多い．

　【徴候】　自己免疫性肝炎の症状は慢性肝炎と類似している．原発性胆汁性胆管炎は症状を認めないものから，早期に掻痒感，黄疸を認めるものがある．両者ともに関節痛など，他の合併疾患の症状を呈することがある．

　【診断】　自己免疫性肝炎では血清AST，ALT値が高値となるが，特にガンマグロブリン値が高くなる．抗核抗体などの血中自己抗体が陽性となるのが特徴である．肝生検組織像では慢性肝炎像を呈する．

　原発性胆汁性胆管炎では血清AST，ALT値の上昇が軽度で，血清アルカリフォスファターゼやγ-GTの上昇が特徴的である．そのためアルコール性肝障害として見過ごされることがある．抗ミトコンドリア抗体が陽性となるのが特徴で，肝生検組織像でも特徴的な所見を呈する．

【治療】　自己免疫性肝炎は一般的に副腎皮質ホルモンの投与で速やかに改善する．原発性胆汁性胆管炎にはウルソデオキシコール酸を投与する．

　【予後】　自己免疫性肝炎は治療が遅れたり，治療に抵抗性の場合は肝硬変に移行する．原発性胆汁性胆管炎も治療が遅れたり，治療に抵抗性の場合は肝硬変に移行し，しばしば肝移植の対象とされる．

6）脂　肪　肝

　【概説】　脂肪肝はもっとも頻度の高い肝疾患である．健診の腹部超音波検査の普及により，肝機能に異常がない脂肪肝が多く存在することが明らかになっている．

　飲酒をしないにもかかわらずアルコール性肝炎と類似した肝組織像を示す脂肪肝があり，非アルコール性脂肪肝炎（non-alcoholic steatohepatitis；NASH）として注目されている．

　【原因】　肥満，糖尿病，脂質異常症との関連が強く，動脈硬化の危険因子と考えられている．

　【徴候】　ほとんどが無症状である．

　【診断】　腹部超音波検査で，肝臓の輝度上昇，深部エコー減衰の増強，胆囊壁の消失，肝内血管の不明瞭が認められると脂肪肝と診断される（図4-27）．

　血清 AST，ALT 値は正常のこともあるが，軽度上昇することが多い．血清アルブミンやビリルビン値には異常を認めない．血清 AST，ALT 値が高い場合は非アルコール性脂肪肝炎を疑って肝組織像を確認する．

　【治療】　運動・食事療法で，適正な体重を維持する．

　【予後】　一般的に予後が良好とされているが，非アルコール性脂肪肝炎は肝硬変に進み，肝細胞癌も発生すると考えられている．

7）肝　硬　変

　【概説】　「肝臓全体が偽小葉とよばれる再生結節によって置き換わった状態」と定義されており，種々の慢性肝疾患の終末の病像である．わが国には約25万人の患者がいる．主な病態は肝細胞障害，門脈圧亢進，門脈大循環シャントである．

　【原因】　多くはB型，C型肝炎ウイルス持続感染によるものであり，慢性肝炎から徐々に移行する．それぞれの病態が少しずつ加わり，増悪していく．

　自己免疫性肝疾患，アルコール性肝障害，代謝性肝障害（ヘモクロマトーシス，ウイルソン病，非アルコール性脂肪性肝炎），循環障害による肝うっ血，長期に経過した薬物性肝障害も原因となる．

　【徴候】　無症状のこともあるが，全身倦怠感，食欲不振，易疲労感がみられることがある．代償期にはくも状血管拡張，手掌紅斑，女性化乳房，出血傾向（鼻出血，歯肉出血，紫斑）がみられる．これらに黄疸，腹水，肝性脳症（羽ばたき振戦，昼夜逆転，失

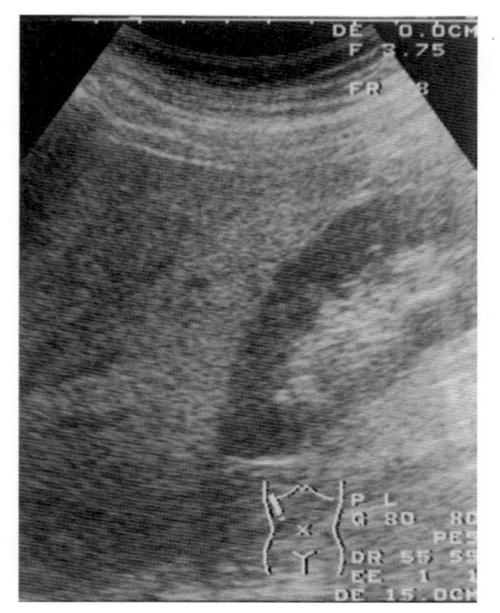

図4-27　脂肪肝の超音波像
右の腎臓皮質に比して輝度が増している

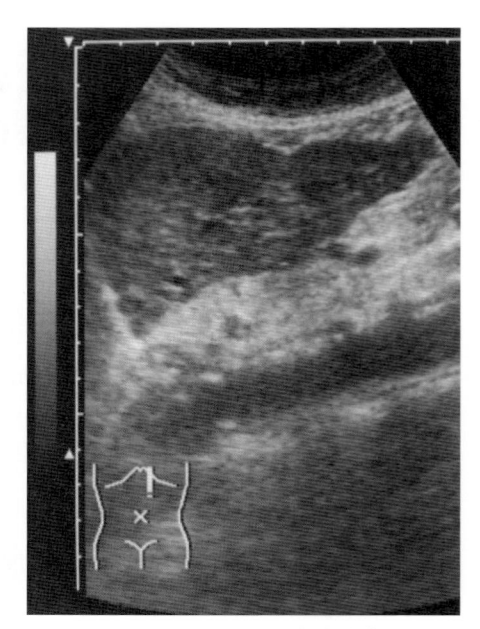

図4-28　肝硬変の超音波像
表面に凹凸がみられ辺縁が鈍になっている

見当識)が加わると非代償期とよぶ.

【診断】　肝細胞障害(血清AST,ALT上昇,アルブミン低下,プロトロンビン時間延長),門脈圧亢進(腹壁静脈怒張,食道静脈瘤,腹水,脾腫と汎血球減少,特に血小板減少),特徴的な画像所見(超音波検査,CT検査,MRI検査による結節状肝,脾腫)から診断する(図4-28).

肝硬変は病理診断名であるが,画像診断の進歩により侵襲のある検査は避けるようになっており,腹腔鏡像(結節状肝)(口絵⓬)や肝生検組織像(偽小葉の形成)を診断に用いることは少なくなっている.

肝硬変の重症度の指標としてChild-Pugh分類がある.

【治療】　代償期には高エネルギー・高蛋白食を基本とする.激しい運動は避けるが日常生活は制限しない.

主な死因である消化管出血,肝癌,肝不全,感染症に対する予防と治療を行う.

食道静脈瘤については,食道静脈瘤の項を参照のこと.消化管出血の原因として消化性潰瘍の頻度も多いので,内視鏡での確認が必要である.

肝細胞癌に対しては定期的に血清腫瘍マーカーであるαフェトプロテインまたはPIVKA-IIの測定および腹部超音波検査を行う(3〜4か月に1回).

非代償期の肝不全に対しては腹水のコントロール(食塩制限,利尿薬,腹水穿刺),

便秘の予防（緩下薬），腸管でのアンモニア産生・吸収の抑制（低蛋白食，ラクチュロース投与），アミノ酸バランスの是正（分岐鎖アミノ酸製剤の投与）を行う．

【予後】　三大死因は消化管出血，肝細胞癌，肝不全であり，感染症も多い．C型肝硬変からの肝細胞癌の発生は年率約7％である．

8) 肝　　癌

【概説】　肝癌には原発性肝癌と転移性肝癌がある．原発性肝癌には肝細胞を起源とする肝細胞癌（約90％）と肝内胆管細胞を起源とする胆管細胞癌（約10％）がある．わが国では年間約25,000人の肝癌死亡者がおり，約2：1と男性に多い．

【原因】　肝細胞癌の70〜80％はC型肝炎ウイルスによる肝硬変あるいは慢性肝炎によるものであり，B型肝炎ウイルスによるものは10％程度である．アルコール性肝硬変，自己免疫性肝障害により発生するものも少数ながら存在し，最近は非アルコール性脂肪性肝炎からの発癌も報告されている．

転移性肝癌は大腸癌，膵臓癌，乳癌，肺癌などが多い．

【徴候】　原発性肝癌と転移性肝癌ともに特徴的な症状はない．肝細胞癌の多くは慢性肝炎・肝硬変を伴っており，その症状がみられる．

【診断】　肝細胞癌の早期診断のためには基礎疾患を有する患者に対して定期的に血清腫瘍マーカーであるαフェトプロテインまたはPIVKA-IIの測定および腹部超音波検査を行う（図4-29）．

超音波検査で肝癌が疑われた場合は造影CT検査や造影MRI検査を行う．また血管造影検査で腫瘍血管を描出し，超音波下で腫瘍組織の針生検を行う．転移性肝癌では血清アルカリフォスファターゼやγ-GTの上昇が特徴的である．

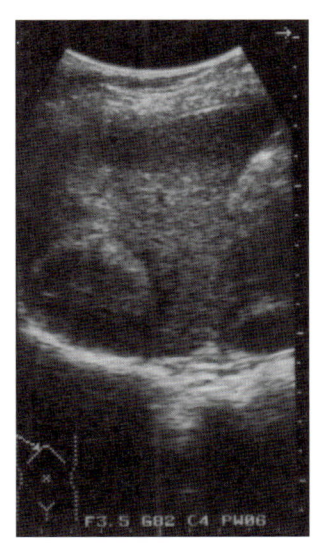

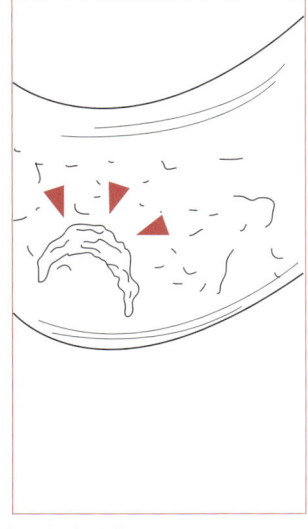

図4-29　肝癌の超音波像

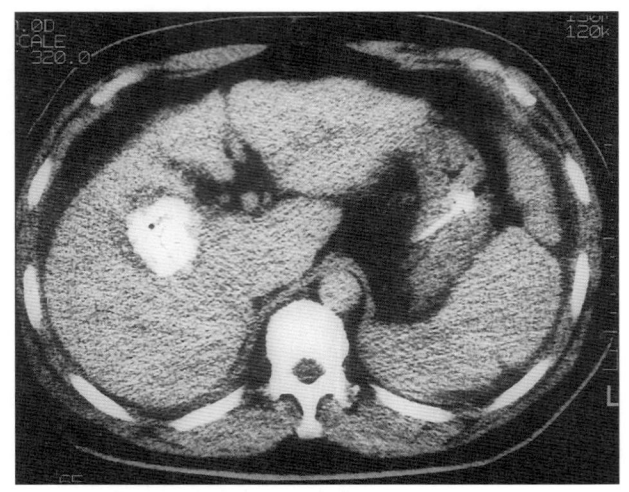

図4-30 肝癌治療後のCT像
白い部分が肝動脈塞栓術により壊死となり造影剤が沈着している肝癌

　類似した肝内腫瘤に肝血管腫がある．良性の腫瘍であり，健診の超音波検査で偶然に発見されることが多い．

【治療】　肝細胞癌は血管造影検査で診断を確定し，肝動脈塞栓術を行う（図4-30）．
　腫瘍径が3cm以下で単一あるいは少数の場合には，超音波ガイド下に腫瘍を針で穿刺し，先端からラジオ波やマイクロ波を出して腫瘍組織を死滅させる経皮的マイクロ波凝固療法，経皮的ラジオ波凝固療法が広く行われる．
　肝機能の良好な例では外科的切除術が行われることもあるが，残された肝臓は慢性肝炎あるいは肝硬変であり，再発が多く，治療後も定期的な検査が必要となる．
　転移性肝癌は孤立性であれば外科的切除術が行われる．経皮的マイクロ波凝固療法なども試みられている．抗癌薬による化学療法，特に肝動脈から直接薬剤を注入する方法も効果がみられることがある．

【予後】　新たな治療法の開発により治療法の選択の幅が広がって予後は改善したが，原発性肝癌は再発が多い．

9）胆石症・胆嚢炎

【概説】　胆汁中のコレステロールやビリルビン，カルシウムが胆嚢内で析出したものを胆石といい，大きさは砂状のものから鶏卵大までさまざまである．総胆管内に結石が存在する場合は総胆管結石という．
　胆嚢に細菌が感染したものを胆嚢炎といい，大部分は胆石の刺激が契機となって起こる．胆石が存在せず，原因が不明のものは無石胆嚢炎という．
　健診の腹部超音波検査で偶然に胆石が発見されることが多く，胆石の多くは無症状で

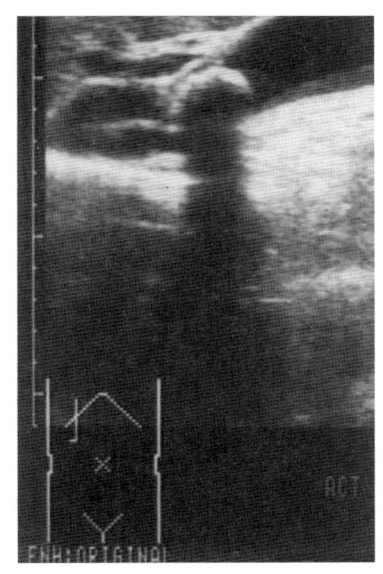

図4-31 胆石の超音波像

ある．

【原因】 コレステロール結石は食生活，肥満，脂質異常症などの因子が絡み合って生じ，ビリルビン結石は溶血や胆道の細菌感染により生ずる．近年はコレステロール結石が増加している．胆嚢炎の起因菌としては大腸菌，クレブシエラ菌，腸球菌が多い．

【徴候】 胆石の多くは無症状であり，無症候性胆石という．胆石が胆嚢頸部に嵌頓すると心窩部に強い痛みが生じ，右肩に放散することもある（胆石発作）．高脂肪食は胆嚢を収縮させるので胆石発作を誘発しやすい．

胆嚢炎では上腹部痛に加えて発熱，黄疸，悪心・嘔吐がみられる．

総胆管結石は閉塞性黄疸の原因となり，細菌感染が加わって化膿性胆管炎を起こしやすい．閉塞性黄疸では黄疸，褐色尿，灰白色便がみられる．化膿性胆管炎では発熱がみられるとともに敗血症性ショックを起こしやすい．

【診断】 胆石は腹部超音波検査で胆嚢内に球形の物体として描出され，体位変換によって移動する（図4-31）．胆嚢ポリープと紛らわしいこともあるが，移動性が認められれば胆石である．

胆嚢炎の血液検査では白血球増加，CRP高値と高ビリルビン血症がみられ，腹部超音波検査で胆嚢の腫大，胆嚢壁の3層化，胆嚢周囲の液体貯留がみられる．

総胆管結石では腹部超音波検査で肝内胆管が拡張する．内視鏡的胆管膵管造影（ERCP）検査やMRIを用いたMR胆管膵管撮影（MRCP）検査で拡張した胆管系と結石を描出する．

【治療】 無症候性胆石は経過観察する．暴飲暴食を避け，高脂肪食を避ける．

胆石発作時には絶食とし，抗コリン薬や鎮痛薬を非経口的に投与する．

胆石発作を繰り返す場合や胆囊炎を起こした場合は胆囊摘除術が行われる．急性期には抗菌薬や鎮痛薬の投与，超音波下胆囊ドレナージを行い，炎症が収まってから摘出手術を行う．最近は腹腔鏡下で行われることが多い．

体外衝撃波結石破砕療法で胆石を小片に砕いたり，石灰化のないコレステロール結石に対して経口胆石溶解療法（ウルソデオキシコール酸）を行うこともある．

総胆管結石の場合は内視鏡的に胆管の十二指腸開口部を切開して結石を除去する．

【予後】　一般的に良好であるが，胆囊が穿孔すると腹膜炎を起こす．胆管炎は敗血症性ショックを起こしやすい．

10）胆囊ポリープ

【概説】　胆囊内の良性の隆起性病変である．健診の腹部超音波検査で偶然に発見されることが多く，近年増加している．

【原因】　腺腫性ポリープの成因は不明である．コレステロールポリープは胆囊内壁にコレステロール結晶が取り込まれたものである．

【徴候】　無症状である．

【診断】　腹部超音波検査で胆囊内に突出した隆起として検出される．体位変換によって移動しない．

また，胆囊癌との鑑別も必要である．一般的に胆囊ポリープの多くは径が1 cm以下であり，1 cm以上の場合は胆囊癌を疑い，造影CT検査や造影MRI検査を行う．

【治療】　初回は2，3か月後に経過観察する．大きさに変化がないものは1年ごとに経過観察する．

【予後】　予後は良好である．

11）胆囊癌

【概説】　胆囊癌は胆囊に発生する悪性腫瘍であり，大部分は腺癌である．60〜70歳代に多く，男女差はみられなくなっている．

【原因】　原因は不明である．胆石と併存することが多い（50〜80％）．

【徴候】　胆囊癌の初期は無症状である．進行すると右季肋部痛，悪心，黄疸，体重減少が出現する．

【診断】　胆囊癌は胆囊内に隆起性の病変として認められることが多いが，胆囊壁の部分的肥厚として認められることもある．造影CT検査か造影MRI検査を行う．

紛らわしい疾患に胆囊腺筋腫症（アデノミオマトーシス）がある．

【治療】　外科的手術で摘出する．転移や周囲への浸潤があるものは全身化学療法を行うが効果は一時的である．

【予後】　予後不良である．

12）総胆管癌

【概説】　総胆管癌は総胆管に発生する悪性腫瘍である．

【原因】　原因は不明である．

【徴候】　初期は無症状である．進行すると閉塞性黄疸を発症する．

【診断】　腹部超音波検査で拡張した肝内胆管を認める．MR胆管膵管撮影（MRCP）検査で総胆管を観察する．

【治療】　外科的手術で腫瘍部分を摘出するが，切除できない場合は胆管にドレーンを入れて閉塞性黄疸を軽減する．全身化学療法の効果は一時的である．

【予後】　予後不良である．

13）急性膵炎

【概説】　急性膵炎は何らかの刺激によって膵実質が破壊され，流出した膵酵素がさらに膵実質を破壊するという悪循環を起こして進行する疾患である．ほとんどの場合に細菌感染も加わるが，膵の自己消化が本態と考えられている．

【原因】　急性膵炎の引き金としてアルコール多飲による膵液流出障害（約40％）や胆石・総胆管結石による胆汁の逆流（約20％）が知られているが，成因が不明なものも多い（約25％）．高脂肪食や高トリグリセリド血症は危険因子とされる．

自己免疫によると考えられる膵炎もあり，特に自己免疫性膵炎とよばれる．

【徴候】　上腹部痛や背部痛，悪心・嘔吐がみられる．腹痛・背部痛は仰臥位で増強し，坐位前屈（エビ姿勢）で軽減する．重症例では発熱，ショック，意識障害がみられる．

【診断】　仰臥位で増強し，坐位前屈で軽減する腹痛・背部痛という症状は診断的価値が高い．血清・尿中の膵逸脱酵素（アミラーゼ，リパーゼ）が上昇する．膵アミラーゼは速やかに尿中に排泄されるので，尿中アミラーゼも参考にする．

腫大した膵臓により胆管が狭窄して閉塞性黄疸がみられることもある．腹部超音波検査やCT検査などの画像検査で膵臓の腫大や周囲の液体貯留を認め，さらに進行すると腹水がみられる．

重症例では低カルシウム血症がみられ，血管内血液凝固症候群や多臓器不全が合併すれば，それらによる検査異常（プロトロンビン時間延長，血小板減少，クレアチニン・尿素窒素上昇）も出現する．

【治療】　急性膵炎では絶飲食として輸液を行う．鎮痛薬（抗コリン薬，ペンタゾシンなど），膵外分泌・胃酸分泌抑制薬（H_2受容体拮抗薬，プロトンポンプ阻害薬など），プロテアーゼ阻害薬，抗菌薬を投与する．重症例で血管内血液凝固症候群や多臓器不全を併発した場合はそれに準じた治療を行う．

【予後】　急性膵炎は一般的に予後良好であり，慢性膵炎に移行することは少ない．重症急性膵炎は年間で約1,000例程度であるが，血管内血液凝固症候群や多臓器不全，敗

血症を合併すると致命率は約30%となる．

14）慢性膵炎

【概説】　何らかの刺激により膵組織の破壊と膵臓の線維化が徐々に進行する疾患である．

【原因】　男性ではアルコールによるものが約70%と多く，不明なものが約20%．女性では約60%は原因不明であり，胆石によるものが約20%となっている．

【徴候】　上腹部痛・背部痛を繰り返すが，食欲不振，腹部膨満感，悪心・嘔吐などの不定症状のこともある．急性再燃時には急性膵炎様の症状を呈する．進行すると消化吸収障害による脂肪下痢や二次性糖尿病の症状（口渇，多尿，体重減少）も出現する．

【診断】　腹部X線検査で膵臓に一致した石灰沈着を認め，腹部超音波検査やCT検査で膵内不整エコー，石灰化像，膵管の不整拡張を認める．MRCPやERCPで膵管の不整拡張像を描出する．外分泌機能検査としてパラアミノ馬尿酸吸収試験（PABA試験）がある．リパーゼ値は急性再燃時を除き参考にならない．

内分泌機能が低下すると二次性糖尿病となる．

【治療】　慢性膵炎では疼痛対策（抗コリン薬，非ステロイド系抗炎症薬，ペンタゾシン，神経ブロック）が主体となり，消化酵素薬による蛋白，脂肪の消化吸収補助を行う．急性再燃時には急性膵炎と同様な治療を追加する．

二次性糖尿病に対しては膵組織破壊によるインスリン分泌障害が主因なのでインスリンを投与する．

【予後】　慢性膵炎は治癒せずに徐々に進行するが，生命予後は悪くない．飲酒の継続や糖尿病のコントロール不良が生命予後を悪くする要因となる．

15）膵　　癌

【概説】　膵管上皮に発生する膵臓の悪性腫瘍である．発生部位により，膵頭部癌，膵体部癌，膵尾部癌に分ける．内分泌腺から発生する悪性腫瘍であるインスリノーマ（インスリンを分泌して低血糖発作を起こす），グルカゴノーマ（グルカゴンを分泌する）はまれである．死因統計では男性で第4位，女性で第3位であり，高齢男性に多い．

【原因】　喫煙，糖尿病，慢性膵炎との関連が示唆されている．遺伝子変異も報告されている．

【徴候】　無症状のことが多く，食欲不振，悪心・嘔吐，上腹部痛などの症状があっても軽微である．進行すると食欲不振，悪心・嘔吐，上腹部痛，背部痛が増強し，下痢，体重減少がみられる．

膵頭部癌では胆管が圧迫されて閉塞性黄疸が現われる．これが早期発見につながるが，その他の部位の場合は消化機能の低下（脂肪下痢，体重減少）や，二次性糖尿病の出現（口渇，多尿，体重減少）で気づかれることもある．

【診断】 膵臓は後腹膜腔にあるので，触診で腫瘤を触れるのは進行してからである．膵癌が疑わしい場合は腹部超音波検査，CT 検査，MRI 検査を行って検索する．

上部消化管内視鏡を用いて十二指腸から膵管を造影する内視鏡的逆行性胆管膵管造影（ERCP）検査は癌による膵管の変化を描出する検査である．最近は MRI を用いた MR 胆管膵管撮影（MRCP）検査でも非侵襲的に同様の変化を捉えることができる．

血清腫瘍マーカーとして血清 CA 19-9 の特異性が高く，血清アミラーゼ値，リパーゼ値は参考とならない．

【治療】 転移がないものは外科的手術（膵頭部癌では膵頭十二指腸切除術）により腫瘍部を摘出する．閉塞性黄疸がある場合は経皮経肝胆管ドレナージ（PTCD）で胆汁を排出し，黄疸を軽減してから手術を行う．手術不能例ではそのままドレナージを留置して自宅生活を送ることもある．

手術不能例には全身化学療法や放射線治療を併用する．分子標的薬は一時的な効果を期待できるが，長期的効果は明らかでない．疼痛対策として強力な鎮痛薬を用いる．

二次性糖尿病に対してはインスリンを投与する．

【予後】 転移のない切除可能例の 5 年生存率は 40% 程度，転移のあるものは 3 年生存率が 10% と予後不良である．

c. 腹膜疾患

1）急性腹膜炎

【概説】 細菌感染により腹膜に炎症を起こしたものである．部分的なものを限局性腹膜炎，腹部全体に及んだものを汎発性腹膜炎という．

【原因】 胆嚢炎，虫垂炎，憩室炎，女性器付属器炎などの臓器の炎症が腹膜に波及したり，胃・十二指腸潰瘍などで管腔臓器が穿孔して炎症が起こる．

【徴候】 腹痛，悪心・嘔吐，発熱がみられる．また原因疾患の症状がみられる．

【診断】 触診で腹膜刺激症状（ブルンベルグ徴候，筋性防御）がみられ，血液検査では白血球増加，CRP 高値がみられる．

【治療】 絶食として輸液を行う．汎発性腹膜炎ではショック対策が必要である．原因菌に有効な抗菌薬を投与するが，不明の場合はグラム陰性腸内細菌に有効な抗菌薬を組み合わせて投与する．腹腔内に膿瘍を形成した場合は穿刺あるいはドレーンを挿入して排膿，あるいは開腹して腹腔洗浄を行う．また外科的手術により原因を除去する．

【予後】 原因疾患による．ショック，多臓器不全を起こすと死亡することがある．

2）癌性腹膜炎

【概説】 癌細胞が腹膜に転移して起こる腹膜の炎症であり，血性の滲出性腹水が貯留する．

【原因】 胃癌，大腸癌，胆囊癌，膵臓癌などの消化器癌によるものが多いが，原発巣が不明の場合もある．

【徴候】 腹痛，腹部膨満感，悪心がみられる．腹水が増加すると腹部が緊満し，横隔膜が上方に圧迫されるので呼吸困難が出現する．

【診断】 打診で体位変換により移動する濁音界が認められる．腹部超音波検査は簡便で確実な腹水の観察手段である．腹水の貯留がみられた場合は試験穿刺し，浸出性腹水（しばしば血性）であることを確認，細胞診で腹水中の癌細胞を検出する．癌細胞の種類から原発巣を推測できることもあるが，不明の場合もある．

【治療】 腹部が緊満している場合は排液するが，再貯留するので最小限にする．この際に大量の水分が失われるので，輸液をして脱水を補正する．腹腔内に抗癌薬を注入する．利尿薬も投与するが，漏出性腹水に比べて効果は得にくい．

【予後】 原因疾患による．抗癌薬の効果は一時的である．

D 代謝疾患

1 総論　156	b．脂質異常症　165
a．代謝疾患とは　156	c．肥満症　168
b．体質，遺伝と環境　156	d．メタボリックシンドローム　170
2 各疾患　157	e．高尿酸血症・痛風　171
a．糖尿病　157	

1 総論

a. 代謝疾患とは

身体のなかでは常に新しいものが取り入れられ，生体に必要なものに変えられ利用されたり蓄積されたりし，不要になれば体外に排出される．これを新陳代謝とよんでいる．この一連の流れの乱れによって生じるのが代謝疾患である．本項では糖尿病，脂質異常症，肥満症，高尿酸血症・痛風を代表的で重要な代謝疾患として取りあげ，解説する．

b. 体質，遺伝と環境

代謝疾患は，遺伝的異常があるために代謝が適切に行われず発症することがある．また一方では，過食，運動不足などの日常の生活習慣がその発症，進展に大きく関係している．その意味で，生活の改善，悪しき生活習慣の見直し・修正が治療や予防に重要な

意味をもってくる．つまり，代謝疾患は遺伝，体質と生活習慣などの環境とが重なりあい相互に影響して発症する慢性疾患で，代表的な生活習慣病といえる．生活に直結しているために，治療にあたり長期間にわたる繰り返しの指導，教育が必要となる．さらに遺伝・体質も発症と関連しているので，本人だけでなく家族に対する配慮も必要である．

2 各 疾 患

a. 糖尿病

【概説・原因】　糖尿病は「インスリン作用の不足による慢性の高血糖状態を主徴とする代謝疾患群」と定義される．インスリン作用が不足することを契機として，慢性的に高血糖状態が続き，その結果としての代謝異常が起こり，特有の合併症が生じる．

2016年の調査によると，日本の糖尿病患者数は約1,000万人，糖尿病の可能性のある者（境界型）は1,000万人，計2,000万人と推定されている．

① インスリン：インスリンは膵尾部に多く存在するランゲルハンス島のβ細胞で産生・分泌されるポリペプチドホルモンである（図4-32）．

② インスリン作用：インスリンは血糖値を下げるホルモンとして知られているが，その作用は肝臓，筋肉や脂肪組織の細胞内へブドウ糖を取り込み，エネルギーとして利用・貯蔵することである．インスリン作用とは，このようにインスリンが組織に

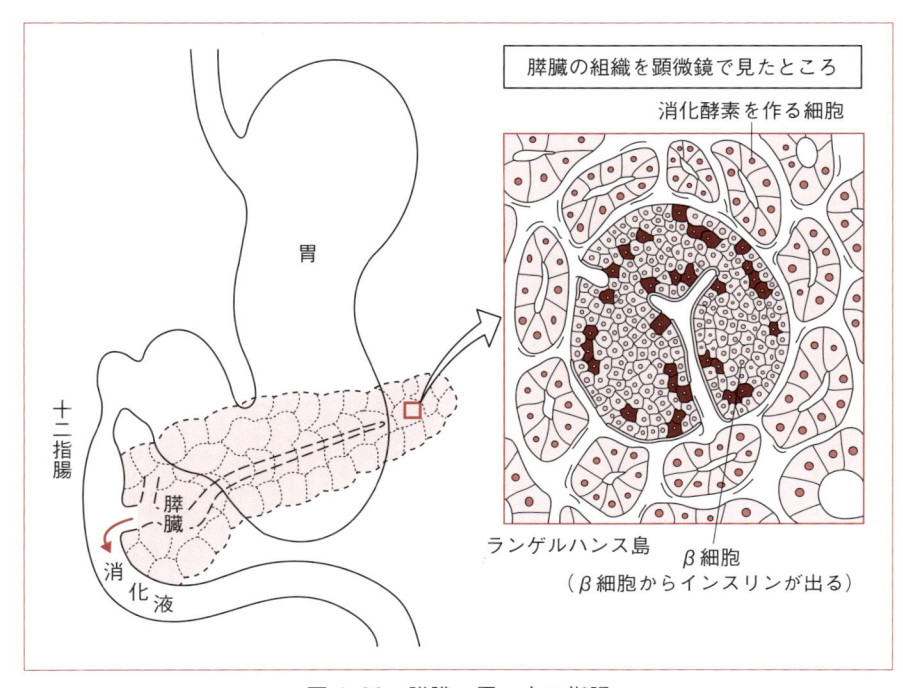

図4-32　膵臓，胃，十二指腸

おいて代謝調節作用を発揮することをいう．

③ 分類

　ⅰ）成因分類

　　・1型糖尿病：膵β細胞の破壊的病変によりインスリンが産生・分泌されなくなるため，絶対的インスリン欠乏となり，インスリン補充療法が必須となる．全糖尿病患者に対し1型糖尿病患者頻度は日本では5%以下である．

　　・2型糖尿病：インスリン作用の相対的低下により引き起こされる糖尿病である．通常肥満していることが多く，40歳以上の発症が多い．家系内に糖尿病患者がいることが多い．

　　・その他特定の疾患，条件に伴う糖尿病：1型，2型以外の糖尿病．

　　・妊娠糖尿病：妊娠中に発症あるいは初めて発見された耐糖能異常をいう．

　ⅱ）病態分類：糖尿病の治療を行ううえで，食事，運動療法など生活習慣の改善を行うか，経口薬が必要なのか（インスリン非依存状態），あるいはインスリン注射を行うべきか（インスリン依存状態）によって分類する．

【徴候】　急激にインスリン作用が不足すると血糖値は著しく上昇し，代謝障害が生じ，ケトアシドーシス，高度の脱水が起こり，糖尿病性昏睡をきたす．慢性的なインスリン作用不足による高血糖や代謝障害が続くと，細動脈に障害（細小血管障害）が生じ，糖尿病に特有な網膜症，腎症，神経障害（糖尿病の三大合併症）を起こす．一方では動脈硬化を促進し，心筋梗塞，脳梗塞，下肢動脈閉塞など（大血管障害）を起こす．

【診断】　糖尿病の診断は血糖値とHbA1cを用いて行う．

① 糖尿病型の判定と糖尿病の診断

　ⅰ）糖尿病型の判定：下記（1）〜（4）のいずれかに該当すれば糖尿病型と判定する．

　　ア）血糖値

　　　（1）早朝空腹時血糖値126 mg/dL以上

　　　（2）75 g経口ブドウ糖負荷試験で2時間後血糖値200 mg/dL以上

　　　（3）随時血糖値200 mg/dL以上

　　イ）HbA1c

　　　（4）6.5%以上

　ⅱ）糖尿病の診断

　　ア）別の日に行った検査で糖尿病型が2回以上．ただし，1回は血糖値が糖尿病型．

　　イ）（1）〜（3）のいずれかと（4）が同一採血で確認できれば糖尿病と診断する．

　　ウ）血糖値が糖尿病型で，かつ糖尿病の典型的症状や合併症がある．

② 75 g経口ブドウ糖負荷試験による判定区分と判定基準

　ⅰ）糖尿病型：空腹時が126 mg/dL以上，または負荷後2時間が200 mg/dL以上

表 4-12　血糖コントロール目標

目　標	コントロール目標値[4]		
	血糖正常化を 目指す際の目標[1]	合併症予防 のための目標[2]	治療強化が 困難な際の目標[3]
HbA1c（％）	6.0 未満	7.0 未満	8.0 未満

治療目標は年齢，罹病期間，臓器障害，低血糖の危険性，サポート体制などを考慮して個別に設定する．

注1）適切な食事療法や運動療法だけで達成可能な場合，または薬物療法中でも低血糖などの副作用なく達成可能な場合の目標とする．
注2）合併症予防の観点からHbA1cの目標値を7％未満とする．対応する血糖値としては，空腹時血糖値130 mg/dL 未満，食後2時間血糖値180 mg/dL 未満をおおよその目安とする．
注3）低血糖などの副作用，その他の理由で治療の強化が難しい場合の目標とする．
注4）いずれも成人に対しての目標値であり，また妊娠例は除くものとする．

（日本糖尿病学会．糖尿病診療ガイドライン 2019）

の場合．

ⅱ）正常型：空腹時が110 mg/dL 未満でかつ負荷後2時間が140 mg/dL 以下の場合．

ⅲ）境界型：糖尿病型にも正常型にも判定されない場合．

③ 血糖コントロールの指標と評価（表 4-12）：血糖コントロールの評価にはHbA1cを用いる．治療目標は年齢，罹病期間，臓器障害，低血糖の起こりやすさ，治療のためのサポート体制で患者一人ひとりにより異なっているので，総合的に判断しなければならない．特に高齢者では，認知症やADL，併存疾患などを考慮し，加齢に伴って重症低血糖の危険性が高まるので，慎重に個別的に設定する．

④ 糖尿病の診断，診療に当たっての留意点

ⅰ）病歴聴取で注意すること

・病歴

家族歴，肥満歴，妊娠，出産歴，職歴．

・症状：多飲・多尿・口渇，易疲労，体重減少，視力低下，足のしびれ，歩行時下肢痛，勃起不全，発汗異常，便秘・下痢，排尿障害，起立性低血圧など．

・治療歴

・糖尿病に対する知識，病識

・生活習慣：1日の生活パターン，家族構成，生活状況，飲酒，喫煙の有無．

・高齢者では認知，ADL，併存疾患

ⅱ）糖尿病で注意すべき身体所見

・全身所見：身長，体重（BMIを計算），ウエスト周囲長（腹囲），血圧，脈拍．

・神経系：上下肢の感覚障害（しびれ），振動覚低下，腱反射（膝蓋腱反射，アキレス腱反射）消失．

- 眼：白内障，眼球運動．
- 皮膚：皮膚の変色，外傷（引っ掻き傷），潰瘍，発疹，白癬など．
- 下肢：下肢の変色，浮腫，壊疽，潰瘍，胼胝(べんち)形成，足背動脈の触知．
- 口腔：う歯，歯周病，歯牙脱落．

【治療】　糖尿病の治療は食事，運動，薬物治療の3つが主な治療法であるが，糖尿病の発症，進展には生活習慣の関与が大きく，患者の糖尿病に対する正しい理解と治療法の実行がない限り改善や軽快は望めず，そのためにも教育が不可欠である．

① 食事療法：糖尿病治療の基本．

　ⅰ）摂取エネルギー量：1日の摂取エネルギー量は標準体重をもとに性別，活動量などを加味して決める．

　ⅱ）栄養素のバランス：エネルギー摂取量が決まれば，その範囲内で糖質，蛋白質，脂質の三大栄養素をバランスよく配分する．

　ⅲ）食品交換表：糖尿病の食事療法をより簡便に行うことができるように，日本糖尿病学会では「糖尿病食事療法のための食品交換表」を出版している．

　ⅳ）食事療法での注意
　　・禁酒，ショ糖（砂糖）・食塩の適切な摂取．

② 運動療法

　ⅰ）運動の効果：運動の効果はエネルギーを消費する作用のほか，インスリンの感受性を高め，インスリン作用を強め，血糖値，脂質代謝を改善する（表4-13）．

　ⅱ）運動療法の種類：運動の方法により有酸素運動とレジスタンス運動がある．
　　・運動の方法
　　　有酸素運動：歩く，走る，泳ぐなど場所を移しながら行う運動で，1人でもできるなどの理由から，歩行がよく勧められる．
　　　レジスタンス：場所の移動のない筋肉運動（筋力トレーニング，ストレッチ，ダンベル）などをいう．
　　　有酸素運動とレジスタンス運動を交互に組合わせて行えればさらによい．

表4-13　運動には次のような効果がある

1. 運動の急性効果としてブドウ糖，脂肪酸の利用が促進され血糖が低下する
2. 運動の慢性効果としてインスリン抵抗性が改善する
3. エネルギーの摂取量，消費量のバランスをよくし減量効果がある
4. 加齢や運動不足による筋萎縮や，骨粗鬆症の予防に有効である
5. 高血圧や脂質異常症の改善に有効である
6. 心肺機能をよくする
7. 運動能力が向上する
8. 爽快感，活動気分など日常生活のQOLを高める効果も期待できる

・運動の強度：自覚的運動強度により判定されている．また運動時の脈拍を測定することにより，運動強度を推定することができる．

　　　糖尿病の運動療法での強度は有酸素運動域であることが適切で，自覚的運動強度は「楽である」から「ややきつい」程度を目安とする．

iii) 運動法：歩行運動なら1回20～60分で，日常生活での活動性を上げる．

iv) 運動の頻度：毎日行うことが望ましいが，少なくとも週3～5回行うのがよいとされている．

v) 運動療法指導上の注意

　・血糖を下げるためには食後1時間ごろから運動するのがよい．

　・衣服，靴は運動に適したものを用いる．特に靴は足に負担がかかったり，傷を作ったりしないウォーキングシューズを勧める．

　・運動療法と食事療法をともに行うと効果が高まる．

　・運動後の低血糖，および空腹感による過食に注意．

　・腰椎，膝，足関節に障害がある場合は水泳，水中歩行，椅子に座っての運動．

vi) 運動の消費エネルギー：運動で消費するエネルギーは患者自身が考えているほど多くない．速足で歩いて約25分で約100 kcalを消費（体重60 kgの場合）する程度である．

vii) 運動療法の禁止・制限

　・禁止

　　血糖コントロールが悪い場合：空腹時血糖250 mg/dL以上，あるいは尿中ケトン体中程度以上陽性

　　増殖性網膜症による新鮮な眼底出血

　　腎不全（血清クレアチニン値が男性2.5 mg/dL，女性2.0 mg/dL以上）

　・制限　心・肺機能，運動器に障害がある場合

③ 薬物療法：糖尿病による代謝改善を目的として薬物療法が行われる．食事，運動療法を十分に行っても血糖コントロールが達成できない場合，インスリンや経口血糖降下薬（経口薬）が用いられる．経口血糖降下薬には3つのタイプがあり，病態，高血糖の程度に応じて使い分けたり，併用されたりしている．

i) インスリン分泌促進薬

　・スルホニル尿素薬（SU薬）：主に膵でのインスリン分泌を促進．

　・フェニルアラニン誘導体：インスリン分泌を速効性で促進．

　・DPP-4阻害薬：インスリン分泌を高めるインクレチンを非活性化するDPP-4の作用を阻害し，インスリンの分泌を高める．

　・GLP-1受容体作動薬：DPP-4に非活性化されにくい構造をもつ．インスリンと

同じように皮下注射する．経口薬も市販された．
- イメグリミン：細胞内ミトコンドリアに作用しインスリン分泌促進・抵抗性改善．

ii ）インスリン抵抗性改善薬
- ビグアナイド薬：肝，筋肉，脂肪組織に作用し血糖上昇を抑制．
- チアゾリジン誘導体：肝や筋肉でのインスリン抵抗性を改善．

iii）糖吸収・排泄調節薬
- α-グルコシダーゼ阻害薬：腸管からの糖の吸収を遅らせ血糖値の上昇を抑制．
- SGLT2阻害薬：腎尿細管でブドウ糖を再吸収するSGLT2の作用を阻害し，尿糖排泄を促し血糖を低下させる．

iv ）インスリン：1型糖尿病患者だけでなく，インスリン作用が低下した2型糖尿病患者においてもインスリン療法が行われる．
- インスリン療法の絶対的適応：①インスリン依存状態，②糖尿病昏睡（ケトアシドーシス，高浸透圧高血糖症候群，乳酸アシドーシス），③重度の肝・腎障害の合併，④重症感染症，外傷，全身麻酔による外科手術，⑤やせ型で栄養状態低下，⑥糖尿病合併妊婦，⑦高カロリー輸液時の血糖コントロール，⑧SU薬アレルギー．
- インスリンの相対的適応：インスリン非依存状態でも，著明な高血糖の場合や，ケトーシスの傾向がある場合．
- インスリンの作用時間と種類：インスリンは作用時間の違いから分類されている．超速効型インスリン，速効型インスリン，中間型インスリン，持効型インスリン，混合型インスリン．
- 自己血糖測定（self monitoring of blood glucose; SMBG）：患者自身が採血し，自分で血糖を測定する．患者は指先等を穿刺して得られた少量の血液で血糖を測定する．2017年から採血の必要がない持続血糖モニター（CGM）が健保に収載された．

④ 低血糖：経口薬やインスリンを用いて厳格な血糖コントロールをめざすと低血糖を起こしやすくなる．

i ）症状
- 血糖値が50 mg/dL以下になるとまず空腹感，あくび，交感神経刺激作用（発汗，不安，動悸，頻脈，手指振戦，顔面蒼白など）などの症状が出現する．
- さらに低下すると中枢神経系症状（頭痛，眼のかすみ，空腹感，眠気，生あくび，無表情など）が生じる．
- 血糖値が30 mg/dL以下になると痙攣，昏睡に陥る．

ii ）対策：常時10〜20 gの砂糖（スティックシュガーなど）またはぶどう糖を携行

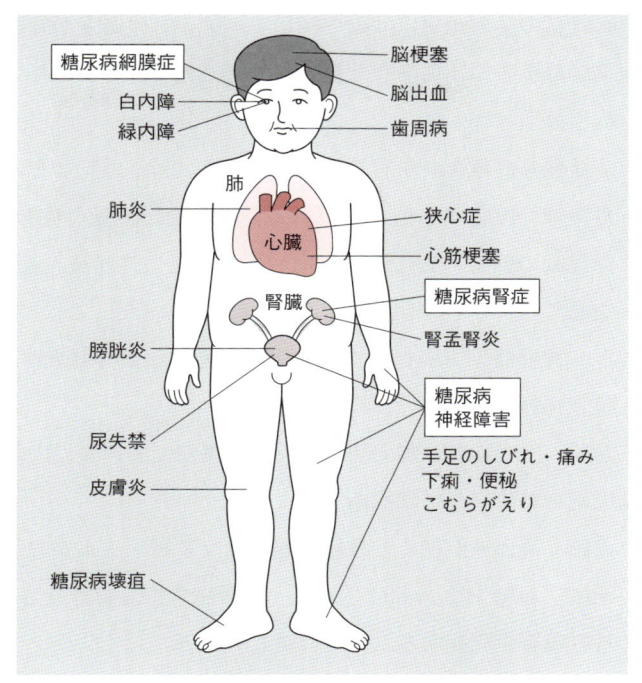

図 4-33　糖尿病の主な慢性合併症
糖尿病の予後を決めるのは合併症．そのなかで糖尿病網膜症，糖尿病腎症，糖尿病神経障害を「糖尿病の三大合併症」という

させ，低血糖症状が出現したと感じたらただちに服用する．

1）慢性合併症

細小血管障害と大血管障害がある（図4-33）．

（1）細小血管障害

① 糖尿病網膜症：わが国では中途失明する患者の12.8％（2017年）を占め，原因疾患として第3位である．毎年，約3,000人が糖尿病網膜症のために失明している．

出血，白斑，黄斑浮腫などの初期病変が出現し，さらに進行すると，硝子体出血や網膜剝離を起こし失明する．

② 糖尿病腎症

ⅰ）概要：高血糖のため腎糸球体が破壊され，尿蛋白が出現し，徐々に腎機能が低下する．進行すると腎不全となり血液透析が必要となる．2022年には14,330人が糖尿病腎症のため透析を開始し，糖尿病患者が全透析導入患者の38.7％であった．

ⅱ）病期と治療

①血糖コントロール，②蛋白摂取制限，③血圧コントロール，の3つが重要である．血糖コントロールは，すべての病期において行う．蛋白摂取制限は早期腎症から開始する．血圧コントロールはすべての病期で重要．食塩摂取制限に加え高血圧であれば降圧薬を服用する．

腎症の早期発見には尿中微量アルブミンの測定が有効.

③ 糖尿病神経障害：高血糖など糖代謝障害と血管障害が関与し生じる.

　ⅰ）病型分類
　　・多発性神経障害：左右対称性の自発痛，異常感覚などの有痛性神経障害.
　　・自律神経障害：心拍変動の消失，起立性低血圧，無痛性心筋梗塞，胃拡張，蠕動運動の低下，交代性の下痢・便秘，無力性膀胱，勃起障害（ED），発汗異常など.
　　・単一神経障害：脳神経では外眼筋麻痺，顔面神経麻痺，突発性難聴，四肢では尺骨神経麻痺，腓骨神経麻痺など.
　ⅱ）診断：上記症状に加え膝蓋腱反射の両側での消失，内顆振動覚の低下があれば，糖尿病神経障害とほぼ診断してよい.
　ⅲ）成因：高血糖が続くと神経細胞中にソルビトールが貯留し障害を起こす.
　ⅳ）治療：血糖をコントロールし，代謝異常を改善させるのが基本である．いったん神経障害が発症すると回復は難しい.
　ⅴ）糖尿病の足：糖尿病患者では神経障害による感覚鈍麻と下肢閉塞性動脈硬化症による血行障害があることが多く，外傷，感染症が難治性で悪化しやすい．外傷，靴ずれなど擦り傷，圧迫，皮膚肥厚や胼胝，足の変形などがあると，感覚鈍麻のため処置が遅れ，難治性潰瘍を生じやすい．予防が重要であり，足のケア（フットケア）を毎日行う．毎日自分の足を見る習慣をつけることが大事である.

　　フットケアの要点は以下の点である．①傷や皮膚の色調変化がないか，②足を清潔に保つため足浴を行う，③靴ずれ，圧迫などのない，足に合う靴を選ぶ，④深爪をしない，⑤ヒーターに足を近づけない，あんかや湯たんぽの長時間連続使用を控える，⑥胼胝や傷を自分で削ったり切ったりしない.

(2) 大血管障害（動脈硬化性疾患）

大動脈から中動脈にかけて生じる動脈硬化による血管障害であり，大血管障害（マクロアンギオパチー）とよばれる.

① 冠動脈疾患：糖尿病患者が心筋梗塞，狭心症など虚血性心疾患を起こす危険性は，健常者の約3倍といわれている

② 脳血管障害：どちらかといえば皮質枝や穿通枝などに小梗塞が多発することが多く，脳血管性認知症に至ることが多い.

③ 下肢閉塞性動脈硬化症：閉塞により下肢壊疽が起こり，下肢の切断を行わなければならないこともある．予兆として間欠性跛行や下肢皮膚温の低下，足背動脈，前脛骨動脈の触知困難など．血管拡張薬を用いるほか，経皮的血管形成術，ステント留置などを行う.

2）糖尿病性昏睡

急性糖尿病合併症として糖尿病性昏睡がある．インスリン作用不足が高度となり血糖値が著しく上昇し意識障害を発症するもので，糖尿病ケトアシドーシスと高浸透圧高血糖症候群がある．

b. 脂質異常症

【概説・病態】 脂質異常症は血漿中のコレステロール，トリグリセリド（中性脂肪），リン脂質，遊離脂肪酸などが増加あるいは減少した病態をいう．糖尿病，肥満症，高血圧などと同様，日常のライフスタイル（生活習慣）との関連が深い疾患であり，動脈硬化性疾患，特に冠動脈疾患，脳血管障害などを起こしやすい．食生活の欧米化（脂質摂取量の増加）や活動性の低下により，急速に増加している．

① リポ蛋白（図4-34）

脂質であるため水に溶けにくいのでリポ蛋白を形成．コレステロールやトリグリセリドは芯（コア）となる中心部にあり，その外側を親水性のリン脂質などで構成される外膜に包まれている．

コアに含まれるトリグリセリドとコレステロールの量の違いにより比重が異なるので，比重によりリポ蛋白は分類されている．比重の大きいほうから高比重リポ蛋白（HDL），低比重リポ蛋白（LDL），超低比重リポ蛋白（VLDL）とよぶ．低比重リポ蛋白中のコレステロールがLDL-コレステロール（俗にいう悪玉コレステロール），高比重リポ蛋白中のコレステロールがHDL-コレステロール（俗にいう善玉コレステロール）である．

② 脂質異常症が引き起こす疾患

脂質異常症は動脈硬化性疾患を起こしやすいことが知られている．高コレステ

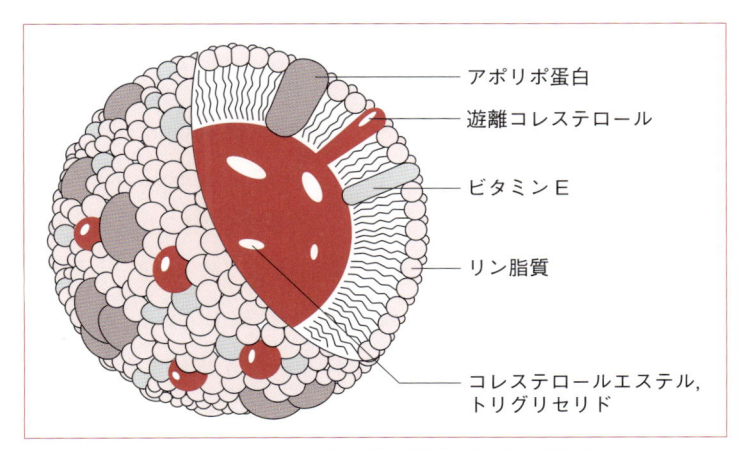

図4-34 リポ蛋白の基本構造（表面と割面）

ロール血症は冠動脈疾患を起こしやすく，LDL-コレステロール値が140 mg/dLを超えると冠動脈疾患発症率が急激に増加する．トリグリセリド高値も動脈硬化を引き起こしやすい．

【診断】　日常診療では，基本的には10時間以上絶食した空腹時の測定値を用いる．測定されたLDL-コレステロールが140 mg/dL以上，トリグリセリド（中性脂肪）が空腹時150 mg/dL以上，または随時採血で175 mg/dL以上，HDL-コレステロールが40 mg/dL未満のいずれかであれば，脂質異常症と診断する．

① 分類：脂質異常症は増加している血清脂質，リポ蛋白によりⅠ型からⅤ型に分類される．

② 身体所見
　　ⅰ）黄色腫：眼瞼，手腱，関節などの黄色やオレンジ色の丘疹．
　　ⅱ）アキレス腱肥厚：高コレステロール血症患者のアキレス腱は肥厚している．
　　ⅲ）角膜輪：角膜周囲に出現する白色の混濁．

③ 脂質異常症の成因分類
　　ⅰ）原発性脂質異常症：家族性高コレステロール血症は遺伝性疾患として多くみられる．常染色体優性の遺伝性疾患である．
　　ⅱ）続発性脂質異常症：疾患，薬物が原因となって引き起こされる脂質異常症．

【管理目標値】　主要な冠疾患危険因子の数により脂質管理目標値が定められている．危険因子の数が増えるとLDL-コレステロール値の管理目標値を低くし，冠動脈疾患の既往がある場合，LDL-コレステロール値が健常者より60 mg/dLも低い100 mg/dL以下にされている．

【治療】
① 治療方針：続発性であればまず原因疾患を治療する．
　　原発性脂質異常症であれば，食事，運動など生活習慣の改善を行う．生活習慣の改善で血清脂質値が管理目標値に達しない場合は，適切な薬物療法を行う．

② 治療開始時期，治療目標
　　早朝空腹時に採血し，トリグリセリド値150 mg/dL，LDL-コレステロール値140 mg/dL以上，HDL-コレステロール値40 mg/dL未満であれば食事・運動療法など生活習慣改善を3か月間行う．管理目標値に達しない場合は薬物療法を行う．脂質異常症患者のリスク区分別管理目標値（表4-14）を参考にして，LDL-コレステロールについては危険因子数により目標値を定める．

③ 適正体重：肥満があれば適正体重になるよう減量する必要がある．まず現体重の3～5%減を目標とする．

表 4-14　リスク区分別管理目標値

治療方針の原則	管理区分	脂質管理目標値（mg/dL）			
		LDL-C	HDL-C	TG	non HDL-C
一次予防 まず生活習慣の改善を行った後，薬物治療法の適応を考慮する	低リスク 中リスク 高リスク	<160 <140 <120	≧40	<150 （空腹時） <175 （随時）	<190 <170 <150
二次予防 生活習慣の是正とともに薬物治療を考慮する	冠動脈疾患の既往	<100			<130

脂質管理と同時に他の危険因子（喫煙，高血圧や糖尿病など）を是正する必要がある．
＊管理区分は性別，年齢，危険因子数（喫煙，高血圧，低 HDL コレステロール血症，耐糖能異常，早発性冠動脈疾患家族歴）にて決定する．
糖尿病，慢性腎臓病，非心原性脳梗塞，末梢動脈疾患の合併は高リスクとする．
急性冠症候群，合併症のある糖尿病などを伴う場合，管理目標値をさらに低く設定する．
＊TG が 400 mg/dL 以上や食後採血の場合は non HDL-C（TC − HDL-C で算出）を使用する．
(動脈硬化性疾患予防ガイドライン 2022 年版より一部改変)

④ 食事療法

　ⅰ）高 LDL-コレステロール血症：コレステロールの摂取は 1 日 200 mg 以内．

　　・脂肪摂取量は 1 日摂取エネルギーの 25％以下とする．

　　・不飽和脂肪酸（主に植物性脂肪）を多く含む食品，魚油，海草，貝類の摂取．

　　・食物繊維を含有する食品，ふすま，玄米，おから，豆類，きのこ，海草などを多く摂取する．

　ⅱ）高トリグリセリド血症，低 HDL-コレステロール血症

　　・摂取エネルギー制限を行う．標準体重 1 kg あたり 30 kcal 以下とする．

　　・糖質制限，ショ糖（砂糖）の制限，果糖の制限．

　　・アルコール摂取の制限，肥満であれば体重減少

⑤ 運動療法：運動により，食事療法で低下しにくい LDL-コレステロール値も低下し，また HDL-コレステロールの上昇もみられる．毎日軽〜中等度の運動を 30 分以上，少なくとも週 3 回実施するのが望ましい．

⑥ 薬物療法

　ⅰ）高コレステロール血症の治療薬

　　・HMG-CoA 還元酵素阻害薬（スタチン系薬）：コレステロール合成を調整している HMG-CoA 還元酵素の作用を阻害し血清コレステロールを低下．副作用には横紋筋融解症があり，筋肉痛，脱力などの症状や CK の上昇に気をつける．

　　・プロブコール：コレステロール低下作用，抗酸化作用．

　　・陰イオン交換樹脂：コレステロールの原料となる胆汁酸を吸着して便中に排泄．

　　・小腸コレステロールトランスポーター阻害薬：小腸でコレステロールの吸収を阻害し，コレステロール値を低下させる．

　　・PCSK 阻害薬，インクリシラン：スタチン系薬が無効の家族性高コレステロー

ル血症の治療に用いられる注射薬.

　ⅱ）高トリグリセリド血症の治療薬
　　・フィブラート：リポ蛋白リパーゼ活性を高めトリグリセリド値を低下.
　　・ニコチン酸誘導体：トリグリセリドを低下.
　　・イコサペント酸：トリグリセリドを低下．血小板凝集阻害作用もあり，抗動脈硬化作用を示す．
⑦ 血漿交換療法：家族性高コレステロール血症でスタチン系薬が無効の場合，血漿交換を行う．

c. 肥満症

【概要】　肥満とは脂肪組織が過剰に蓄積した状態をさす．治療が必要な肥満を肥満症という．肥満になると糖尿病，高血圧症，脂質異常症などが起こりやすく，動脈硬化性疾患，心筋梗塞，狭心症，脳血管障害などが起こりやすくなる（表4-15）．また肥満の原因は多くの場合，過食や運動不足など，生活習慣が密接に関連しており，肥満症は代表的な生活習慣病の1つである．

【診断】

① 肥満の判定：肥満の判定にはBMIが用いられる．BMI 25以上を肥満と判定する（表4-16）．日本では，BMI 25以上の成人男性は33.0％，女性では22.3％である（2019年）．
② 肥満症の診断：「肥満症とは肥満に起因ないし関連する健康障害を合併しているか，その合併が予測される場合で，医学的に減量を必要とする病態をいう」と定義されている．

　BMI 25以上で肥満と判定されたもののうち，11種の肥満に起因ないし関連し，減量を要する健康障害（表4-15）があるか，健康障害を伴いやすい上半身肥満（内臓脂肪型肥満）であるかの，いずれかの条件を満たせば肥満症と診断される．

表4-15　肥満に起因ないし関連し，減量を要する健康障害

1. 2型糖尿病・耐糖能障害
2. 脂質代謝異常
3. 高血圧
4. 高尿酸血症・痛風
5. 脂肪肝（非アルコール性脂肪性肝疾患）
6. 蛋白尿（肥満関連腎臓病）
7. 冠動脈疾患：心筋梗塞・狭心症
8. 脳梗塞：脳血栓症・一過性脳虚血発作
9. 睡眠時無呼吸症候群・ピックウィック症候群
10. 運動器疾患：変形性関節症・腰椎症
11. 月経異常

表 4-16　肥満の判定

BMI (kg/m²)	日本肥満学会基準	WHO 基準
<18.5	低体重	Underweight
18.5≦〜<25	普通体重	Normal range
25≦〜<30	肥満（1度）	Preobese
30≦〜<35	肥満（2度）	Obese class I
35≦〜<40	肥満（3度）	Obese class II
40≦	肥満（4度）	Obase class III

ⅰ）成因：肥満は主に過食，運動不足から生じる原発性（単純性）肥満と，内分泌疾患，遺伝性肥満などを原因とする二次性肥満とがある．

ⅱ）脂肪分布：脂肪組織の蓄積部位により，皮下脂肪型肥満と内臓脂肪型肥満とに分類される．内臓脂肪型肥満では糖尿病，高血圧症，脂質異常症などを合併しやすく動脈硬化が起こりやすい．

ⅲ）高度肥満症：BMI 35 以上で，心不全，呼吸不全，睡眠時無呼吸症候群，糖尿病，骨・関節障害，静脈血栓症など重篤な症状を示す．

【治療】　二次性肥満であれば原疾患の治療をまず行う．原発性肥満であれば過食，運動不足などの生活習慣の乱れが原因であるので，まずその是正から始める．減量目標は 3〜6 か月で現体重の 3% を目標とする．

① 行動修正療法：患者自身が肥満していくような不適切な行動・生活習慣が何であるかを気づかせるように誘導し，減量のために適切な行動を行うよう修正していく．

② 食事療法：脂肪組織 1 kg は大体 7,200 kcal であるので，体重 1 kg 減少させるには，摂取エネルギーを消費するエネルギーより 7,200 kcal 少なくすればよい．

　ⅰ）低エネルギー食療法：1 日のエネルギー摂取量を 1,000〜1,800 kcal に減らす食事療法を行う．肥満症では標準体重 1 kg あたり 25 kcal/日以下の摂取エネルギー量が目安である．

　ⅱ）超低エネルギー食療法：1 日 600 kcal 以下のエネルギー量に制限する．

③ 運動療法：運動不足の解消のためのエネルギー消費を増やすために，運動療法は重要である．運動だけでなく，日常生活のなかで活動性を高めることが重要である．

　ⅰ）日常生活でも活動性を高める

　ⅱ）体重負担の軽減：足，膝関節に障害を起こさない配慮．

　ⅲ）筋力トレーニング　ⅳ）心肺系への配慮：心電図など検査を行い安全を期す．

　ⅴ）遊びの取り入れ：遊戯性を取り入れる．　ⅵ）長続きさせる工夫

④ 薬物療法：中枢性神経系に作用し食欲を抑制するマジンドール（サノレックス®）の適応は BMI 35 以上の高度肥満症である．BMI 27 以上の肥満症に対し，GLP-1 受

容体作動薬（セマグルチド）が用いられる．OTC薬としてアミラーゼ阻害薬（オルリスタット）が市販されている．糖尿病合併の場合はSGLT-2阻害薬を用いると体重減少効果があり，肥満症も改善される．

⑤ 外科療法：BMIが35以上で食事・運動・薬物療法では効果がなく体重減少がみられない場合，あるいは合併症（糖尿病，高血圧，脂質異常症，睡眠時無呼吸症候群）が減量によっても改善しない肥満症の場合には，胃包縮小手術（スリーブ状胃切除術），バイパス手術などの外科療法が行われる．

d. メタボリックシンドローム

【概説】 内臓脂肪が蓄積し，高血糖，高血圧，脂質代謝異常などを合併し，心筋梗塞，脳梗塞など動脈硬化性疾患を起こしやすい状態をいう．該当者は40歳以上の男性で26％，女性で9％である．男性は30歳代より，女性は50歳代より増加する．

【診断】 メタボリックシンドロームの診断の必須項目は内臓脂肪蓄積であり，さらに高血糖，高血圧，脂質代謝異常の3項目中，2項目あれば診断される（表4-17）．

内臓脂肪蓄積の判定：①スクリーニング法として臍レベルでウエスト周囲長を測定し，男性85 cm以上，女性90 cm以上であれば内臓脂肪蓄積を疑う．②臍レベルのCT画像により内臓脂肪面積を測定し，100 cm^{2}以上であれば内臓脂肪の過剰蓄積と判定する．

【治療】 メタボリックシンドロームの治療は生活習慣の改善である．体重の減量目標は現体重の3％を3〜6か月で減少させることとする．

① 運動：まず活動性を高めることが重要で，日常生活のなかで歩く，動く，働くなどの工夫をする．

表4-17 わが国のメタボリックシンドローム診断基準

内臓脂肪蓄積	
ウエスト周囲長	男性≧85 cm 女性≧90 cm
（内臓脂肪面積　男女とも≧100 cm^{2}に相当）	
上記に加え以下のうち2項目以上（男女とも）	
高トリグリセリド血症	≧150 mg/dL
かつ／または	
低HDL-コレステロール血症	<40 mg/dL
収縮期血圧	≧130 mmHg
かつ／または	
拡張期血圧	≧85 mmHg
空腹時高血糖	≧110 mg/dL

※高トリグリセリド血症，低HDL-コレステロール血症，高血圧，糖尿病に対する薬剤治療を受けている場合は，それぞれの項目に含める．（日本内科学会誌．2005．一部改変）

② 食事：通常過食であり，間食・夜食をとるなど食事のパターンに問題がある．油脂や糖質を好み，野菜を嫌う傾向があるので，食習慣の改善を指導する．

（付）2008年より内臓脂肪に着目した特定健康診査・特定保健指導が開始されている．行動受容を引き起こす指導を行うことで体重減少，合併疾患の改善などの成果があがっており，メタボリックシンドロームを予防・改善することによる効果が実証されている．

e. 高尿酸血症・痛風

【概説】 尿酸はプリン体に由来する代謝最終産物である．尿酸のもととなるプリン体はデオキシリボ核酸（DNA）とリボ核酸（RNA）から作られる．

食生活の欧米化やアルコール摂取の増加，肥満者の増加などから痛風患者数は増加しており，2014年には110万人となった．また痛風の基礎病態ともいえる高尿酸血症患者数も1,000万人を超えると推定されている．

【病態・原因】
① 高尿酸血症：性，年齢を問わず，血漿中の尿酸値が7.0 mg/dL以上．
　ⅰ）病型分類：尿酸産生量が増加している尿酸産生過剰型，尿中尿酸排泄能が低下している尿酸排泄低下型，および両者が混在した混合型に分類される
　ⅱ）高尿酸血症の原因：白血病，骨髄腫などにより生じる二次性高尿酸血症と，明らかな原因疾患がない原発性高尿酸血症とがある．
② 痛風
　ⅰ）概要：高尿酸血症を原因として起こり，主たる臨床症状は急性関節炎と腎結石・腎障害である．
　ⅱ）臨床像：痛風の関節炎は痛風発作とよばれ，通常第一中足趾節関節など下肢関節に多い．腫脹，発赤を伴う関節炎で歩行困難になるが，7〜10日で症状は軽快する．高尿酸血症を放置すると痛風関節炎を発症しやすくなる．
　　　長期間の高尿酸血症が持続すると痛風腎が起こる．腎盂，尿管で尿酸を中心とした結石が形成され，腎結石，尿管結石を生じる．

【治療】 高尿酸血症・痛風の治療の目的は痛風関節炎，痛風腎，尿路結石の発症の予防，進展防止である．尿酸値の低下だけでなく，生活習慣の改善を図り，食事，運動の注意や肥満防止についてよく指導する必要がある．

高尿酸血症の管理に当たって尿酸値7.0 mg/dL以上で治療を開始し，6.0 mg/dL以下に低下させることが目標となる．7〜8 mg/dLであればまず生活指導を行う．8〜9 mg/dLで高血圧，糖尿病，メタボリックシンドロームなどを合併していれば薬物療法を行う．9 mg/dL以上は薬物療法を行うのが原則である．

① 生活指導：肥満である場合は摂取エネルギーを減らす食事療法を行い，体重減少の

ための生活習慣改善指導を行う．尿中濃度を低下させるため飲水を勧める．ビールの過剰摂取は控えさせる．

② 薬物療法

ⅰ）高尿酸血症
- 尿酸排泄促進薬：尿酸排泄能力を高め血清尿酸値を低下させる．
- 尿酸生成抑制薬：プリン体代謝経路の最終段階に働くキサンチンオキシダーゼを阻害し尿酸生成を抑制する．

ⅱ）痛風：痛風関節炎は一般に疼痛が著しく，短期的ではあるが歩行も困難になるなど患者の QOL を低下させる．治療薬としてはコルヒチン，非ステロイド性抗炎症薬（NSAIDs），ステロイド薬の 3 種がある．

E 内分泌疾患

1 総論	172	2 各疾患	176
a．内分泌とは	172	a．間脳疾患	176
b．ホルモンの作用機序	172	b．下垂体疾患	176
c．ホルモンの化学構造	173	c．甲状腺疾患	179
d．ホルモンのフィードバック機構	173	d．副甲状腺疾患	181
		e．副腎皮質疾患	182
e．内分泌疾患の症状，診断，治療	173	f．褐色細胞腫	184
		g．性腺疾患	185

1 総論

a. 内分泌とは

ホルモンが"内分泌"とよばれる理由は，ホルモン産生臓器で産生・分泌され血流を介し，特定の臓器の細胞（標的細胞）に作用するためである．内分泌臓器には図 4-35 に示す各臓器がある．

b. ホルモンの作用機序（図 4-36）

標的細胞にはホルモンと結合する受容体（レセプター）がある．ホルモンとレセプターが結合するとそのシグナルは細胞内に伝えられ，次々に種々の酵素を活性化して最終的に各ホルモン固有の生理作用を起こす．

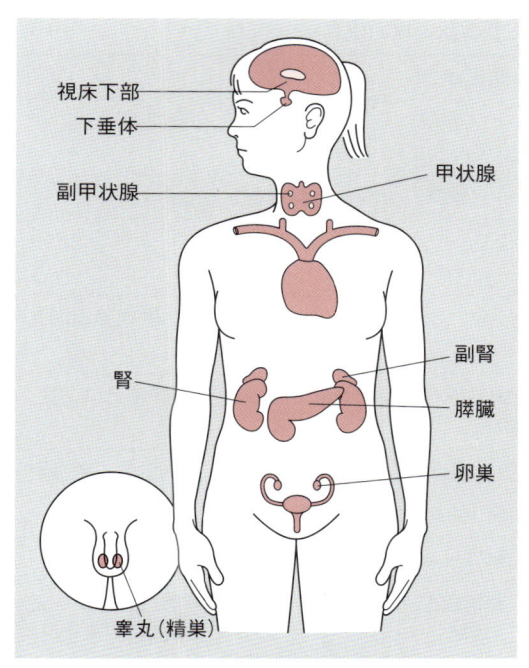

図 4-35　内分泌器官の模式図

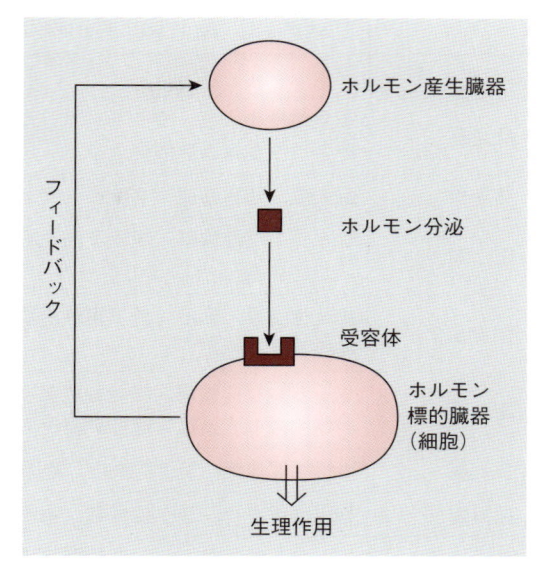

図 4-36　ホルモンの作用機序とフィードバック機構
フィードバック：ホルモンの作用が強ければ産生臓器の活性を下げ，弱ければ上げる機構

c. ホルモンの化学構造

ホルモンは構造から以下のように大別される．

① ペプチドホルモン：複数のアミノ酸の結合からなる．下垂体ホルモン（成長ホルモンなど），インスリンなど．

② ステロイドホルモン：副腎皮質ホルモン（コルチゾール，アルドステロン），性ホルモン（エストロゲン，テストステロンなど）．

③ アミノ酸またはアミン：甲状腺ホルモン（T_3, T_4），カテコールアミン（アドレナリン，ノルアドレナリン，ドーパミン）．

d. ホルモンのフィードバック機構（図 4-36）

ホルモンの作用を一定に保つために，ホルモンの血中濃度が一定に保たれるような機構（ホルモン値が低ければ上げ，高ければ下げる）が働いている．これをフィードバック機構という．

e. 内分泌疾患の症状，診断，治療

ホルモンの異常は，分泌過剰と分泌低下に分けて考えられる．
ホルモン過剰をきたす原因は，腫瘍（良性腺腫が多いが癌も一部ある）と過形成が主であり，欠乏をきたすのは，炎症，自己免疫疾患や治療後（外科手術後や放射線治療後）

表 4-18 内分泌疾患の主要症状と原因疾患

症　状	原因疾患
低身長	下垂体性小人症，クレチン症，ターナー症候群，副腎性器症候群，思春期早発症，小児のクッシング症候群
高身長	巨人症，類宦官症（クラインフェルター症候群，カルマン症候群）
肥　満	クッシング症候群，視床下部性肥満（フレーリッヒ症候群，ローレンス・ムーン・ビードル症候群），インスリノーマ
体重減少	神経性食思不振症，汎下垂体前葉機能不全（シモンズ病），アジソン病，甲状腺機能亢進症
高血圧	クッシング症候群，褐色細胞腫，原発性アルドステロン症，特発性アルドステロン症，甲状腺機能亢進症（収縮期血圧のみ上昇）
多　尿	中枢性尿崩症，腎性尿崩症，心因性多飲，高カルシウム血症，低カリウム血症，糖尿病
尿糖陽性	糖尿病，クッシング症候群，褐色細胞腫，先端巨大症，甲状腺機能亢進症
色素沈着	アジソン病，ネルソン症候群，異所性 ACTH 産生腫瘍
性腺機能低下	視床下部疾患，下垂体前葉機能不全，卵巣疾患，精巣疾患，染色体異常（ターナー症候群，クラインフェルター症候群）
性腺機能亢進	松果体腫，異所性松果体腫，副腎性器症候群

表 4-19 視床下部ホルモン

	正式名
GRH	成長ホルモン（GH）放出ホルモン
ソマトスタチン	GH 抑制ホルモン
CRH	ACTH 放出ホルモン
TRH	TSH 放出ホルモン
LH-RH	黄体形成ホルモン放出ホルモン
PIF	PRL 抑制ホルモン（ドーパミン）

である．

　ホルモン欠乏に対しては，補充が行われる．過剰の場合には外科的・内科的な方法でホルモンの生成，分泌を低下させる．

　内分泌疾患では多彩な症状が認められるが，表 4-18 に示すように類似した症状を呈するため，原因疾患の診断が必要である．

1) 視床下部（表 4-19)

　間脳の一部で第三脳室の底面を形成する．下垂体前葉ホルモンの生成・分泌を促進するホルモンと抑制するホルモンが分泌される．①成長ホルモン放出ホルモン，②GH 抑制ホルモン，③ACTH 放出ホルモン，④TSH 放出ホルモン，⑤黄体形成ホルモン放出ホルモン，⑥PRL 抑制ホルモン（ドーパミン），がある．

表 4-20　下垂体前葉ホルモン

	作　用
成長ホルモン (GH)	肝臓でソマトメジン C を生成して，骨端部軟骨の増殖を促進し，身長増加を促す．蛋白合成促進，脂肪分解促進，抗インスリン作用など
プロラクチン (PRL)	乳汁分泌刺激作用．男性での生理作用は不明
副腎皮質刺激ホルモン (ACTH)	副腎皮質ホルモンの合成分泌を促進．副腎外作用としてメラニン細胞刺激作用（色素沈着）
甲状腺刺激ホルモン (TSH)	TRH により分泌促進．T_3 により抑制される．甲状腺ホルモンの合成分泌を促進し，甲状腺組織の増殖を促進する
卵胞刺激ホルモン (FSH)	女性では卵胞成熟作用．男性では精子形成作用
黄体形成ホルモン (LH)	女性では排卵作用．FSH とともに卵胞発育に関与．男性では精巣の間質細胞（ライディッヒ細胞）からテストステロン分泌

2）下　垂　体（表 4-20）

　　トルコ鞍中に位置し，重さは 0.5 g．前葉と後葉に分かれている．下垂体前葉ホルモンには，①成長ホルモン（GH），②プロラクチン（PRL），③副腎皮質刺激ホルモン（ACTH），④甲状腺刺激ホルモン（TSH），⑤卵胞刺激ホルモン（FSH），⑥黄体形成ホルモン（LH），がある．

　　下垂体後葉ホルモンには，①抗利尿ホルモン（ADH），②オキシトシン，がある．

3）甲　状　腺

　　前頸部の中央，気管の側面の左右に位置している．重量は約 20 g．サイロキシン（T_4），トリヨードサイロニン（T_3）の 2 種のホルモンがある．甲状腺ホルモンは下垂体のTSH により分泌がコントロールされている．甲状腺から分泌されるのは主として T_4 であり，血中で T_3 に変換され活性を示す．甲状腺ホルモンは酸素消費量を増加させるなど，代謝を亢進させる．甲状腺からはカルシウム低下作用のあるカルシトニンも分泌されている．

4）副 甲 状 腺

　　甲状腺の背面に計 4 個存在する．総重量は 120 mg にすぎない．副甲状腺から分泌されるホルモンは副甲状腺ホルモン（PTH）とよばれ，血中のカルシウム濃度を調整している．

5）副 腎 皮 質

　　副腎は腎臓の上部に位置する．左右それぞれ約 5g の臓器である．皮質と髄質に分かれる．副腎皮質からは糖新生，抗炎症，蛋白異化などの作用を有するコルチゾール，血中のカリウム濃度を調整するアルドステロンや，デヒドロエピアンドロステロン（DHEA）

などの男性ホルモンである副腎性アンドロゲンを分泌する．

6) 副腎髄質

アドレナリン，ノルアドレナリンなどカテコールアミンを分泌する．アドレナリンは心拍数増加，心収縮力増加など，ノルアドレナリンは末梢血管収縮作用・血圧上昇作用などがある．

7) 性　　腺

男性では精巣からテストステロンが分泌され，女性では卵巣からエストロゲン，プロゲステロンが産生される．エストロゲンは，女性の第二次性徴発現作用，プロゲステロンは妊娠の持続作用・高体温作用を有する．

2 各　疾　患

a. 間脳疾患

1) 視床下部性性腺機能低下症

LH-RH 分泌低下による性腺機能低下を呈する．先天性疾患（ローンレンス・ムーン・ビードル症候群，フレーリッヒ症候群，カルマン症候群）が存在する．

2) 中枢性思春期早発症

LH，FSH の過剰分泌によって，第二次性徴が異常に早く認められる．

b. 下垂体疾患

1) 先端巨大症，下垂体性巨人症

【概説】　慢性の GH 過剰分泌によって骨，軟部組織などの異常な発育と代謝障害を生じる．

70％は下垂体腺腫による GH の過剰分泌が原因である．GH 過剰が骨端閉鎖前に起こると長管骨の発育が促進され巨人症となり，閉鎖後に起こると四肢，顔面の末端の骨が肥大し先端巨大症となる．

【診断】

① 症状

　ⅰ) GH 過剰症状：先端部の骨と軟部組織の肥大．顔貌変化：顔全体・耳・鼻は大きい．眼窩上縁，頬骨は隆起するなど特徴的顔貌を示す．

　ⅱ) 手足や足底軟部組織の肥厚など手足の容積増大

　ⅲ) 耐糖能低下

　ⅳ) 発汗過多

　ⅴ) 内臓肥大

vi）下垂体腺腫が大きくなることが多く，GH 以外の下垂体前葉ホルモン低下，性腺機能低下を呈することが多い
　　　vii）下垂体腫瘍による局所症状：脳圧亢進症状，両耳側半盲．
　②　検査
　　　ⅰ）内分泌検査
　　　　・GH：基礎値増加．
　　　　・ソマトメジン C の増加
　　　　・ブドウ糖負荷で GH の低下が認められない
　　　　・TRH 負荷で GH の奇異性分泌が認められる
　　　ⅱ）X 線検査
　　　　・トルコ鞍拡大，破壊
　　　　・足底軟部組織の肥厚
　　　　・X 線検査で指趾末節骨のカリフラワー状変形
　　　ⅲ）MRI，CT スキャン：下垂体腫瘍の描出．
【治療】
① トルコ鞍内限局の腺腫に対しては経蝶形骨洞下垂体腺腫摘除（ハーディの手術）．
② トルコ鞍上部へ進展している腺腫に対しては経前頭骨下垂体腺腫摘除術．
③ 内科的にはカベルゴリン，オクトレオチド（ソマトスタチンアナログ）ペグビソマント（GH 受容体拮抗薬）が有効．

2）成長ホルモン分泌不全性低身長
【概説】　GH の欠損あるいは分泌低下により，成長障害，低身長をきたした病態．男女比は 3：1 といわれる．原因不明の特発性と器質性（下垂体腺腫，頭蓋咽頭腫など）に分類され，特発性が 90％を占める．特発性は分娩異常（骨盤位），出生時仮死のみられた男児に多い．発達遅延患者の 10〜40％が本症といわれている．
【診断】
① 症状
　　　ⅰ）標準身長より標準偏差の 2 倍以下
　　　ⅱ）知能は正常
　　　ⅲ）低身長を呈する他の疾患（クレチン症，ターナー症候群）に比べて身体の均整がとれているのが特徴
　　　ⅳ）器質性の場合には，頭蓋内腫瘍による脳圧亢進症状，他の下垂体ホルモンの欠落症状を呈する
② 検査
　　　ⅰ）GH 低下．各種刺激試験（インスリン，アルギニン，グルカゴン-プロプラノロー

　　　　ル）にも無反応や低反応
　　　ⅱ）ソマトメジンC低下
　　　ⅲ）手指の骨X線写真で骨年齢の遅延
　　　ⅳ）MRI，CTによる下垂体異常の検査
　【治療】
　① ヒト成長ホルモン（hGH）の補充療法．5〜6歳ごろから開始するのが望ましい．
　② ヒト成長ホルモン以外に不足しているホルモンがあれば補う．

3）クッシング病（下垂体ACTH産生腺腫）

　【概説】　下垂体腺腫からのACTH過剰分泌が原因で，副腎からのコルチゾール分泌が高まる．クッシング症候群（182頁）の60%を占める．腺腫は小さくトルコ鞍内に限局する．発症年齢は40〜50歳代で，男女比は1：4〜5で女性に多い．
　【診断】
　① 症状：クッシング症候群の症状を呈する．下垂体腺腫は小さいので，腫瘍による局所症状はほとんどない．
　② 検査
　　　ⅰ）ACTH，コルチゾールの増加：デキサメタゾン抑制試験では，少量の0.5mg服用で抑制されず，8mgで抑制される．
　　　ⅱ）MRI，CTスキャン：下垂体腫瘍の描出．
　　　ⅲ）下垂体静脈洞でACTH高値．
　【治療】
　① 経蝶形骨洞下垂体腺腫摘除術（ハーディの手術）．
　② 治療薬：パシレオチド（ACTH分泌を抑制）．

4）下垂体前葉機能低下症

　【概説】　下垂体前葉ホルモンの分泌低下をきたすもので，下垂体腺腫や周辺部の腫瘍，自己免疫性疾患などが原因である．原因は下垂体腺腫が70%，頭蓋咽頭腫が15%を占める．女性では，分娩時の大量出血後の下垂体壊死によるシーハン症候群がある．
　【診断】
　① 症状
　　　ⅰ）下垂体前葉ホルモン欠落症状：頻度の高いのはLH．FSHの低下による無月経，恥毛・腋毛脱落，乳腺萎縮など．GH低下による成長遅延．TSH低下による続発性甲状腺機能低下症．ACTH低下による続発性副腎皮質機能低下．
　　　ⅱ）腫瘍による局所症状（脳圧亢進症状，視野障害）がみられることもある．
　② 検査
　　　ⅰ）下垂体前葉ホルモンの基礎値と視床下部ホルモンによる負荷試験での反応低下：

LH, FSH, TSH, PRL, GH, ACTH 反応低下など.
　　　ⅱ）下垂体前葉ホルモンの標的器官からのホルモン分泌低下
　　　　・性腺ホルモン低下：卵巣ホルモン（エストロゲン，プロゲステロン），精巣ホルモン（テストステロン）低下.
　　　　・甲状腺ホルモン（T_3，T_4）低下.
　　　　・副腎皮質ホルモン（コルチゾール）低下.
　　　ⅲ）基礎疾患の診断には，トルコ鞍の MRI, CT 検査が有用.
　【治療】
　① ホルモンの補充：甲状腺ホルモンと副腎皮質ホルモンや性腺ホルモンの補充.
　② 原因が下垂体腺腫や頭蓋咽頭腫の場合は，できる限り手術で除去する.

5）尿崩症

【概説】　下垂体後葉から分泌される抗利尿ホルモン（バソプレシン）の分泌低下により，腎集合管からの水の再吸収低下が起こり，多尿，多飲を呈する疾患. 原因不明の特発性と続発性（異所性松果体腫瘍，頭蓋咽頭腫など）に分類される. 続発性が多い（87%）. なお，腎性尿崩症は，バソプレシン分泌は異常ないのにもかかわらず，腎集合管細胞のバソプレシンに対する反応性が低いため尿崩症と同じ症状を呈する.

【診断】
① 症状：口渇，多飲が主な症状. 尿量は 1 日 3 L 以上. 多い場合は 5〜15 L にも達する. 皮膚粘膜の乾燥. 発汗減少，胃腸障害に加え，夜間多尿による睡眠障害がみられる.
② 検査
　　ⅰ）一般検査：多尿（1 日 3 L 以上），尿比重は 1.010 以下，尿浸透圧は 300 mOsm/kgH$_2$O 以下，血清ナトリウムの上昇.
　　ⅱ）下垂体後葉機能検査
　　　・血中バソプレシンの低下.
　　　・水制限試験によっても尿浸透圧，バソプレシンは上昇せず，尿量も減少しない.
　　　・バソプレシン注射によって尿量は減少し尿浸透圧は上昇する. これに対して，腎性尿崩症ではバソプレシンを注射しても反応がみられない.
　　　・MRI で下垂体後葉の高信号の消失.

【治療】　バソプレシンの誘導体である DDAVP（デスモプレシン）の点鼻がもっとも有効. その他にピトレシンの筋注.

c. 甲状腺疾患

1）バセドウ病

【概説】　バセドウ病の原因は，TSH 受容体抗体（TRAb）による甲状腺腫大と甲状

腺ホルモンの過剰産生である．女性で多く男性の4倍以上．治療により甲状腺機能亢進症状はコントロールされ，生命に対する予後はよい．甲状腺ホルモンの過剰によって全身の代謝が亢進した甲状腺機能亢進症の9割はバセドウ病による．残りの1割は，亜急性甲状腺炎・無痛性甲状腺炎による．

【診断】
① 症状：びまん性の甲状腺腫，眼球突出，頻脈，易疲労感，動悸，手指振戦，発汗過多，微熱，体重減少，食欲亢進，収縮期性高血圧，精神的不安定．
② 検査
　ⅰ）甲状腺機能検査：T_4（サイロキシン）・T_3（トリヨードサイロニン），フリーT_4・フリーT_3 上昇，TSH 感度以下に低下．
　ⅱ）TRAb が陽性．抗サイログロブリン抗体，抗 TPO 抗体は陽性．
　ⅲ）放射性ヨード（^{125}I）甲状腺摂取率は高値である．
　ⅳ）一般検査：血清コレステロール低下，ALP 上昇，心電図で洞性頻脈，心房細動．

【治療】 抗甲状腺薬，外科手術，放射性ヨード療法の3種類がある．
① 抗甲状腺薬：メチマゾール（メルカゾール®），プロピルチオウラシル（プロパジール®）の2種類がある．抗甲状腺薬の副作用としては，①かゆみを伴った皮疹，②無顆粒球症，がある．
② 外科手術：甲状腺亜全摘術を行う．抗甲状腺薬で寛解しない例，抗甲状腺薬で強い副作用がある場合などが適応となる．
③ 放射性ヨード療法：^{131}I を経口投与する．

【合併症】
① 甲状腺中毒性周期性四肢麻痺：上下肢の近位筋群の麻痺が急に起こり起立不能になる．低カリウム血症を呈することが多い．
② 甲状腺クリーゼ：甲状腺機能亢進症患者が手術・外傷・感染などのストレスを契機にして，急激に機能亢進状態が悪化したものである．意識障害（不穏，興奮），高熱・心不全を呈して，放置すれば死亡する．

2）甲状腺機能低下症

【概説】 甲状腺ホルモンの分泌低下のため，全身の代謝低下状態をきたした病態．大部分は慢性甲状腺炎（橋本病）による．

【診断】
① 症状：甲状腺腫（硬いことが多い），寒がり，発汗減少，皮膚乾燥，粘液水腫様顔貌，便秘，脱毛，嗄声，月経過多，緩徐な話し方，精神活動の低下（無気力，集中力低下，記憶力低下，嗜眠傾向）．
② 検査

ⅰ）甲状腺機能検査：原発性甲状腺機能低下症ではTSHの上昇，T_4・T_3・フリーT_4・フリーT_3の低下．

ⅱ）自己抗体検査：橋本病では抗TPO（甲状腺ペルオキシダーゼ）抗体，抗サイログロブリン抗体．

ⅲ）一般検査：血清コレステロール，中性脂肪，AST・LDH・CKの上昇．

ⅳ）心電図では徐脈・低電位．　ⅴ）胸部X線写真で心陰影拡大．

【治療】　甲状腺ホルモンの補充．

【予後】　甲状腺ホルモン（T_4）の維持量服用のみで健常者と変わらない生涯を送ることが可能である．

3）先天性甲状腺機能低下症（クレチン症）

先天性の甲状腺形成障害（無形成，異所性甲状腺）による．日本では2,000～4,000出生に1人の割合といわれる．放置されると知能低下や小人症などの成長障害が生涯残る．新生児マススクリーニング（TSHを測定する）が行われ，早期に発見され甲状腺ホルモン補充療法を行うことで成長障害などが予防可能となった．

d. 副甲状腺疾患

1）原発性副甲状腺機能亢進症

【概説】　副甲状腺の腺腫からの副甲状腺ホルモン（PTH）過剰分泌で起こるものが多い．

【診断】

① 症状

ⅰ）尿路結石：尿中にカルシウムが放出されるため，尿路結石ができやすい．全尿路結石の5～10％は本疾患が原因．

ⅱ）骨病変：骨はPTHによる骨吸収促進のため線維性骨炎となり，骨痛，関節痛，病的骨折を起こす．

ⅲ）高カルシウム血症の症状：尿濃縮力低下による多尿，多飲や便秘，食欲不振などの消化器症状，および意識障害などがある．軽度では症状がないことが多い．

ⅳ）消化性潰瘍，膵炎を合併しやすい．

② 検査

ⅰ）一般検査：カルシウムの上昇，リンの低下，ALPの上昇，尿中のカルシウム排泄量．

ⅱ）副甲状腺機能検査：PTHの上昇．

ⅲ）画像検査：超音波検査やシンチグラフィーで副甲状腺腫の描出．

ⅳ）X線検査：骨菲薄化，嚢腫性線維性骨炎，歯槽硬線の消失，尿路結石．

【治療】
① 腺腫の場合には摘出手術を行う．
② 骨粗鬆症に対し，ビスホスホネート服用，デノスマブ注射．
③ 高カルシウム血症を是正：カルシウム受容体作動薬（シナカルセトなど）服用．カルシトニン注射．

e. 副腎皮質疾患

1) クッシング症候群（副腎性クッシング症候群）

【概説】 コルチゾールの過剰により生じ，高血圧や満月様顔貌，中心性肥満（肥満しているが四肢が細い），糖尿病などを呈する．原因によって以下のように分けられる．
① 下垂体腺腫〔クッシング病（178 頁）参照〕．
② 副腎腫瘍（腺腫，癌）．　③ 異所性 ACTH 産生腫瘍．

【診断】
① 症状：中心性肥満，満月様顔貌，水牛様脂肪塊（野牛背），赤紫色の皮膚線条，高血圧，糖尿病，筋力低下，骨粗鬆症，精神症状，無月経，インポテンツ，など．
② 検査
　ⅰ）一般検査：高血糖，白血球増加，好酸球減少，低カリウム血症．
　ⅱ）内分泌検査：①コルチゾールの上昇，コルチゾールの日内変動の消失，②尿中遊離コルチゾールの増加，③ ACTH の増加（下垂体性），減少（副腎性）．
　ⅲ）画像診断：下垂体，副腎の CT，MRI，シンチグラフィー．

【診断】 副腎のコルチゾール分泌は下垂体の ACTH（副腎皮質刺激ホルモン）により制御されている．下垂体腺腫が原因のクッシング病では ACTH 過剰の結果，副腎のコルチゾール産生も増加しているが，コルチゾール値は大量（8 mg）のデキサメタゾンで抑制される．副腎腫瘍が原因の場合，ACTH は低いのが特徴で，大量のデキサメタゾンでもコルチゾール値は抑制されない．下垂体，副腎に腫瘍が認められない場合は，異所性 ACTH 産生腫瘍の可能性がある．下垂体，副腎の腫瘍の発見には MRI，CT，シンチグラフィーなど画像診断が有用．

【治療】
① 副腎腫瘍の場合は摘出手術を行う．
② 異所性 ACTH 産生腫瘍に対しては病巣の除去を行う．
③ 副腎皮質ホルモン合成阻害薬：ミトタン，メチラポン，オシロドロスタット．

2) 副腎皮質機能低下症

【概説】 副腎不全ともいう．副腎皮質ホルモンの分泌低下による病態で，経過によって，急性副腎不全と慢性副腎不全に分けられる．慢性副腎不全をアジソン病という．病

因によって，原発性（副腎結核，自己免疫性，癌転移）と続発性（下垂体機能不全による ACTH 分泌低下）に分けられる．

(1) アジソン病

【概説】 慢性の副腎皮質機能低下症で，コルチゾール，アルドステロン，副腎性アンドロゲンなど副腎で産生されるステロイドホルモンの分泌低下が認められる．原因は，結核，特発性萎縮（自己免疫性副腎炎），癌の副腎転移など．

【診断】

① 症状：身体症状として皮膚，粘膜，爪などに色素沈着が認められる．原因はコルチゾールの低下によって，メラニン細胞が刺激されるためである．その他，低血圧，低血糖，疲労感，体重減少，食欲不振などを呈する．

② 検査

ⅰ) 一般検査：低血糖，低ナトリウム血症，高カリウム血症，好酸球増加．

ⅱ) 内分泌検査：①コルチゾール低下，アルドステロン低下，② ACTH 増加．

確定診断には ACTH テストが必要（ACTH 投与によってもコルチゾールの増加が認められない）．

【治療】 コルチゾール（ヒドロコルチゾン）を経口投与する．低ナトリウム血症には食塩を 1 日 10 g 以上摂取させる．

(2) 急性副腎不全

【概説】 副腎皮質ホルモンの作用が急速に減少するため重篤な全身症状が生じ，副腎クリーゼともよばれる．

原因は，①副腎手術後，②副腎の出血，外傷，感染，③アジソン病にストレスが加わった場合，④長期間，副腎皮質ホルモンを服用中の患者が服薬量を急激に減量した場合．

【診断】

① 症状：低血圧，脱水（多くはショック状態），低血糖，全身倦怠感，精神神経症状（意識障害，不安，興奮）．

② 検査：ナトリウム，カリウムなど電解質の測定，血糖，好酸球，コルチゾール，ACTH の測定．

【治療】 水溶性ハイドロコートン 100〜200 mg を静注，脱水改善のため輸液．

3) 原発性アルドステロン症

【概説】 副腎で産生・分泌されるアルドステロンの分泌過剰を起こした病態．近年の報告では全高血圧症患者の 5〜15％にみられ，内分泌性高血圧の原因疾患として重要．90％は副腎の良性腺腫，10％は両側副腎の過形成による（特発性アルドステロン症）．

【診断】

① 症状

ⅰ) 高血圧：アルドステロンの作用により，ナトリウムの体内貯留が増加．
ⅱ) 低カリウム血症とアルカローシス，カリウムと水素イオンは尿中への排泄が促進．
ⅲ) 筋力低下，周期性四肢麻痺，尿濃縮力低下による多尿，夜間尿が低カリウム血症のため生じる．
ⅳ) テタニー，知覚異常：代謝性アルカローシスのため起こる．

② 検査
ⅰ) 一般検査：低カリウム血症．尿中カリウム排泄増加（20 mg/日以上），心電図上 T 波平低，U 波出現，血液ガス分析でアルカローシス．
ⅱ) 内分泌検査：アルドステロンの増加，血漿レニン活性（PRA）低下．
ⅲ) 画像診断：超音波検査，副腎シンチグラム，副腎静脈撮影，腹部 CT，MRI．

【治療】 腺腫側の副腎の摘出術，内科的にはアルドステロン拮抗薬・受容体阻害薬（スピロノラクトン：アルダクトン A®，エプレレノン：セララ®，エサキセレノン：ミネブロ®）を投与する．

4) 副腎性器症候群，男性化，女性化副腎腫瘍

【概説】 副腎性アンドロゲンの過剰分泌のため，性器の異常をきたす疾患．病因として，①先天性の副腎皮質ホルモン合成酵素欠損による副腎過形成，②副腎腫瘍（悪性が多い），がある．

【診断】
① 症状：女性では男性化が特徴．女児では半陰陽（陰核肥大，大陰唇の癒合）を呈し，成人女性では月経異常，体形男性化，多毛症など．男児では性早熟で発見される．
② 検査：副腎皮質ホルモン，アンドロゲン分泌増加のため尿中 17-KS の増加が特徴．

【治療】 腫瘍は外科手術，副腎過形成では糖質コルチコイドを投与．

f. 褐色細胞腫

【概説】 内分泌性高血圧の原因として重要．副腎髄質細胞およびクロム親和性交感神経細胞から発生する腫瘍で，カテコールアミン（アドレナリン，ノルアドレナリン）が過剰分泌され，高血圧などの症状を呈する．比較的大きく 100 g を超えることもある．

【診断】
① 症状：高血圧，頭痛，動悸，発汗が起こる．突然起こることが多い．高血圧は持続型が 70％，発作型が 30％であるが，血圧の変動が激しいことが多い．

【検査】
① 一般検査：糖尿，蛋白尿，血糖上昇，耐糖能異常．
② 内分泌検査：尿中 VMA の増加，尿中・血中のカテコールアミン増加〔副腎髄質の

腫瘍ではアドレナリン，副腎外に生じる腫瘍（傍神経節など）ではノルアドレナリンの増加〕．
③ 薬理学的診断法：クロニジン試験．
④ 画像検査：超音波検査，メタヨードベンジルグアニジン（MIBG）によるシンチグラム，腹部 CT，MRI が有用．

【治療】　外科手術，術前あらかじめ α 遮断薬（塩酸プラゾシン），β 遮断剤（プロプラノロール）を投与し，血圧をコントロールしておく．カテコールアミン合成阻害薬にメチロシン．

g. 性腺疾患

1）クラインフェルター症候群

精巣機能低下による男性化二次性徴欠如を呈する，男性性腺機能低下症（類宦官症）の一種で，染色体異常（47XXY）であることが多い．徴候・症状は外性器男性型，小睾丸，無精子症を呈し，骨端線の閉鎖遅延のため，細有身長は高く，両腕がアンバランスに長い．

2）ターナー症候群

性染色体の異常による．45 XO 型が多い．外性器は女性型，卵巣機能不全による原発性無月経，第二次性徴の欠如，低身長，外表奇形として翼状頸，外反肘，第四趾骨短縮を呈する．

F　血液・造血器疾患

1 総　　論　　　　185	b．白血球系疾患　　191
a．主要徴候　　　186	c．リンパ系疾患　　194
2 各　疾　患　　　188	d．出血性素因（出血傾向）　195
a．赤血球疾患　　188	e．血漿蛋白異常症　196

1　総　　論

血液・造血器疾患は，血球成分，血漿蛋白，骨髄，リンパ節などに病変があるもので，貧血，白血病，出血傾向，悪性リンパ腫，多発性骨髄腫などが含まれる．

貧血は，酸素を結合して運搬する赤血球のヘモグロビン濃度が低下し，組織の低酸素

状態をきたす病態をいい，成因別に，鉄欠乏性貧血，巨赤芽球性貧血，溶血性貧血，再生不良性貧血などがある．白血病は造血細胞が幼若な段階で腫瘍化する悪性疾患で，正常な造血機能が障害される重症の疾患である．出血傾向は，血小板や血液凝固因子の異常によって軽微な外傷などでも出血しやすく，かつ出血すると止血しにくい病態をいう．悪性リンパ腫はリンパ節を構成する細胞が腫瘍となって発病する悪性疾患である．多発性骨髄腫は，骨髄中の形質細胞が腫瘍化し，異常な免疫グロブリンを過剰に産生することが特徴である．いずれの疾患も生命活動に重要な役割を果たしている血球や止血機構が障害されるので，重篤な症状に至ることが少なくなく，致命的な場合もある．

　血液・造血器疾患の診断では，自覚症状や他覚所見だけでなく，血液学検査や，骨髄検査などが重要な意義をもつ．治療では，造血幹細胞移植や発病の原因そのものに作用する分子標的治療が応用され，かつては致死的であった白血病や悪性リンパ腫などの予後も大きく改善されている．

a. 主要徴候

1) 貧血

　貧血は，血液単位容積あたりのヘモグロビン濃度が減少し，身体に十分な酸素を供給できなくなった病態をいう．WHOの基準では，成人男性 13 g/dL 未満，思春期および成人女性 12 g/dL 未満，高齢者男女，小児および妊婦では 11 g/dL 未満を貧血とする．貧血は，赤血球が産生されてから崩壊するまでの過程で異常があると発病する（図4-37）．

　貧血では，組織の酸素欠乏により，種々の症状や身体所見が現れる．同時に，心機能

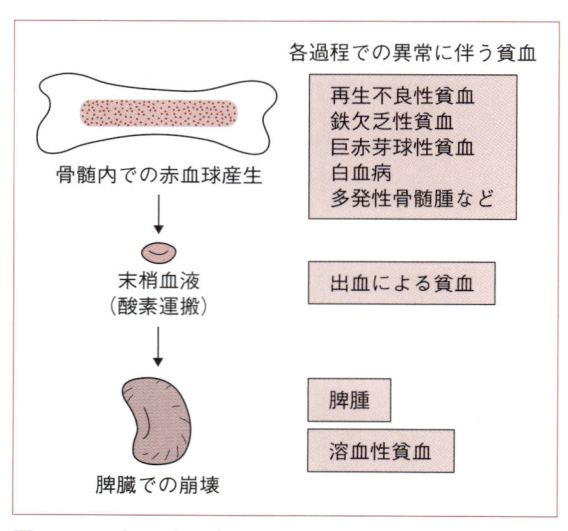

図 4-37　赤血球の産生〜崩壊過程の異常によって発生する各種貧血

の亢進など，酸素運搬能の低下を補うために代償作用が働き，代償作用に伴う症状や所見も出現する．さらに貧血が高度になると，心臓の代償作用も破綻し，心不全状態になる．これら貧血全体に共通した徴候のほか，鉄欠乏性貧血やビタミン B_{12} 欠乏性貧血など，個々の貧血に特有な症状や身体所見もある．

(1) 酸素供給不足による徴候
① 症状：息切れ，めまい，立ちくらみ，易疲労感．
② 身体所見：皮膚・粘膜蒼白（特に眼瞼結膜・口腔粘膜）．

(2) 代償機構
① 症状：心悸亢進，動悸．
② 身体所見：頻脈，心雑音，頸静脈コマ音．

(3) 心不全
① 症状：呼吸困難，起坐呼吸．
② 身体所見：浮腫，肺水腫．

(4) 各種貧血に特有な症状・所見
① 症状：感覚障害，舌痛など．
② 身体所見：スプーン状爪，舌炎，黄疸，脾腫など．

2) 感染徴候

　白血病，悪性リンパ腫や多発性骨髄腫などでは，白血球減少，リンパ球機能障害，免疫グロブリン異常などが原因となって，細菌や真菌などの病原微生物に感染しやすくなる．高熱，全身倦怠感などが現れ，肺炎，尿路感染症，敗血症などが発症する．

3) 出血傾向

　特発性血小板減少性紫斑病などでは，皮膚・粘膜に出血が起こり，鼻出血，口腔内出血，紫斑，血尿，血便などが現れる．

4) リンパ節腫脹，肝脾腫

　悪性リンパ腫ではリンパ節が腫脹し，慢性骨髄性白血病などでは脾臓や肝臓が腫大し，触診で触れるようになる（図4-38）．

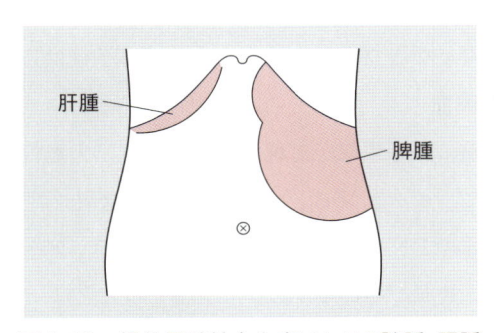

図4-38　慢性骨髄性白血病における脾腫，肝腫

2 各疾患

a. 赤血球疾患

1）鉄欠乏性貧血

【概説】　鉄が欠乏し，ヘモグロビンの構成成分であるヘムを十分に合成できなくなり，ヘモグロビンが低下して発生する．貧血のなかで頻度が高く，特に女性に多い．

【原因】　鉄は，摂取不足，需要亢進，喪失のいずれかによって欠乏しうる．今日では極端な偏食者を除けば，摂取不足が原因で鉄欠乏になることは少なく，慢性の出血や，思春期や妊娠の際に鉄の需要が亢進することで欠乏することが多い．特に女性では過多月経，子宮筋腫が原因として多い．また，男女を問わず，大腸癌や炎症性腸疾患などによる消化管出血も鉄欠乏の原因になる．

【徴候】　鉄が欠乏すると貧血の徴候が現れるが，高度になると組織の鉄も不足し，組織での酸素呼吸が障害される結果，粘膜や皮膚，爪などにも異常所見が現れる．

① 貧血による徴候
　 ⅰ）症状：息切れ，めまい，立ちくらみ，易疲労感，全身倦怠感，動悸．
　 ⅱ）身体所見：皮膚・粘膜蒼白，頻脈，心雑音，頸静脈コマ音，心肥大，浮腫．

② 組織鉄欠乏による徴候
　 ⅰ）症状：嚥下障害，異食症．
　 ⅱ）身体所見：口角炎，舌炎，咽頭炎，食道粘膜萎縮・角化，スプーン状爪（図2-8）．

【診断】　貧血の徴候に加え，血液学的検査を行って診断する．

① 末梢血液検査：赤血球数減少，ヘモグロビン濃度低下，ヘマトクリット値低下，赤血球形態異常〔大小不同，菲薄赤血球，変形赤血球など（図4-39）〕，網赤血球低値．

② 血液生化学検査：血清鉄低値，総鉄結合能（TIBC）高値，不飽和鉄結合能（UIBC）高値，血清フェリチン低値．

【治療】　鉄を経口薬で補充し，同時に原因疾患の治療を行う．子宮筋腫が原因なら，婦人科で治療を受ける．鉄が不足しないよう，バランスのとれた食生活を心がける．

【予後】　原因となった疾患を治療できれば，予後はよい．

2）巨赤芽球性貧血

【概説】　骨髄に巨赤芽球が出現し，末梢血液に大球性赤血球が出現する貧血の総称である．成因別に，ビタミン B_{12} 欠乏性貧血と葉酸欠乏性貧血がある．

【原因】　血球のDNA合成に必要なビタミン B_{12} あるいは葉酸が不足すると血球の成熟が障害され，貧血が起こる．ビタミン B_{12} の欠乏は，完全菜食主義者（ビタミン B_{12} は動物性食品にしか含まれない），ビタミン B_{12} の吸収に必要な胃液中の内因子が欠如す

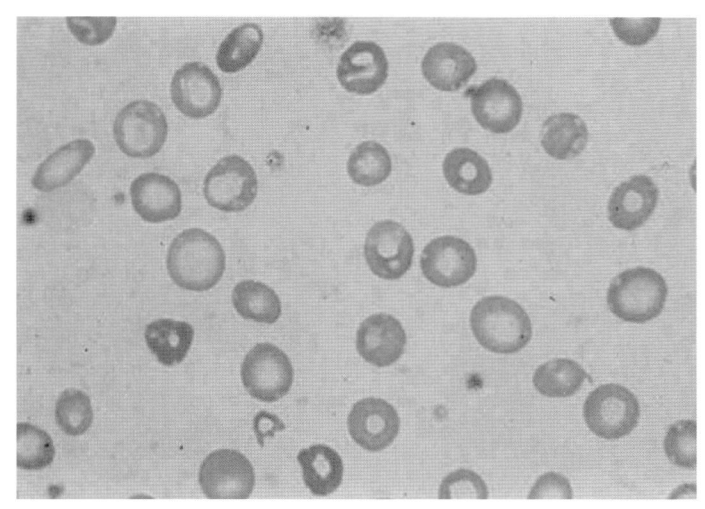

図4-39 鉄欠乏性貧血患者の末梢血液赤血球（口絵⓭）
赤血球は大小不同で，薄くて変形したものが目立つ

る胃全摘後患者，また内因子に対する自己抗体がある悪性貧血などで起こる．葉酸の欠乏は，大量飲酒者，妊婦などで起こる．

【徴候】 貧血全般に共通する徴候のほかに，ビタミン B_{12} 欠乏性貧血では舌炎，舌乳頭萎縮，白髪，神経症状（四肢のしびれ，歩行障害，感覚障害，位置覚や振動覚の異常，視力障害など）などがみられる．葉酸欠乏では神経症状は出現しない．

【診断】 貧血の徴候に加え，血液学的検査を行って診断する．
① 末梢血液検査：赤血球数減少，ヘモグロビン濃度低下，ヘマトクリット値低下，赤血球形態異常（大赤血球），網赤血球低値，好中球核過分葉（図4-40），血小板減少．
② 血液生化学検査：血清LD高値，血清ビタミン B_{12} 低値または葉酸低値．

【治療】 菜食主義者には動物性食品の摂取を勧める．悪性貧血および胃全摘後患者ではビタミン B_{12} を筋肉注射で補う．葉酸欠乏性貧血には葉酸製剤を経口投与する．

【予後】 不足しているビタミン B_{12} または葉酸を補充すれば予後はよい．ビタミン B_{12} 欠乏症で神経症状が出た場合には回復しにくいので，早めに治療する．

3) 溶血性貧血

【概説】 種々の原因で赤血球の寿命が短縮して赤血球が壊れやすくなった（溶血）ために起こる貧血を総称したものである．

【原因】 赤血球寿命が短縮する原因には，赤血球自体の異常が原因のものと，赤血球に対する自己抗体など赤血球外にあるものがある．また，先天性と後天性の貧血がある．わが国では先天性で赤血球自体に異常がある遺伝性球状赤血球症と，赤血球に対する自己抗体が作られる自己免疫疾患としての自己免疫性溶血性貧血が多い．

【徴候】 溶血性貧血では，溶血による貧血が起こるとともに，代償性に骨髄での造血

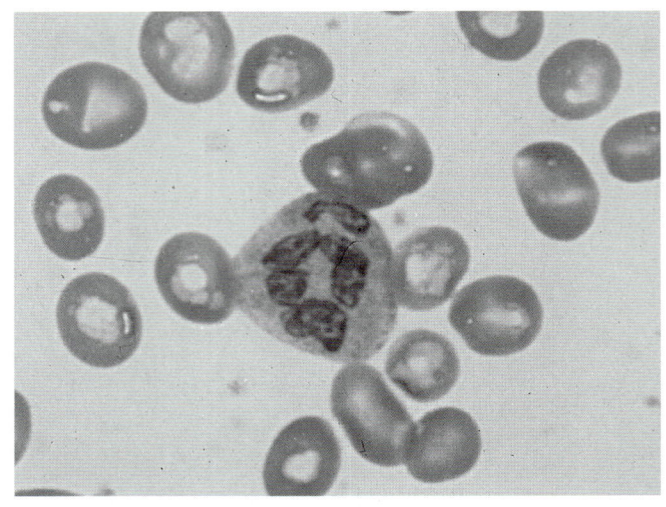

図 4-40 好中球の核過分葉（口絵⓮）
巨赤芽球性貧血の末梢血液像．ビタミン B_{12} が不足すると赤血球だけでなく，白血球や血小板にも異常が出現する．好中球では核が 6〜8 以上にも分葉する

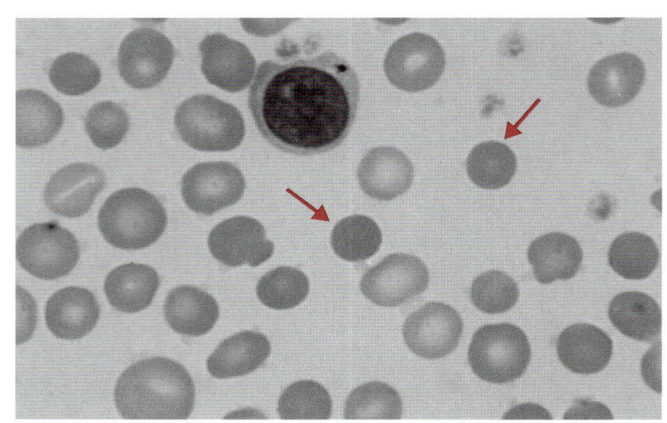

図 4-41 遺伝性球状赤血球症（口絵⓯）
遺伝性球状赤血球症の末梢血液像．小型で球状の赤血球（矢印）が目立つ

機能が亢進する．貧血に共通した徴候のほか，赤血球の崩壊によって流出したヘモグロビンが変化したビリルビンが増加して黄疸がみられ，脾臓で赤血球が崩壊するために脾腫が認められる．胆石症を伴いやすい．発作性夜間ヘモグロビン尿症では赤褐色調の尿が出る．

【診断】　貧血，黄疸，脾腫に加え，血液検査を行って診断する．
① 末梢血液検査：赤血球数減少，ヘモグロビン濃度低下，ヘマトクリット値低下，赤血球形態異常〔球状赤血球などの奇形赤血球（図 4-41）〕，網赤血球高値．
② 血液生化学検査：血清間接型ビリルビン高値，血清 LD 高値，血清ハプトグロビン

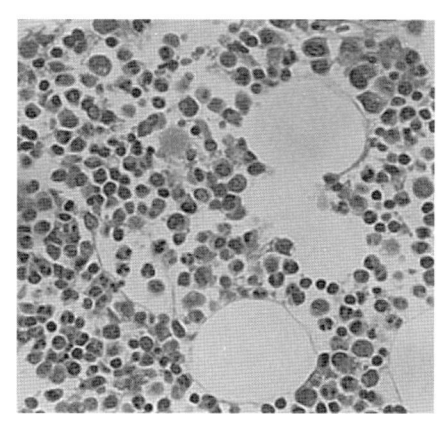

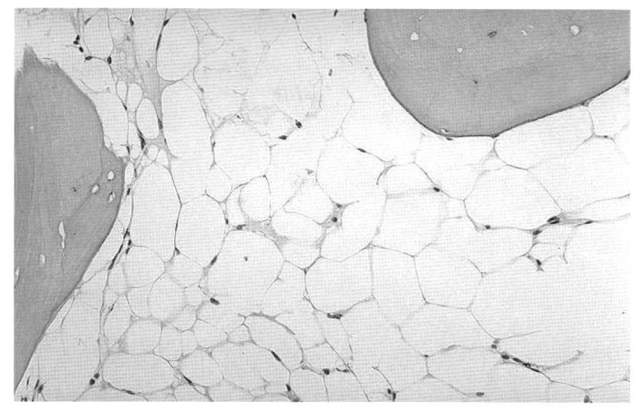

図 4-42 骨髄生検病理組織（口絵⓰）
正常の骨髄（左）に比べ，再生不良性貧血（右）では血球細胞が著減し，ほとんどが脂肪髄である

低値．
③ 免疫血清学検査：直接クームス試験陽性（自己免疫性溶血性貧血）．

【治療】 自己免疫性溶血性貧血には副腎皮質ステロイド薬や他の免疫抑制薬で治療する．遺伝性球状赤血球症などには摘脾術を行う．貧血の重症度に応じて適宜赤血球輸血を行う．

4）再生不良性貧血

【概説】 血球の源である造血幹細胞の障害により，赤血球，白血球，血小板のすべてが減少する（汎血球減少症）貧血で，重症のこともある．

【原因】 薬剤や放射線などが原因で起こることもあるが，多くは原因が明確でない特発性である．特発性では，造血幹細胞の増殖が免疫学的機序で抑制されることが原因のこともある．

【徴候】 貧血だけでなく，白血球減少による感染症，血小板減少による出血傾向が現れる．感染症としては肺炎，敗血症など重症のことがある．出血傾向では，皮膚や粘膜に出血が起こる．

【診断】 末梢血液での汎血球減少と，骨髄における造血細胞の著減から診断される．
① 末梢血液検査：赤血球数減少，ヘモグロビン濃度低下，ヘマトクリット値低下，網赤血球低値，白血球数低下，血小板低値
② 骨髄検査：骨髄低形成（図 4-42）．

【治療】 重症例や中等症例には造血幹細胞移植や免疫抑制療法が行われる．貧血には適宜赤血球輸血を行い，感染症には抗菌薬治療，出血傾向には血小板輸血を行う．

b. 白血球系疾患

白血病は，血球を産生する造血幹細胞ないし造血前駆細胞が分化・成熟の過程で悪性

表 4-21　白血病の分類

```
急性白血病
    急性骨髄性白血病（AML）
    急性リンパ性白血病（ALL）
慢性白血病
    慢性骨髄性白血病（CML）
    慢性リンパ性白血病（CLL）
特殊な白血病
    成人T細胞白血病（ATL）
```

腫瘍化して，これにより発生した白血病細胞が骨髄や末梢血液で増加し，正常の造血機能が障害される疾患である．正常造血が障害される結果，貧血，感染症，出血傾向などが起こり，治療が奏効しなければ致命的な経過をたどる．

白血病は，経過と病態から急性白血病と慢性白血病に大きく分けられ，さらにそれぞれ骨髄性白血病とリンパ性白血病に分類される（表 4-21）．

1）急性白血病

【概説】　骨髄および末梢血液中で白血病細胞が増加し，正常の造血機能が障害されて赤血球，白血球，血小板が減少する．急性骨髄性白血病では骨髄芽球が，急性リンパ性白血病ではリンパ芽球が増加する．急性白血病は適切な治療を受けなければ3～4か月で死亡することが多い．

【原因】　化学物質，放射線，ウイルスなどによって造血細胞の増殖や分化に関与する遺伝子に異常が起こり，造血細胞が腫瘍化して発症する．急性白血病は白血病細胞の特徴から細分類されるが，それぞれのタイプに応じて特徴的な染色体と遺伝子の異常が認められる．特殊な白血病である成人T細胞白血病（ATL）はヒトT細胞白血病ウイルスⅠ型（human T-cell leukemia virus type Ⅰ；HTLV-Ⅰ）の感染によって発症する．

【徴候】　白血病細胞が増えると悪性腫瘍としての全身倦怠感，微熱，食欲不振などが現れる．一方，正常造血が障害される結果，貧血としての徴候，正常白血球減少による感染症，また血小板減少により皮膚や粘膜に出血傾向が現れる．白血病細胞が骨髄で増加するための骨痛や，肝臓・脾臓で増殖するための肝腫大，脾腫大が認められることもある．さらに白血病細胞が髄膜に浸潤すると髄膜炎を起こしたり，皮膚や粘膜に浸潤して結節や腫瘤を形成することもある．

【診断】　末梢血液で正常の血球が減少し，異常な白血病細胞が出現する．確定診断には骨髄検査を行い，白血病細胞の確認と，骨髄細胞を用いて染色体検査や遺伝子検査を行って細分類を含めて詳細に診断する．

① 末梢血液検査：赤血球数減少，ヘモグロビン濃度低下，ヘマトクリット値低下，網赤血球低値，白血球数は増加～低下，血小板低値，異常な白血病細胞の出現．

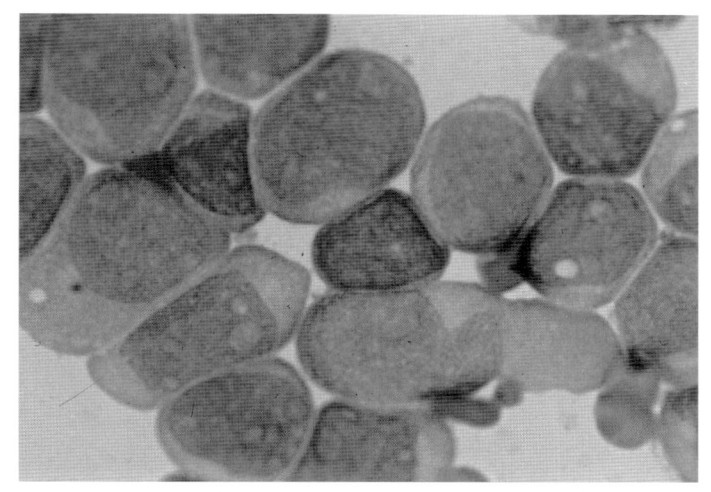

図 4-43　急性骨髄性白血病の骨髄所見（口絵⓱）
白血病細胞が増加し，正常の造血細胞が著明に減少している

② 骨髄検査：白血病細胞が増加し，正常の造血細胞が著減（図 4-43）．骨髄細胞の染色体検査，遺伝子検査で病型別に特有な異常所見が認められる．

【治療】　抗癌薬を用いた化学療法が主となる．急性前骨髄球性白血病では分化誘導療法も行われる．骨髄移植などの造血幹細胞移植も適宜実施される．補助療法として，貧血には赤血球輸血，感染症には抗菌薬治療，出血傾向には血小板輸血が行われる．

2）慢性白血病

【概説】　慢性白血病には慢性骨髄性白血病と慢性リンパ性白血病がある．慢性骨髄性白血病では種々の成熟段階の白血球が著明に増え，慢性リンパ性白血病ではリンパ球が異常に増える．

【原因】　慢性骨髄性白血病では特徴的な染色体異常に伴う遺伝子異常があり，これにより白血球が過剰に増殖する．

【徴候】　急性白血病に比べて緩慢な経過をたどる．

慢性骨髄性白血病では，全身倦怠感，微熱，食欲不振，体重減少などの症状があり，肝腫大，脾腫大を伴う．当初は貧血や出血傾向は少ないが，3～5 年ほど経過すると急性白血病に転化し，白血病細胞が急激に増えて貧血，出血傾向などが現れ，予後がきわめて悪くなる．

慢性リンパ性白血病は高齢者に多く，より緩慢な経過をたどる．リンパ節腫脹，脾腫があり，感染症にかかりやすくなったり，免疫異常を伴うことがある．また，二次性に癌が発生することもある．

【診断】　慢性骨髄性白血病では末梢血液，骨髄ともに種々の成熟段階の白血球が増える．慢性リンパ性白血病では末梢血液，骨髄にリンパ球が増える．確定診断は骨髄検査

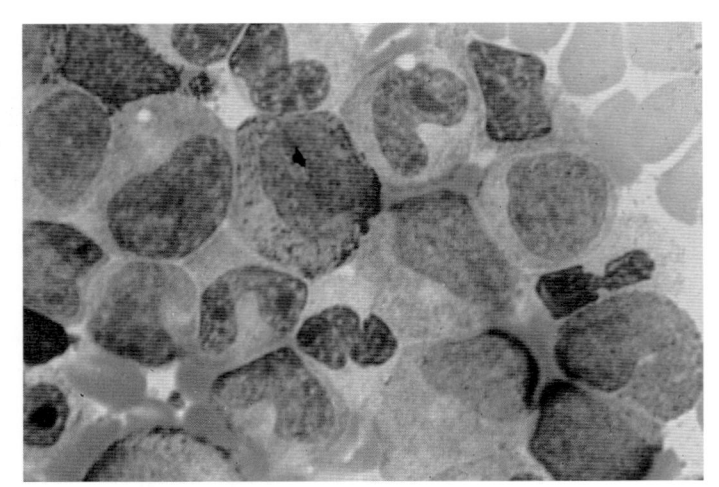

図 4-44 慢性骨髄性白血病の骨髄所見（口絵⑱）
種々の成熟段階の白血球が目立つ

を行い，白血病細胞の確認と，骨髄細胞を対象に染色体検査や遺伝子検査を行う．

① 末梢血液検査：病期が進行すると，赤血球数減少，ヘモグロビン濃度低下，ヘマトクリット値低下，網赤血球低値，血小板減少が現れるようになる．白血球数は増加し，慢性骨髄性白血病では種々の成熟段階の白血球が増え，好酸球や好塩基球も増える．慢性リンパ性白血病ではリンパ球が増える．

② 骨髄検査：慢性骨髄性白血病では種々の成熟段階の白血球が増殖する（図 4-44）．骨髄細胞の染色体検査，遺伝子検査で特有な異常所見が認められる．慢性リンパ性白血病ではリンパ球が増えている．

【治療】 慢性骨髄性白血病では分子標的治療の効果がある．そのほか，インターフェロン，抗癌薬，造血幹細胞移植などを用いた治療も行われる．

c. リンパ系疾患

1）悪性リンパ腫

【概説】 リンパ節や全身のリンパ組織にあるリンパ系細胞が悪性化して腫瘍細胞になった悪性腫瘍で，リンパ節が腫脹し，次第に全身に広がる．ホジキン細胞とよばれる特有な形態の腫瘍細胞がみられるホジキン（Hodgkin）リンパ腫と，非ホジキンリンパ腫に大きく分けられる．そして腫瘍細胞の形態に応じて，さらに細分類される．

【原因】 原因は明確でなく，化学物質，放射線，ウイルスなどが関連するとされる．

【徴候】 腫瘍になったリンパ節が腫大し，進行するとともに広がる．頸部に多いが，腋窩，鼠径部，肘部などのリンパ節で発症しうる．肝腫や脾腫，皮膚の結節や腫瘤も認められることがある．悪性腫瘍による全身症状として，発熱，寝汗，体重減少などが現れる．リンパ系の疾患であるために免疫能が障害され，感染症にかかりやすくなる．骨

髄にリンパ腫細胞が浸潤すると，汎血球減少症が起こる．

【診断】　腫大しているリンパ節を切除（生検）し，病理組織学的に診断するとともに，免疫学的検査や遺伝子検査を行って詳細に診断する．

【治療】　放射線療法，抗癌薬による化学療法が行われる．

d. 出血性素因（出血傾向）

外傷や手術などで出血すると，生体の防衛反応として止血が行われる．止血では，まず血管が収縮して血流を低下させ，血管の破損部位に血小板が集まって血栓を作って出血を阻止する．さらに血漿中にある血液凝固因子が作動し，血小板で作られた血栓を強固にして完全に止血する．止血後は血管壁が修復され，血栓は溶解する．

これら一連の血栓形成，血栓溶解の過程で異常があれば，大した外傷を受けなくても容易に出血し，しかも止血しにくくなる．この病態を出血性素因（出血傾向）という（77～79頁）．出血性素因として代表的な特発性血小板減少性紫斑病と血友病について述べる．

1）特発性血小板減少性紫斑病

【概説】　血小板に対する自己抗体によって血小板が破壊されて減少し，出血傾向をきたす自己免疫疾患である．急性型と慢性型がある．

【原因】　何らかの原因で産生された血小板に対する自己抗体が血小板に結合し，脾臓などのマクロファージによって捕捉されて破壊される．急性型ではウイルス感染が先行することがある．また，慢性型の一部はヘリコバクター・ピロリ感染が関与する．

【徴候】　紫斑（皮膚点状出血および斑状出血），歯肉出血，鼻出血，性器出血などが現れる．急性型は急激に出血症状が出現し，6か月以内に自然治癒することが多い．一方，慢性型は緩徐に発症し，慢性に難治性の経過をたどる．

【診断】　出血傾向のある患者で末梢血液検査，骨髄検査を行って診断する．

① 末梢血液検査：血小板数低下．赤血球と白血球に異常はない．
② 骨髄検査：巨核球数が正常ないし増加し，血小板付着を欠く巨核球が目立つ．

【治療】　副腎皮質ステロイド薬などによる免疫抑制療法や，脾臓摘出術が行われる．ヘリコバクター・ピロリの除菌療法が有効なこともある．

2）血友病

【概説】　血液凝固因子のうち，第Ⅷ因子（血友病A）または第Ⅸ因子（血友病B）の活性が先天的に低下して出血傾向をきたす遺伝性疾患である．X染色体連鎖潜性（劣性）遺伝形式をとり，男性に発症して女性は保因者（キャリア）となる（図4-45）．

【原因】　X染色体にある第Ⅷ因子または第Ⅸ因子遺伝子に異常があり，これらの因子の産生不足または機能異常が起こり，発病する．X染色体が2本ある女性では1本のX

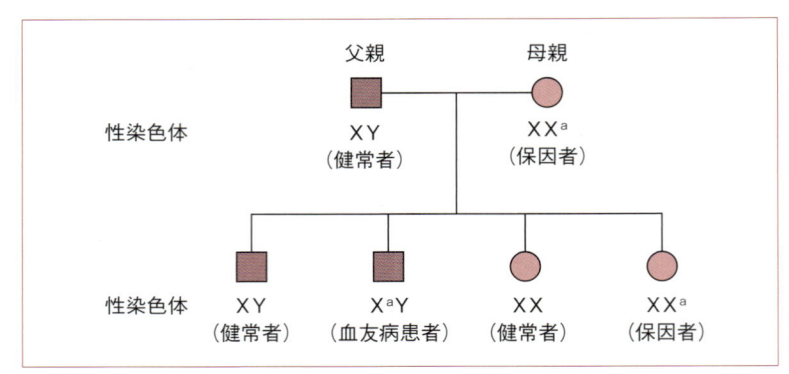

図 4-45 血友病の遺伝形式
X^a は第Ⅷまたは第Ⅸ因子遺伝子に異常があることを示す

染色体遺伝子に異常があっても発病することはなく，保因者となる．

【徴候】 重症例では，乳幼児期から打撲部の皮下血腫，関節内出血，鼻出血，血尿，頭蓋内出血，筋肉内出血などが起こる．軽症例では，抜歯や外傷後に止血困難が起こる．

【診断】 出血傾向のある患者で血液学的検査を行って診断する．

① スクリーニング検査：活性化部分トロンボプラスチン時間（APTT）が延長する．部分トロンボプラスチン時間（PT），血小板数，出血時間は正常である．

② 血液凝固因子検査：第Ⅷ因子または第Ⅸ因子の活性や抗原量低下．

③ 遺伝子検査：第Ⅷまたは第Ⅸ因子遺伝子に異常を認める．

【治療】 出血時や，手術を受ける場合に，欠乏している凝固因子を補充する．

e. 血漿蛋白異常症

血漿蛋白に異常のある疾患として多発性骨髄腫がある．

1）多発性骨髄腫

【概説】 免疫グロブリン産生細胞である形質細胞が腫瘍化し，骨髄で増殖して，骨を破壊したり，造血障害を起こす疾患である．腫瘍細胞である骨髄腫細胞は単一成分の免疫グロブリン（M蛋白）を過剰に産生し，血液の粘度を高め，腎障害などを起こす．

【原因】 原因は不詳である．

【徴候】 骨病変のため脊椎の圧迫骨折を起こしやすく，腰痛や背部痛がしばしば訴えられる．造血障害のため，貧血，感染症，出血傾向が起こる．また，血漿蛋白が増える結果，腎機能障害も起こる．

【診断】 腰痛や背部痛のある患者で，エックス線検査，血液検査などで診断を進める．

① 骨エックス検査：骨が打ち抜かれたような溶解像（打ち抜き像）を認め，骨粗鬆も認められる（図4-46）．

② 末梢血液検査：貧血，白血球減少，血小板減少がある．

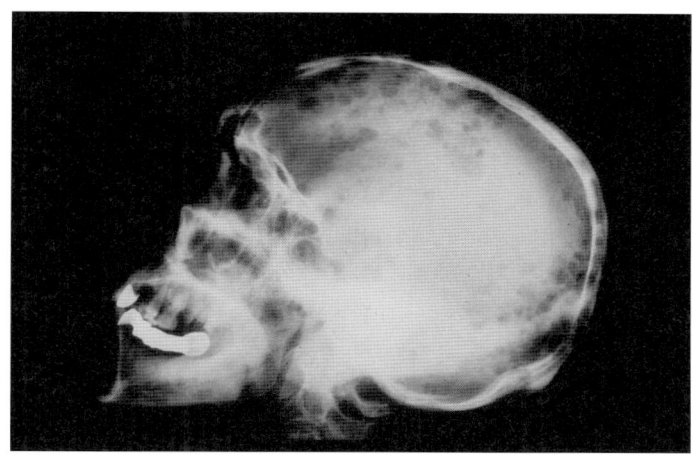

図 4-46　骨打ち抜き像（頭蓋骨）
頭蓋骨にハンマーで打ち抜かれたような溶解像が多発性に認められる

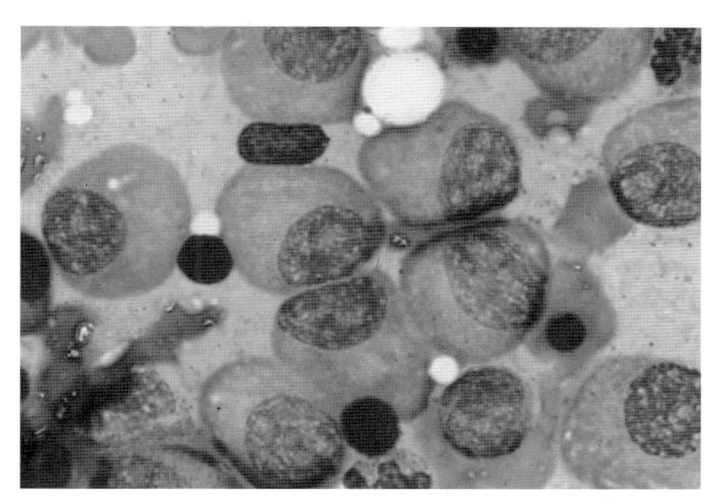

図 4-47　多発性骨髄腫の骨髄所見（口絵⓳）
骨髄には形質細胞が腫瘍化した骨髄腫細胞が目立つ

③ 骨髄検査：形質細胞が腫瘍化した骨髄腫細胞が認められる（図 4-47）．正常の造血細胞は減少している．

④ 血液生化学検査：血清総蛋白が増加し，アルブミン低値になる．血清蛋白にはＭ蛋白とよばれる単一成分の免疫グロブリンが異常に増加し，正常の免疫グロブリンは低下する．骨破壊に関連し，血清カルシウム値が高くなる．腎機能障害があると，尿素窒素，クレアチニンが高値になる．

【治療】　抗癌薬を使った化学療法を主体に治療する．造血幹細胞移植が行われることもある．

G 腎・尿路疾患

① 総　論　　198	c．間質の疾患　　214
a．主要徴候　　198	d．尿路感染症　　215
b．主要検査　　199	e．遺伝性腎疾患　　216
② 各疾患　　200	f．全身疾患に伴う腎障害　　217
a．腎不全　　200	g．泌尿器科的疾患　　218
b．糸球体疾患　　210	

1 総　論

a．主要徴候

1）尿量や排尿の異常

（1）乏尿・無尿

尿の量は体内の水分量の多寡に応じて，腎臓で調整されている．体内から不必要な老廃物をすべて尿として排泄するためには，1日500 mL以上の尿量が必要とされている．乏尿とは1日尿量が400 mL以下，あるいは時間尿量にして20 mL以下，無尿とは1日尿量が100 mL以下であることをさす．

乏尿・無尿は，一般的には腎機能低下の症状であり，急に出現すれば急性腎不全を意味する．

（2）多尿

1日尿量が2,000～2,500 mL以上を多尿という．

（3）夜間頻尿

夜間2～3回以上，排尿のため覚醒する状態をいう．

（4）頻尿

頻尿とは，1回の尿量は少ないが，回数が頻回である状態をさす．通常，健常者の排尿回数は1日5～6回であるが，個人差が大きい．

2）浮　腫

浮腫とは，細胞間質に体液が過剰に蓄積した病態で，いわゆる「むくみ」といわれるものである．通常，浮腫は押したところが凹む圧痕を残す（圧痕性浮腫）が，リンパ浮腫や甲状腺機能低下症で認められる粘液水腫は圧痕を残さない（非圧痕性浮腫）．浮腫は，その分布から全身性浮腫と局所性浮腫に分類される．

全身性浮腫の原因としては，心不全，肝硬変，ネフローゼ症候群，急性糸球体腎炎，

腎不全，甲状腺機能低下症（粘液水腫）などがあげられる．血栓性静脈炎や悪性腫瘍によるリンパ管閉塞は，局所性浮腫をきたす．

3) 貧　血

貧血は血液中のヘモグロビン（Hb）量が減少した状態である．貧血の原因は多岐にわたるが，造血ホルモンであるエリスロポエチン（EPO）は腎臓で産生されているため，腎機能が低下すると，貧血を呈することになる．このように，腎機能低下に伴うエリスロポエチン産生低下による貧血を腎性貧血という．

4) 疼　痛

疼痛は臨床症状のうち，患者にとってはもっとも切実な問題の一つであり，これを和らげることは医療の使命の一つである．一方，疼痛は疾患の診断の手がかりとしても重要である．以下に，腎尿路系に関連する主な疼痛に関して述べる．

(1) 尿路結石

尿路結石の疼痛は，典型的には突然出現する激烈な側腹部痛で，結石の移動に伴い，前方および下方に移動する．痛みは，尿路の閉塞による静水圧の上昇で腎盂・尿管粘膜が伸展することによって生じる．痛みは尿路閉塞の解除によって治まる．

(2) 多発性嚢胞腎

多発性嚢胞腎の約60％に疼痛が認められる．急激な痛みを伴う場合は，嚢胞内出血，感染，結石を疑う必要がある．

(3) 感染

腎盂腎炎や腎周囲膿瘍などの感染は腰背部痛，腹痛の原因となる．

(4) 血栓症

腎梗塞は突然の上腹部～側腹部の疼痛，悪心，嘔吐，発熱，血尿を呈する．

b. 主要検査

1) 尿　検　査

尿検査は，侵襲がなく簡易に行えるうえに診断的意義が高く，きわめて重要な検査である．

(1) 蛋白尿

健常者では1日に40～80 mgの蛋白が尿中に排泄されており，上限は150 mgとされている．通常，蛋白排泄量が1日150 mgを超える時，蛋白尿とされている．

(2) 血尿

尿中に赤血球が混入した状態をいう．尿1,000 mLに血液が1～2 mL以上混入すると肉眼で判断可能であり，肉眼的血尿という．一方，尿沈渣を鏡検して初めて赤血球の混入が認められる場合を顕微鏡的血尿という．高倍率の1視野に5個以上で異常である．

2) 腎機能検査

(1) 血清クレアチニン

クレアチニンは筋肉中のクレアチンリン酸が脱リン酸化されて生じ，尿中に排泄される．腎においてクレアチニンは糸球体で濾過され，尿細管で再吸収されることなく体外へ排泄される．このため，血清クレアチニンの値は有力な腎機能の指標として用いられている．

(2) 糸球体濾過量 (glomerular filtration rate; GFR)

糸球体濾過量（GFR）とは単位時間あたりに糸球体で濾過された血漿量をさし，腎の原尿生成能を表す．GFR を測定するもっとも一般的な方法はクレアチニンのクリアランス測定であるが，その測定には完全蓄尿が必要である．このため，血清クレアチニン（Cr）の値と年齢から GFR を推算する式が提唱されている．以下に日本人における推算 GFR（eGFR）の計算式を示す．

$$\text{eGFR} \ (\text{mL/min/1.73 m}^2) = 194 \times \text{Cr}^{-1.094} \times \text{Age}^{-0.287}$$

（女性の場合はさらに× 0.739）

2 各 疾 患

a. 腎 不 全

1) 急性腎不全・急性腎障害

【概説】 急性腎不全（acute renal failure; ARF）とは，「急速な腎機能の低下により体液の恒常性が維持できなくなった結果，尿毒症や電解質異常，酸塩基平衡異常，体液量異常などが出現する症候群」のことである．また最近では，急速な腎障害の病態の定義として急性腎障害（acute kidney injury; AKI）の概念が唱えられるようになった．

急性腎障害の診断基準には，日常の臨床でよく用いられる血清クレアチニン値と尿量の 2 項目が指標として用いられており，次頁表 4-22 a のごとく診断基準が提案されている．血清クレアチニンのわずかな上昇や，簡便に測定できる尿量を指標にすることで，急速な腎機能低下を見逃さないように工夫されている．

長い時間をかけて慢性化した慢性腎臓病や慢性腎不全が不可逆性変化であるのに対して，ARF や AKI は適切な対処を行えば腎機能の回復がみられる場合がある．すなわち，ARF や AKI には正確かつ迅速な対応が必要とされる．

【病態生理・分類・原因】 AKI はその障害部位によって，腎前性，腎性，腎後性に分類される（図 4-48）．腎前性 AKI では，出血や脱水などで糸球体に到達する血液量が低下することにより急速に腎機能が障害される．この場合の原因は腎臓より「前」のレベルにあるため，腎前性 AKI とよばれている．同様に腎臓そのものを構成している

表 4-22 a　AKI 診断基準

1. 血清クレアチニンの変化が 0.3 mg/dL（48 時間以内）
2. 血清クレアチニンの基礎値から 1.5 倍上昇（7 日以内）
3. 尿量 0.5 mL/kg/ 時以下が 6 時間以上継続

上記 1〜3 の 1 つを満たせば AKI と診断する．

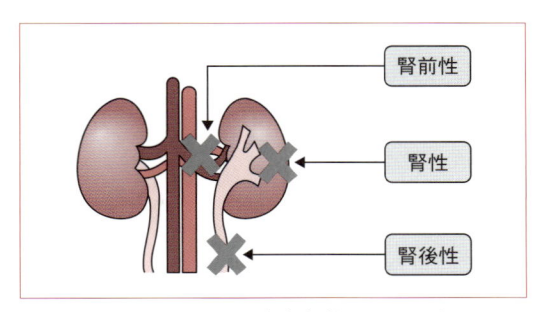

図 4-48　AKI の障害部位による分類

表 4-22 b　AKI の原因

腎前性	絶対的な循環血漿量の減少	大量出血，嘔吐・下痢，脱水，熱傷，利尿薬投与，ネフローゼ症候群
	相対的な循環血漿量の減少	心不全，ショック，非代償性肝不全
	腎血管性	両側の腎動脈閉塞や狭窄
腎性	腎血管性	血管炎，悪性高血圧
	糸球体障害	急性糸球体腎炎，急速進行性糸球体腎炎〔抗好中球細胞質抗体（ANCA）関連腎炎，グッドパスチャー（Goodpasture）症候群など〕，膠原病（全身性エリテマトーデスなど）
	急性尿細管壊死	虚血性：手術後，外傷後，ショックなどの腎前性 AKI 遷延からの移行
		腎毒性物質：薬剤（アミノグリコシドやアムホテリシン B などの抗菌薬，非ステロイド系抗炎症薬，シスプラチンなどの抗癌薬，造影剤），重金属，パラコート，横紋筋融解症によるミオグロビン尿，異型輸血によるヘモグロビン尿，多発性骨髄腫による L 鎖蛋白
	急性間質性腎炎	薬剤（非ステロイド系抗炎症薬），膠原病（シェーグレン症候群など），特発性
	腎内の血行動態異常	非ステロイド系抗炎症薬，ACE 阻害薬・アンジオテンシン受容体拮抗薬，心不全
	塞栓	コレステロール塞栓症，心原性塞栓，腎梗塞
腎後性	上部尿路閉塞	骨盤内腫瘍（子宮頸癌など），後腹膜線維症，両側尿管結石
	下部尿路閉塞	神経因性膀胱，膀胱癌，前立腺肥大，前立腺癌

糸球体や尿細管が直接障害されてしまうタイプは腎性 AKI，そして腎臓より「後」のレベルにある尿路が閉塞することにより発症するタイプは腎後性 AKI とよばれている．AKI の原因としては，腎機能低下をきたしうるあらゆる疾患が想定される．表 4-22 b に AKI の原因を，腎前性，腎性，腎後性別に分類して示す．

【症状】
① 乏尿：AKIでは尿量低下を伴うことが多い．しかしながら，乏尿を伴わずにAKIを発症することもあり，このような場合を非乏尿性急性腎障害という．
② 尿毒症：腎機能の低下に伴い，血液尿素窒素や血清クレアチニンの値が上昇し，尿毒症性物質が体内に貯留し，さまざまな尿毒症症状が発生する．食思不振，嘔気・嘔吐，腹痛，下痢などの消化器症状，全身倦怠感，昏睡などの神経症状が有名である．
③ 水・電解質異常，酸塩基平衡異常：腎機能の低下に伴い，水やナトリウムの排泄低下をきたす．そのため，水，ナトリウムが体内に貯留し，体重増加，浮腫，呼吸困難などの症状を呈する．電解質や酸の排泄障害をきたし，高カリウム血症や代謝性アシドーシスを呈する．

【治療】 AKIという病態に根本的に効く治療は残念ながら存在しない．AKIの原因を特定してその原因を除去すること，もしくは急性腎障害に至った原因疾患の治療しか方法がない．その過程で，腎毒性になりうる薬剤の使用を避け，適切な血圧や体液量を維持するための保存的な全身管理を行う対症療法が，現時点での急性腎障害の治療といえよう．

① 緊急対応・血液浄化療法：AKIを発見した時，まず緊急血液浄化療法（緊急透析）が必要かどうかを判断しなければならない．AKIにより著しい尿毒症，高カリウム血症，代謝性アシドーシス，そしてうっ血性心不全などを呈している場合には，まず救命のために緊急透析を行う．
② 食事・栄養管理：AKIは異化が亢進した状態であり，低栄養状態になりやすい．高蛋白は窒素負荷になるため，低蛋白・高カロリーが食事療法の基本となる．ナトリウムやカリウムの貯留に対してはナトリウム，カリウム制限を行い，乏尿時には水分制限も必要となる．
③ 薬物療法：乏尿期には，体液管理のため水・ナトリウム制限を行いつつ，利尿薬を投与して利尿を得ることを試みる．代謝性アシドーシスに対しては重炭酸ナトリウムの投与により補正を行う．高カリウム血症に対しては，緊急時には即効性のあるグルコン酸カルシウムの投与を行うが，通常，重炭酸ナトリウムの投与，グルコース-インスリン療法（G-I療法），陽イオン交換樹脂の投与といった手段により，高カリウム血症の是正を図る．保存的療法で改善しなければ透析療法が必要となる．

2) 慢性腎臓病（CKD）

【概説】 慢性腎臓病とは，その言葉どおり，慢性に進行する腎臓病を意味する．これに近い概念として，これまで慢性腎不全（chronic renal failure; CRF）という言葉が広く使われていた．慢性腎不全とは，慢性的な腎疾患が数か月以上持続し，腎機能が回復不可能な状態まで低下する（非可逆性の）病態である．しかしながら，どの時期から腎

不全とするかなどの，概念や定義は曖昧であった．

　その一方で，腎障害は腎機能低下が軽度の時期からすでに持続して進んでおり，早期に腎臓病を認識して治療することが重要であることが種々の臨床研究から指摘され，2002年ごろから腎障害や腎機能低下が慢性的に続く病態として慢性腎臓病（chronic kidney disease; CKD）という概念が提唱された．

【定義】　CKD の診断は下記のいずれか，または両方が3か月以上存在するときになされる．

① 明らかな腎障害が存在する．
- 蛋白尿
- 画像異常（片腎や多発性囊胞腎など）
- 検査（尿・血液）
- 病理所見

② 腎機能：推定糸球体濾過量（eGFR）が 60 mL/min/1.73 m² 未満．

【原因】　CKD の原因疾患は，糸球体疾患（慢性糸球体腎炎，微小血管炎など），先天性腎疾患（多発性囊胞腎，腎低形成など），高血圧（良性腎硬化症，悪性高血圧など），代謝性疾患（糖尿病性腎症，アミロイドーシス，痛風腎など），膠原病（全身性エリテマトーデス，関節リウマチなど），血液疾患（多発性骨髄腫，血栓性血小板減少性紫斑病など），尿路疾患（水腎症など），感染症（慢性腎盂腎炎，腎結核），その他（薬剤性，放射線，尿細管疾患など）など多岐にわたる．透析導入に至った末期腎不全の原因疾患としては，糖尿病性腎症，慢性糸球体腎炎，腎硬化症，多発性囊胞腎の順に多い．

【症状】　腎不全の症状を知るには，まず正常な腎臓の働きを理解することが大切である．腎臓の働きは，以下の5つがあげられる．

① 血液中の老廃物を排泄する．
② 血液中の水分や塩分などの電解質のバランスを一定に保つ．
③ 血圧を適切にコントロールする．
④ ビタミン D を活性化し骨を丈夫にする．
⑤ 造血ホルモンを分泌し，赤血球を作る．

　腎不全ではこれらの働きが障害され，末期腎不全まで進行すると，尿毒症とよばれる一連の症状が出現してくる．尿毒症の症状は以下のとおり全身臓器にわたる．

① 筋骨系：骨ミネラル代謝異常症，アミロイド関節症，異所性石灰化，筋力低下，成長障害．
② 神経系：脳症，認知症，意識障害，末梢神経障害．
③ 血液：貧血，出血傾向，溶血．
④ 電解質：代謝性アシドーシス，高カリウム血症，高リン血症，低カルシウム血症，

高尿酸血症．

⑤ 心血管系：うっ血性心不全，浮腫，尿毒症性心膜炎，心タンポナーデ，高血圧．

⑥ 消化器系：食欲低下，嘔気・嘔吐，口臭，消化管潰瘍．

⑦ 内分泌系：耐糖能異常，二次性副甲状腺機能亢進症，不妊・インポテンツなど性機能不全．

⑧ 免疫系：易感染性．

⑨ 皮膚：掻痒，色素沈着，脱毛．

【治療】　CKDの治療においては，腎障害の原因となる原因疾患の治療がもっとも重要である．本項ではCKD全般に共通した治療指針について概説する．

① 生活習慣病の改善：肥満と喫煙は末期腎不全に至るリスクを高めることが知られており，CKDにおいてはBMI 25未満を目標とし，禁煙指導を基本とする．

② 食事療法：食塩摂取量は6 g/日未満とする．蛋白摂取量は，0.6〜0.8 g/kg/日（標準体重において）に制限する．また，エネルギー量は，25〜35 g/kg/日とし，摂取エネルギー量不足とならないよう注意する．

③ 降圧療法：厳密な血圧コントロールはCKD治療の主軸となる．目標血圧は糖尿病合併例・糖尿病非合併で蛋白尿陽性例では130/80 mmHg未満，糖尿病非合併で蛋白尿陰性例では140/90 mmHg未満である．

④ 貧血に対する治療：遺伝子組み換えヒトエリスロポエチン製剤を投与し，治療目標はヘモグロビン値で11〜13 g/dLである．

⑤ 高カリウム血症，代謝性アシドーシスへの対応：CKDが進行すると，腎臓からのカリウム排泄量が低下し，血清カリウムが上昇する．血清カリウム値が7.0 mEq/L以上では心停止の危険もあり，緊急透析治療の適応となる．

　　また，代謝性アシドーシスに対しては，血清重炭酸イオン20 mEq/L以下で炭酸水素ナトリウムの投与を検討する．

⑥ 代替療法：CKDから末期腎不全となり，食事療法や内服治療など保存的治療で尿毒症症状が改善しない場合は，腎代替療法である透析療法または腎移植が必要となる．

3) 血液浄化療法

【概説】　血液浄化療法とは，血中から人体にとって有害な物質（尿毒素，エンドトキシン，異常な自己抗体など）を体外に除去し，重篤な病態の改善を図る方法である．実際の臨床の場でもっとも多いのは，末期腎不全やAKIに対する透析療法である．腎移植を受ける場合を除いて，一生涯を通じて永続的な透析療法が必要となる．

　主たる透析療法として血液透析と腹膜透析がある．透析療法の開始時期の判断については，表4-23のような導入基準を用いる．

表 4-23　慢性腎不全透析導入基準

保存的療法では改善できない慢性腎機能障害，臨床症状，日常生活能の障害を呈し，下記のⅠ～Ⅲの項目の合計点数が原則として 60 点以上になった時に長期透析療法を導入する．

Ⅰ．臨床症状：以下のうち 3 個以上あるものを高度；30 点，2 個を中等度；20 点，1 個を軽度；10 点とする
　1．体液貯留（全身性浮腫，高度の低蛋白血症，肺水腫）
　2．体液異常（管理不能の電解質・酸塩基平衡異常）
　3．消化器症状（悪心，嘔吐，食思不振，下痢など）
　4．循環器症状（重篤な高血圧，心不全，心膜炎）
　5．神経症状（中枢・末梢神経障害，精神障害）
　6．血液異常（高度の貧血症状，出血傾向）
　7．視力障害（尿毒症性網膜症，糖尿病性網膜症）

Ⅱ．腎機能：血清クレアチニン（mg/dL）〔クレアチニンクリアランス（mL/min）〕→点数
　8 以上（10 未満）→ 30 点
　5～8 未満（10～20 未満）→ 20 点
　3～5 未満（20～30 未満）→ 10 点

Ⅲ．日常生活障害度：程度→点数
　尿毒症症状のため起床できないもの：高度→ 30 点
　日常生活が著しく制限されるもの：中等度→ 20 点
　通勤，通学あるいは家庭内労働が困難となった場合：軽度→ 10 点

（厚生科学研究班報告．1991 より）

① 血液透析

　　血液透析（hemodialysis; HD）とは，血液を体外循環させダイアライザーとよばれる人工腎臓に血液を通すことにより，血中の余分な老廃物や尿毒素そして水分などを除去して，血液を浄化する方法である．

　　ダイアライザーは，管状の透析膜のなかを血液が通り，その周囲を透析液が灌流する構造になっており，透析膜が半透膜として機能し，余分な物質や水分の除去が行われる．HD においては，基本的には拡散と限外濾過の 2 つの原理により，溶質と水分の除去が行われる．半透膜を介して 2 つの水溶液が存在する時，濃度差に基づく拡散ならびに圧負荷による限外濾過により，物質や水分が膜を通して移動する（図 4-49）．この現象を利用して，血液中の尿毒素や水分などを除去することが可能となる．

　　効率よく血液の体外循環を行うためには，バスキュラーアクセス（ブラッドアクセス）とよばれる血液を取り出すアクセスが必要になる．通常，前腕の皮静脈と橈骨動脈を血管吻合することにより，静脈血管内に動脈血を流し，血管を太く発達させる．このバスキュラーアクセスのことを，動脈と静脈の血液短絡路を作り出すため，内シャントという．

　　標準的な HD では，バスキュラーアクセスの血管に脱血用の針を刺し，ポンプを使って 1 分間に 200 mL 程度の血液を体外の透析回路に取り出す．そしてダイアラ

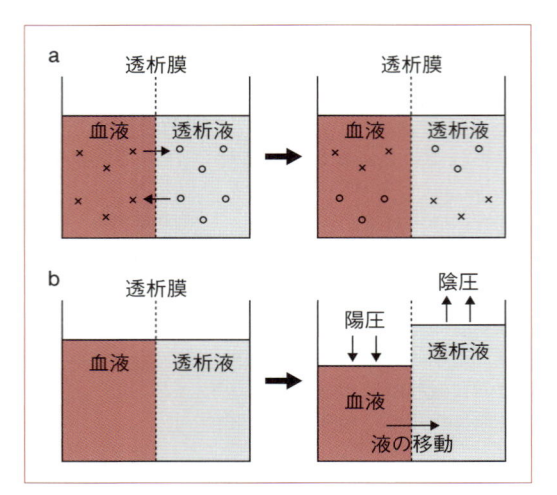

図4-49　血液透析における（a）拡散の原理と（b）限外濾過の原理

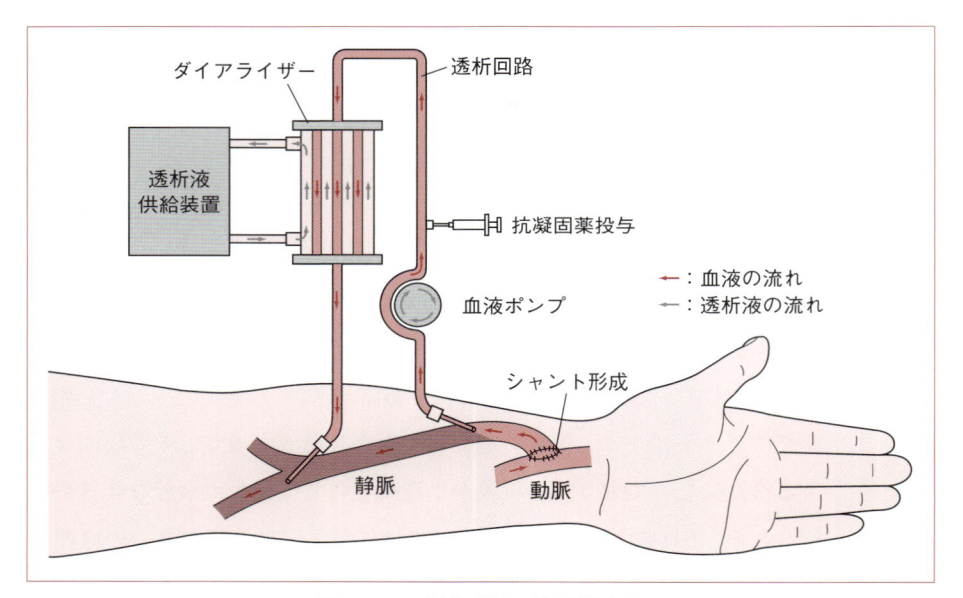

図4-50　血液透析の簡易模式図

イザーに血液を循環させて血液を浄化した後で，返血用の針を介して腕の血管に戻す（図4-50）．透析回路内の血液凝固を防ぐため，抗凝固薬の使用が必要である．

② 腹膜透析

　腹膜透析（peritoneal dialysis; PD）とは，腹膜という腹腔内にある生体膜を半透膜として利用する血液浄化療法である．腹腔内に直接透析液を注入して一定時間貯留させている間に，腹腔内の毛細血管を介して血液中の尿毒素や塩分・水分などを腹腔内に移動させ，十分に移動させた時点で透析液を体外に取り出すことにより血液浄化を行う．PDもHDと同様に基本的には拡散と限外濾過の2つの原理により，溶質と水分の除去が行われる（拡散の原理はHDと同じであるため図4-50を参照）．

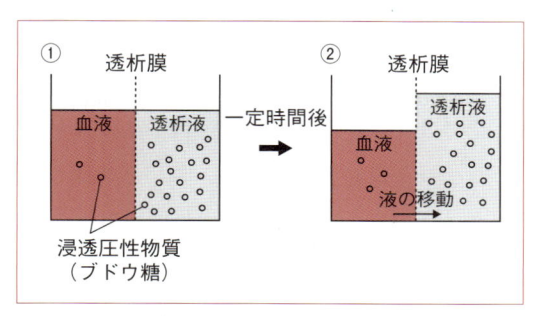

図 4-51　腹膜透析における限外濾過の原理

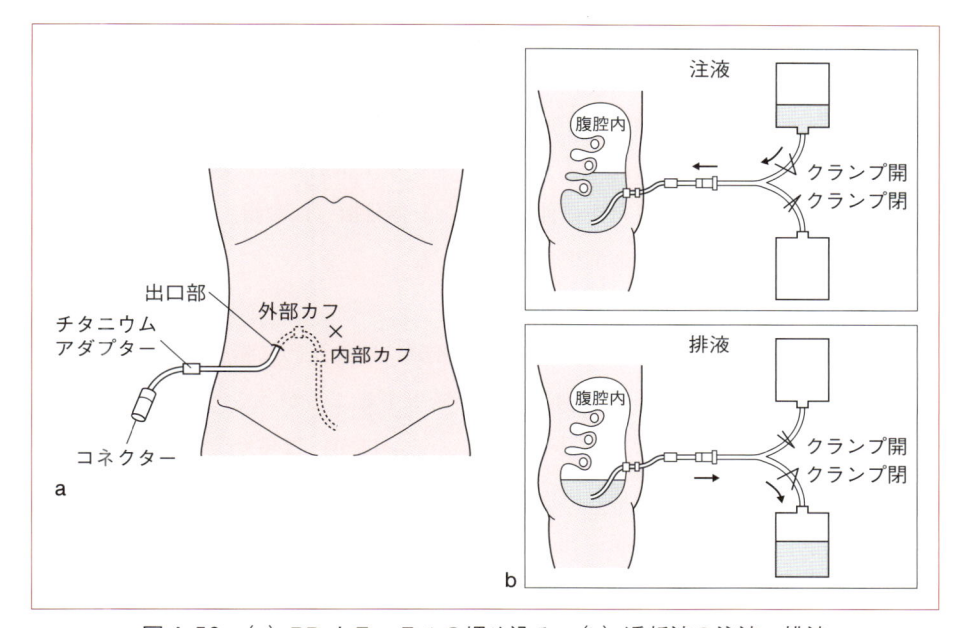

図 4-52　(a) PD カテーテルの埋め込み，(b) 透析液の注液・排液

しかし PD の限外濾過は圧負荷ではなく，浸透圧負荷により行われる．透析液を高濃度ブドウ糖溶液にして透析液を血液より高浸透圧にすることにより，水を血中から腹腔内に移動させることを可能としている（図 4-51）．

PD を開始するためには，まず透析液を出し入れするための PD カテーテルとよばれるチューブを腹腔内に埋め込む．そしてそのカテーテルを介して，自然の落差を利用して透析液の交換を行う．①新しい透析液を注液→②数時間腹腔内に透析液を貯留→③空のバッグに排液→①新しい透析液を注液，といったサイクルで，透析液の交換は通常 1 日 4 回程度行われる（図 4-52）．

【透析療法の合併症】

① 腎性貧血

　　赤血球造血刺激因子を投与して貧血のコントロールを行い，ヘモグロビン値 10～

12 g/dL 程度を目標とする.

② 骨ミネラル代謝異常症

　　末期腎不全では腎臓からのリン排泄低下に伴うリン蓄積や，ビタミンDの活性化障害と低カルシウム血症などにより，副甲状腺ホルモンの分泌が亢進し二次性副甲状腺機能亢進症に至ることが多く，線維性骨炎や病的骨折などをきたしやすくなる．また高リン血症は，異所性石灰化や生命予後の増悪に関連しており，透析患者の生命予後改善のためにはそのコントロールが重要となる．

③ 透析アミロイドーシス

　　透析では十分な除去が困難であるβ_2ミクログロブリン（β_2-MG）を主要な構成蛋白とするアミロイド線維が，全身の骨や関節そして内臓に沈着することによって引き起こされ，長期透析合併症の代表的疾患である．アミロイドが手首の腱などに沈着し正中神経を圧迫するために生じる手根管症候群，指を曲げる腱にアミロイドが沈着して指が滑らかに伸びなくなる弾発指（ばね指），脊椎にアミロイドが沈着して生じる破壊性脊椎関節症などがある．

④ 多嚢胞化萎縮腎と悪性腫瘍

　　末期腎不全に至ると，萎縮した腎臓には後天的に嚢胞が多発し，透析期間とともに増加してくる．嚢胞内に腎癌が発生することが多く，超音波検査やCTなどによる定期的なフォローが必要である．そのほか，胃癌や大腸癌などの消化系の悪性腫瘍も多くみられる．

⑤ 心不全ならびに動脈硬化と心血管・脳血管障害

　　透析患者の死亡原因の第1位は過去10年以上にわたり，心不全である．飲食やバスキュラーアクセスによる容量負荷や高血圧による圧負荷などのため，慢性的な心負荷にさらされているためと考えられている．また，透析患者は，高血圧，脂質異常症，カルシウム・リン代謝異常などの結果，動脈硬化をきたしやすく，その結果，心筋梗塞や狭心症，脳梗塞や脳出血などの心血管・脳血管障害を起こしやすい．

⑥ 腹膜透析に特有の合併症

　　PDのもっとも重要な合併症として腹膜炎があげられる．腹痛，排液混濁，発熱の症状を認め，バッグ交換時の不潔操作や，憩室炎などによる腹腔内炎症からの波及などが原因となる．

　　PD継続症例に発症する重篤な合併症として，肥厚した腹膜が広範に腸管と癒着し腸閉塞症状を呈する被嚢性腹膜硬化症（encapsulating peritoneal sclerosis; EPS）がある．

4）腎移植

【概説】　末期腎不全患者における治療法の一つであり，HD，PDと比べ根治的治療

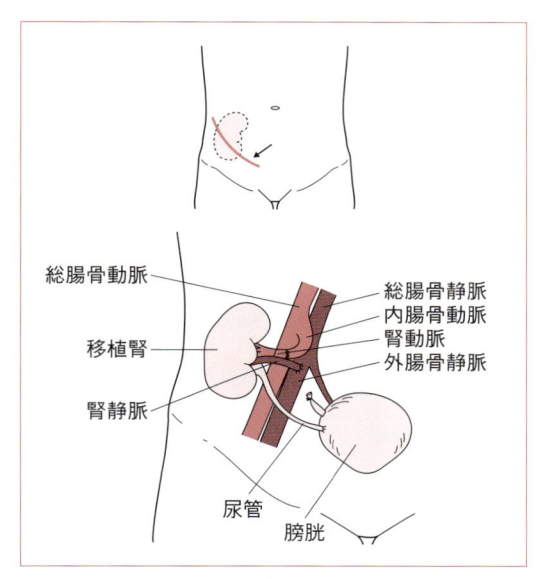

図4-53 腎移植手術

としての意味合いが強い．腎提供者（ドナー）から腎被移植者（レシピエント）へ，手術により腎臓を移植する方法である．生体腎移植（生体からの健康腎の移植）と献腎移植（死亡したドナーからの善意に基づく移植）に分類され，前者はさらに血縁者間腎移植（親子，兄弟姉妹などからの提供）と非血縁者間腎移植（配偶者などからの提供）に，後者は心臓死腎移植（心停止により死亡したドナーからの提供）と脳死腎移植（本人または家族の臓器提供の意志が確認されたドナーより脳死判定後に提供）に分類される．

【手術】 ドナーから摘出された腎臓はレシピエントの腸骨窩に移植され，腎動脈，腎静脈，尿管はそれぞれ内腸骨動脈，外腸骨静脈，膀胱へとつながれる（図4-53）．

【免疫抑制療法】 移植後にドナー腎に対する免疫反応を抑えるため，免疫抑制療法は必要不可欠である．

【拒絶反応】 術後早期に発症する拒絶反応を急性拒絶反応といい，腎機能早期喪失の原因となる．尿量減少，浮腫などの自覚症状，血液検査（血清クレアチニン値の上昇），尿検査，移植腎超音波検査（血流減少）により発症が疑われ，移植腎生検により確定診断される．

一方，移植後3か月以降に発症し，月〜年単位で進行する拒絶反応を慢性拒絶反応といい，移植腎機能廃絶の原因としてもっとも大きな割合を占めている．

【その他の腎移植の合併症】 免疫力低下に伴う日和見感染症が起こりやすく，特にサイトメガロウイルス，EBウイルスの感染は予後不良のため注意が必要である．長期的には，腎移植患者において悪性腫瘍の発症率が高いとされ，注意深い観察が重要である．

b. 糸球体疾患

1）急性糸球体腎炎

【概説】 先行感染の後，一定の潜伏期をおいて腎臓糸球体に急性の炎症を起こし，血尿，蛋白尿，乏尿，浮腫，高血圧，腎機能低下などの臨床症状を急激に発症する疾患である．先行感染はA群β溶血連鎖球菌（溶連菌）が多い．

【症状】

① 先行感染と潜伏期：先行感染を伴い，1〜6週間の潜伏期の後に発症する．
② 血尿・蛋白尿：顕微鏡的血尿は必発の所見で，約1/3は肉眼的血尿を呈する．蛋白尿は軽度である．
③ 浮腫・乏尿：病初期には浮腫がほぼ全例にみられる．乏尿は浮腫の発現より2〜3日先行して起こり，通常は一過性である．
④ 高血圧：50％以上の患者に血圧の上昇を認めるが，重篤なものは少ない．

【検査】

① 尿検査：顕微鏡的血尿は必須の所見で，尿沈渣では変形赤血球および赤血球円柱がみられる．蛋白尿もほぼ全例で認められるが，一般に軽度で半数は1か月以内，多くは6か月以内に消失する．
② 腎機能：病初期にはほとんどの症例で糸球体濾過量（GFR）が低下する．血清クレアチニン（Cre），血中尿素窒素（BUN）は上昇するが，多くは一過性で1週間以内に利尿期となり，急速に改善する．
③ 血清補体価：一過性の低補体血症がほぼ全例にみられる．補体価は症状の改善とともに2週以内に上昇しはじめ，8週以内に正常化する．

【治療】

① 一般療法：治療の主体は対症療法であり，保温・安静は腎血流の維持のために重要である．特に病初期の1〜2か月は入院および自宅安静が望ましく，その後も約1年間は過激な運動や妊娠を避ける．また急性期の浮腫や腎機能障害の認められる期間は，水分，食塩（3〜8 g/日），蛋白質，カリウム摂取制限が必要となる．
② 薬物療法：浮腫の強い例や心不全の徴候がみられる場合は利尿薬を用いる．また高血圧が持続する場合は，降圧薬を使用する．

【予後】 ほとんどの急性腎炎は自然に腎炎症状が消失し，臨床的な改善傾向が発症後4日から14日に認められる．通常，上昇した血清クレアチニン値は4週以内に正常化し，蛋白尿は2〜3か月，血尿は6か月程度で消失する．

2）急速進行性糸球体腎炎

【概説】 血尿，蛋白尿，赤血球円柱，顆粒円柱などの腎炎性尿所見を認め，数週から数か月の経過で急速に腎不全が進行する症例を急速進行性糸球体腎炎という．

【症状】 初発症状として，倦怠感，食思不振，体重減少，発熱などの全身性の非特異的症状を認める．本症に特異的な症状はなく，自覚症状のみから診断するのは困難である．また腎外症状としては肺胞出血（喀血），胸部 X 線異常，間質性肺炎などの肺病変を合併することがある．

【検査】
① 尿検査・腎機能：尿潜血や尿蛋白が大部分の症例で認められ，腎機能検査では初診時の血清クレアチニン値がすでに上昇していることが多い．
② 画像検査：胸部 X 線にて肺出血による異常陰影が認められることがある．
③ 血清学的検査：本症の血清中に抗好中球細胞質抗体（anti-neutrophil cytoplasmic antibody; ANCA）や抗糸球体基底膜（glomerular basement membrane; GBM）抗体がしばしば陽性となる．

【治療と予後】 未治療では大部分の症例が末期腎不全へ移行し，きわめて予後不良である．本症の治療法としては，副腎皮質ステロイドと免疫抑制薬，抗血小板薬，抗凝固薬による多剤併用療法が基本となる．薬物療法に加え，症例に応じ体外血液浄化療法などが行われることがある．発症後 6 か月以内に約 20％の症例が末期腎不全まで進行する．

3）慢性糸球体腎炎（IgA 腎症）

【概説】 蛋白尿ないし血尿，あるいはその両者が持続し，しばしば高血圧などとともに腎機能障害が緩徐に進行する病態と定義される臨床症候群である．さまざまな糸球体疾患が慢性糸球体腎炎の原因となりうるが，発生頻度としてもっとも多いのは IgA 腎症である．IgA 腎症は，組織学的に腎臓糸球体への IgA の沈着により腎炎が惹起される疾患である．以下は主に IgA 腎症について述べる．

【症状】 初期には血尿および蛋白尿を呈するのみで症状を伴わない．健診で発見されることがもっとも多く，初発症状が無症候性血尿，無症候性蛋白尿である例が約 70％である．上気道感染などの発熱後に肉眼的血尿（コーラ色の尿）を呈し，診断の契機となることもある．

【検査】 検尿所見で持続的な顕微鏡的血尿は必発所見であり，頻発所見として間欠的もしくは持続的蛋白尿を認める．確定診断のためには，腎生検が必要である．

【予後】 IgA 腎症は診断後 20 年以上の経過で 30〜40％が末期腎不全へと移行する．しかし，腎機能低下のまったくみられない例も存在する．

【治療】 IgA 腎症の治療は，生活規制，食事療法，薬物療法からなる．
① 生活規制：日常生活では過労や過激な運動は避けるよう指導する．
② 食事療法：十分なエネルギー摂取を指導し，重症度に応じて食塩制限，蛋白制限を行う．

表 4-24 成人ネフローゼ症候群の診断基準

1. 蛋白尿：1日尿蛋白量 3.5 g 以上を維持する
2. 低蛋白血症：血清総蛋白量は 6.0 g/dL 以下
   （低アルブミン血症とした場合は血清アルブミン量 3.0 g/dL 以下）
3. 高脂血症：血清コレステロール値 250 mg/dL 以上
4. 浮腫

注　1）上記の蛋白尿，低蛋白血症（低アルブミン血症）は本症候群診断の必須条件である
　　2）高脂血症，浮腫は本症候群診断のための必須条件ではない
　　3）尿沈渣中の脂肪体の検出は本症候群診断の参考になる

（厚生省特定疾患「ネフローゼ症候群」研究調査班．1973 より）

③ 薬物療法：高血圧を伴う IgA 腎症に対する降圧薬としてレニン-アンジオテンシン系阻害薬を第一選択として用いる．活動性の強い病変に対しては，経口ステロイド療法，ステロイドパルス療法などが用いられる．

4）ネフローゼ症候群

【概説】　大量の蛋白尿とその結果としての低蛋白血症，脂質異常症，浮腫からなる臨床症候分類である．わが国では成人ネフローゼ症候群調査研究班で作成された診断基準（表 4-24）を一般的に用いている．

【分類と疫学】　原発性糸球体疾患によるものを一次性ネフローゼ症候群とよび，病因がほかに明らかなものや，特定の因果関係を示す全身性の異常がある場合には二次性（続発性）ネフローゼ症候群とよぶ（表 4-25）．このように，原疾患は多岐にわたり，その特定には腎生検により病理組織分類を必要とする場合が多いが，個々の原疾患の特徴，疫学を知ることにより推測することも可能である．

一次性ネフローゼ症候群を来す疾患の鑑別ポイントを（表 4-26）に示す．

【病態・症状】　ネフローゼ症候群での主な病態は，大量の蛋白尿，低蛋白・低アルブミン血症，浮腫，脂質異常症，血液凝固能亢進である（図 4-54）．

① 蛋白尿：糸球体毛細血管では 1 日に約 150 L が濾過されるが，血漿蛋白は糸球体毛細管壁でブロックされることによって，原尿中への濾過量はわずかである．この保持機能に異常が起きて高度蛋白尿を呈すると，ネフローゼ症候群となる．

② 低蛋白血症・低アルブミン血症：ネフローゼ症候群の病態では，アルブミンを中心とした大量の蛋白が尿中に漏出してしまい，低蛋白，低アルブミン血症が起きる．

③ 浮腫：浮腫はネフローゼ症候群の代表的な症状であるが，その発生機序は複合的なものである．一つは低蛋白，低アルブミン血症により，血漿膠質浸透圧の低下が起こり，末梢毛細血管を介して間質への水分移行が増強するために浮腫が起きるというものである．もう一つは有効循環血漿量の低下により腎血流量・糸球体濾過量が減少するためレニン-アルドステロン系が亢進し，尿細管における水・ナトリウムの

表 4-25 成人ネフローゼ症候群の原因疾患

1. 一次性ネフローゼ症候群
　　微小変化型ネフローゼ
　　巣状糸球体硬化症
　　膜性腎症
　　メサンギウム増殖性糸球体腎炎（含，IgA 腎症）
　　膜性増殖性糸球体腎炎
　　管内増殖性糸球体腎炎
　　半月体形成性糸球体腎炎
2. 二次性ネフローゼ症候群
　a. 全身性疾患
　　糖尿病，SLE，アミロイドーシス，顕微鏡的多発血管炎，ウエゲナー（Wegener）肉芽腫，グッドパスチャー症候群，ヘノッホ・シェーンライン（Henoch-Schönlein）紫斑病，悪性高血圧など
　b. 感染症
　　溶連菌（溶連菌感染後急性糸球体腎炎），感染性心内膜炎，B 型・C 型肝炎ウイルス，ヒト免疫不全ウイルス（HIV）など
　c. 悪性腫瘍
　　多発性骨髄腫，固形腫瘍，リンパ腫など
　d. 薬剤
　　抗リウマチ薬の一部（金製剤，ペニシラミン，ブシラミンなど），水銀製剤など
　e. 遺伝性疾患
　　先天性ネフローゼ症候群，アルポート（Alport）症候群など
　f. アレルギー
　g. その他
　　妊娠中毒症など

表 4-26 ネフローゼ症候群をきたしやすい糸球体疾患の鑑別

	微小変化型ネフローゼ	膜性腎症	巣状糸球体硬化症	膜性増殖性糸球体腎炎
好発年齢	小児・青年期	中年期以降	全年齢	全年齢
血尿	－	±	＋	＋
尿蛋白選択制	高い	低い	低い	低い
ステロイド反応性	とてもよい	有効	不良	不良

再吸収が高まることで浮腫が起きるという機序である．

④ 脂質異常症：ネフローゼ症候群において脂質異常症はしばしば認められ，LDL，VLDL の増加を特徴としている．これは低アルブミン血症により肝臓でのアルブミン合成が亢進するのに合わせて，リポ蛋白の合成も亢進するために起こると考えられている．

⑤ 血液凝固能亢進：ネフローゼ症候群では，凝固因子の増加，抗凝固因子の減少による血液凝固能亢進を認め，血栓症を合併しやすい状態にある．これらに加えて循環

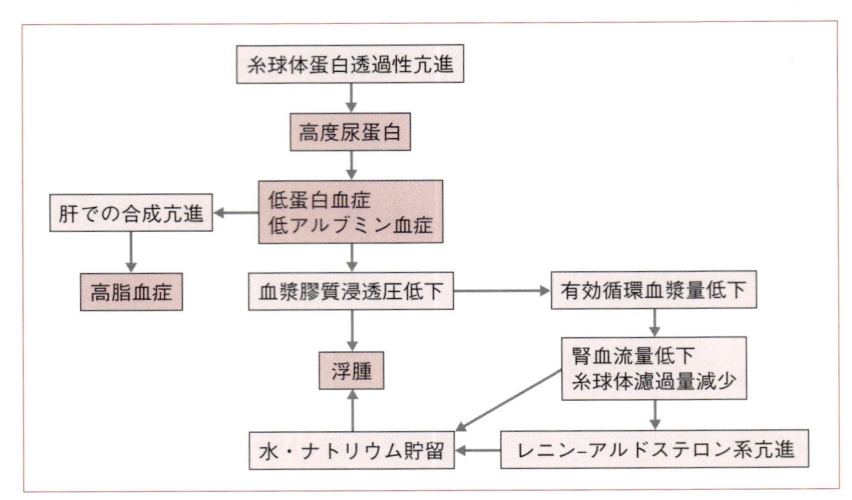

図4-54 ネフローゼ症候群の病態生理

血液量の減少，副腎皮質ステロイドの使用がその傾向を一層助長する．

【治療】 一般療法（安静・食事療法など）と薬物療法（副腎皮質ステロイド，免疫抑制薬，利尿薬など）の二つに大別される．また，二次性ネフローゼ症候群の治療では，まずその病因の治療・是正がなされなければならない．

① 一般療法：特に高度の低蛋白血症により著明な浮腫がある場合，腎血流量を得るためにも安静は重要である．食事療法としては食塩制限・蛋白制限・高エネルギー食が重要となる．

② 薬物療法：一次性ネフローゼ症候群の治療薬として副腎皮質ステロイド・免疫抑制薬が用いられるが，その反応性は病型と重症度によって異なるため，腎生検による病理組織の診断が重要となる．ループ利尿薬は胸腹水がコントロールできないなど，高度浮腫で全身状態不良となった場合に主に用いられる．

c. 間質の疾患

1）間質性腎炎

【概説】 腎における炎症の主たる部位が尿細管・間質に存在する疾患であり，急性型と慢性型がある．原因として，薬剤，感染症，自己免疫疾患などがあげられる．そのなかでも薬剤性間質性腎炎が多く，原因の70％前後を占める．原因薬剤は，抗菌薬，抗炎症薬，H_2ブロッカーやプロトンポンプ阻害薬などの制酸剤，アロプロノール，利尿薬など，多岐にわたる．

【症状】 急性間質性腎炎においては，急性腎不全になる場合があり，その時は乏尿・無尿，浮腫，高血圧，全身倦怠感などの症状が出現する．薬剤性間質性腎炎では，皮疹（15％），発熱（27％），好酸球増多（23％）などを伴うことがある．

一方，慢性間質性腎炎では特異的な症状がなく，末期腎不全となってから腎機能低下に気づくこともある．

【検査・診断】 血清クレアチニンの上昇や末梢血中の好酸球の増多などの所見に加え，尿所見では膿尿，血尿を認め，尿沈渣所見では白血球細胞，白血球円柱などを認めることが多い．確定診断には腎生検が必要である．

診断に当たっては詳細な病歴聴取（特に薬剤服用歴）が大切である．そのうえで，腎生検の適応の可否につき検討を行う．

【治療】 薬剤性間質性腎炎では，発症原因となった原因薬剤の中止が第一である．また，間質性腎炎を起こす可能性のある感染症や膠原病などの基礎疾患の検索も同時に行う．そしてできるだけ迅速にステロイド治療の可否を判断する．

d. 尿路感染症

1）膀胱炎

（1）急性単純性膀胱炎

【概説】 尿路に基礎疾患がなく起こる膀胱の炎症で，生殖年齢層の女性に多い．原因細菌は主として尿道から逆行性に感染し，ほとんどが大腸菌である．

【症状】 頻尿，排尿時痛，尿混濁に加えて恥骨上部痛，血尿などがあれば急性単純性膀胱炎が疑われる．通常，発熱はない．

【治療】 抗菌薬と水分の大量服用で，数日で軽快する．

（2）複雑性膀胱炎

【概説】 尿路に奇形や腫瘍，結石などの基礎疾患があることで膀胱に慢性的な感染が惹起され，長期にわたり炎症の再燃を繰り返す．原因菌は多種多様で，大腸菌，腸球菌，緑膿菌が三大原因菌であるが，これら三者を合わせても50％前後で，その他のグラム陰性桿菌，表皮ブドウ球菌，MRSA（メチシリン耐性黄色ブドウ球菌）なども少なからず検出される．

【症状】 頻尿，膀胱不快感，排尿時不快感を呈することが多いが，急性増悪時には排尿時痛や頻尿などの膀胱刺激症状が出現する．

【治療】 尿路基礎疾患を背景とする本症は，その基礎疾患を除去しない限り，感染を繰り返すことが多い．抗菌薬を投与する際は，尿培養感受性検査の結果から効果のあるものを選択し投与する．

2）腎盂腎炎

【概説】 下部尿路感染が上部尿路感染に進展し，腎盂腎杯から腎実質に及ぶ炎症である．発症形式により急性型（急性腎盂腎炎）と慢性型（慢性腎盂腎炎）に分類され，基礎疾患の有無により単純性と複雑性に分類される．多く遭遇するのは急性単純性腎盂腎

炎で，健康な若い女性に発症することが多い．一方，腎尿路結石症，膀胱尿管逆流症，神経因性膀胱，尿路腫瘍，水腎症などの基礎疾患を伴う複雑性腎盂腎炎では，炎症が長期にわたり持続し，再発を繰り返し慢性の経過をとることが多く，難治性である．

【症状】 急性単純性腎盂腎炎の急性期症状として，悪寒，発熱（37.8℃以上），患側の肋骨脊柱角の疼痛，叩打痛が認められる．膀胱炎症状（排尿痛，頻尿，尿混濁）は伴うことも多いが，認めない場合もある．

複雑性腎盂腎炎では，非特異的な症状（疲労感，嘔気，腹痛など）が数週から数か月続くことが多いが，背景疾患により排尿困難，尿路結石，肉眼的・顕微鏡的血尿などがみられることもある．

【検査・診断】 尿の外観にて混濁尿であるかどうかを観察し，検尿所見では白血球が多数認められるかどうかをチェックする．尿培養を行い，尿中病原菌を同定し，薬剤感受性検査を行う．血液検査では，末梢白血球の増多・左方移動，CRP上昇，赤沈の亢進が認められる．

起因菌では大腸菌が一番多く検出され，急性腎盂腎炎の女性ではおよそ82％，男性ではおよそ73％に同定される．*Klebsiella pneumoniae*，*Staphylococcus saprophyticus* などの起因菌が次に続く．一方，複雑性腎盂腎炎では，起因菌として大腸菌が優位ではあるが，単純性腎盂腎炎に比べ *Citrobacter* 属，*Enterobacter* 属，緑膿菌，腸球菌，黄色ブドウ球菌，真菌などの割合が増加する．

【治療】 急性腎盂腎炎では，軽症の場合はニューキノロン系や経口セフェム系の抗菌薬の内服による外来治療も可能であるが，重症例では入院させ，安静，補液とともに抗菌薬投与を行う．第2世代セフェム系薬やβラクタマーゼ阻害薬配合ペニシリン系薬を選択する．

e. 遺伝性腎疾患

1）常染色体優性多発性嚢胞腎（autosomal dominant polycystic kidney disease; ADPKD）

【概説】 遺伝子変異により両側腎臓に多数の嚢胞が進行性に発生・増大し，腎臓以外の臓器にも障害が生じる遺伝性疾患である．原因遺伝子としてPKD1とPKD2の2つが同定されている．常染色体優性の遺伝形式を示す．罹患患者の約半数が70歳までに末期腎不全に至る．診断は画像所見をもとに臨床的に判断される．

【ADPKDの腎関連病変とその治療】

① 高血圧：ADPKD患者においては腎不全の出現前から高血圧を呈する．

② 尿路感染症：ADPKD患者における尿路感染症（腎盂腎炎および腎嚢胞感染）は難治性で重症化しやすい．治療は，腎盂腎炎に対しては，ペニシリン系，セフェム系の広域抗菌薬を投与するが，腎嚢胞感染に対しては組織移行性がよいニューキノロ

ン系広域抗菌薬，ST合剤などが投与される．内科的治療が奏効しない場合は，穿刺ドレナージを行い，さらに難治性の場合は腎摘出も考慮する．

③ 腫大腎：腎臓に囊胞があるだけでは通常治療の対象にならないが，ときに腎内の囊胞が著明に増加・増大し，腎臓が腫大することで腹部臓器への圧迫による症状（多くは消化管圧迫による食思不振）が出現した場合は外科的治療の対象となる．

④ 腎不全：ADPKD罹患患者の約半数が70歳までに末期腎不全に至り，いずれかの腎代替療法を必要とする．

【ADPKDの腎外病変とその治療】 ADPKDの病変は腎臓以外の臓器にも存在し，そのような腎外病変の重症度がしばしば患者の予後を左右する．

① 頭蓋内血管障害：ADPKD患者においては，一般人の数倍の頻度で頭蓋内血管障害（脳出血，くも膜下出血，脳梗塞など）が発生する．特に脳動脈瘤が有名であり，一般人に比べて発症頻度が高く，破裂する危険性も高い．

② 肝囊胞（肝囊胞感染，腫大肝）：ADPKD患者では腎臓に限らず，肝臓，膵臓，くも膜，卵巣，精巣に囊胞を形成することが知られているが，特に肝囊胞はほぼ必発である．肝囊胞感染，腫大肝などの病変が出現する場合がある．

f. 全身疾患に伴う腎障害

1）糖尿病性腎症

糖尿病の項（163頁）参照のこと．

2）腎硬化症

【病態】 高血圧や腎動脈〜細動脈硬化の進展によって，腎実質が徐々に虚血障害に陥る病態である．虚血部位を中心に実質は退縮し，腎は徐々に萎縮する．

【症状】 通常，腎機能は徐々に低下し，蛋白尿は慢性糸球体腎炎に比べると少なく，浮腫もきたしづらい．

【検査・診断】 70歳以上の高齢患者や10年以上の高血圧歴がある患者で，軽度の蛋白尿や腎機能障害が出現した際には良性腎硬化症を念頭に置く．腹部超音波や腹部CT検査により，腎サイズが小さくなっている場合は本疾患である可能性が高くなる．

【治療】 腎硬化症では降圧目標を130/80 mmHg未満として，降圧薬を投与する．降圧薬としてはアンジオテンシン変換酵素（ACE）阻害薬やアンジオテンシンⅡ受容体拮抗薬（ARB）が，蛋白尿減少，腎機能低下の抑制などの面から優れている．

3）ループス腎炎

【病態】 全身性エリテマトーデス（SLE）は全身の主要臓器が障害される自己免疫性疾患で，膠原病の代表的疾患の一つである．ループス腎炎はSLEに伴う慢性糸球体腎炎で，SLEの診断時，あるいは経過中に約50〜80％で顕在化する．

【症状】　SLE は多彩な全身症状を呈するが，腎炎症状に限っていえば，蛋白尿がもっとも多い症状である．血尿または白血球尿が約 40％に，円柱尿が約 30％にみられる．腎機能の低下を示す症例は約 30％といわれ，急速進行性糸球体腎炎を呈して急性の腎機能低下をきたすものや慢性腎不全を呈するものがある．

【検査・診断】　SLE の診断基準を満たす患者で，腎炎様所見を示す時には本症の合併を考える．

【治療】　寛解の導入と維持を，副作用や合併症を避けつつ達成し，腎機能や生命予後を良好に保つことが目標となる．薬物療法は副腎皮質ステロイドが基本で，副腎皮質ステロイドのみでは活動性が抑えられない治療抵抗例や，再燃が予防できない症例に対しては免疫抑制薬を併用する．その他，血漿交換も重症例や治療抵抗例，急速進行性糸球体腎炎を呈するものなどに用いられる．

g. 泌尿器科的疾患

1）前立腺肥大症

【概説】　前立腺は，男性の膀胱の出口に存在するクルミ大の臓器で，50 歳くらいから次第に大きくなり，前立腺のなかを通る尿道を圧迫し排尿障害症状を出現させる．

【症状】　前立腺肥大症では排尿困難のみならず多彩な症状を訴える．頻尿（特に夜間），尿意切迫感などの膀胱蓄尿障害が主体のことも少なくない．

【検査・診断】　直腸内指診では弾性のある肥大した前立腺を触知する．超音波検査で膀胱内腔に突出する腫大した前立腺を認める．尿沈渣を含む尿検査一般と血清クレアチニンは，尿路感染症や腎機能障害の有無を検索するうえで必要である．また前立腺特異抗原（prostate specific antigen; PSA）は，前立腺癌を鑑別するうえで重要である．

【治療】　重症度により無治療経過観察，薬物療法，外科治療，尿道留置カテーテルなどが選択される．ほとんどの場合，初回治療として交感神経 α1 ブロッカーによる薬物療法が選択される．その他，抗男性ホルモン薬も用いられるが，勃起障害などの副作用があり，初期治療としては使用しない．手術療法としては，身体を傷つけずに尿道から内視鏡を挿入し，前立腺を切除する経尿道的前立腺切除術が施行される．

2）腎細胞癌

【概念】　尿細管を主な発生母地とし，血管新生が豊富な腫瘍である．転移や播種への懸念から原則として生検は行わず，画像診断のみで手術が行われる．

【病態】　古典的には血尿，腹痛，腹部腫瘤が三主徴とされてきたが，腹部超音波の普及により無症状で発見される例が増加している．腎静脈から下大静脈へ進展し腫瘍塞栓を形成するのも特徴の一つである．転移は血行性が主体で，肺，肝臓，骨，脳が多い．

【検査・診断】　腹部超音波検査では腎臓から発生した充実性腫瘍として認識され，内

部は不整，多くはやや高エコーを呈する．造影 CT 検査は腫瘍の質的診断，転移巣の評価に有用である．MRI は周囲臓器への浸潤の評価，血管内腫瘍塞栓の把握などに有用である．

【治療】　腎動静脈の血行を早期に遮断し，腎周囲脂肪をつけて腎臓を摘出する根治的腎摘出術が基本となる．腎細胞癌は，放射線治療，抗癌薬に抵抗性であり，転移症例に対する治療法は限られている．

3）腎盂癌

【概説】　尿路上皮癌が大多数を占めるが，まれに腺癌，扁平上皮癌もみられる．

【病態】　肉眼的血尿を訴えることがもっとも多いが，尿路通過障害による側腹部痛，二次的に発症した腎盂腎炎による発熱などの症状もみられる．肺，肝臓，骨，リンパ節への転移が多い．

【検査・診断】　腹部超音波検査では腎臓から発生した充実性腫瘤として把握され，ときに水腎症による低エコー域も観察される．静脈性腎盂造影では腎盂の不整欠損像を呈する．造影 CT 検査は診断だけでなく，局所進展の評価，転移の検索にも有用である．逆行性腎盂造影も診断的意義は大きく，同時に腎盂尿細胞診を行って癌細胞の存在を直接証明できる．

【治療】　腎臓，尿管，尿管口周辺の膀胱を一塊として摘出する腎尿管全摘術が標準治療となる．

4）尿路結石症

【概説】　上部尿路結石（腎結石と尿管結石）と下部尿路結石（膀胱結石と尿道結石）がある．突然の腰痛発作で救急患者として病院に訪れることになるのは，腎結石や尿管結石である．

【病態】　ごくわずかな有機物質（マトリックス結石）と無機物質から石になる．カルシウム結石が 90％以上を占める．他にリン酸マグネシウムアンモニウム結石，尿酸結石，シスチン結石などがある．

【危険因子】
① 食事性：水分摂取不足，グレープフルーツや塩分過剰，高蛋白食，低カルシウム食．
② 内科疾患：痛風，肥満，尿細管性アシドーシス，サルコイドーシス，副甲状腺機能亢進症，メタボリックシンドローム，糖尿病．
③ 遺伝性：多発性嚢胞腎，シスチン尿症．

【症状】　狭いところに結石が詰まって尿の流れを阻害し，痛みが起きる．痛みは腎臓のある背部から脇腹，下腹部へと広がる．尿路の粘膜が結石によって傷ついた場合には血尿が出る．感染結石により尿流の通過障害があると，腎盂腎炎から敗血症を誘発することがある．

【検査・診断】 血尿の有無と，画像診断での結石の証明が重要である．腎尿管膀胱部単純X線撮影で結石の有無を確認するが，尿酸結石とシスチン結石は写らないので注意を要する．腹部超音波やCTで，レントゲンに写らない結石も描出しうることもある．

【治療】 初期治療では疼痛のコントロールが重要で，第一選択は非ステロイド系抗炎症薬（NSAIDs）である．効果不十分な場合はペンタゾシンなどの非麻薬性鎮痛薬を筋注する．

尿管結石と診断されたら，その大きさに応じて治療方針を決定する．1 cm 以上は自然排石しないので，体外衝撃波結石破砕術（ESWL）で小さくして尿に排石させる．5 mm 以下の石は，1か月以内に自然排石が期待できる．この間のサイズ（5 mm〜1 cm）の場合は1か月の保存的治療を試みる（25%〜46%排石）．排石まで時間を要したり，水腎症で腎機能が悪化したり，腎盂腎炎で発熱したり，疼痛発作を繰り返したりする場合は，ESWL を考慮する．

H 神経疾患

1 総論	220	d．機能性疾患	231
a．主要徴候	221	e．神経変性疾患	232
2 各疾患	228	f．炎症性神経疾患	234
a．脳血管障害	229	g．神経免疫疾患	235
b．腫瘍性疾患	230	h．筋疾患	236
c．感染性疾患	231		

1 総論

神経系は中枢神経（大脳，脳幹，小脳，脊髄）と末梢神経から構成されており（図4-55），全身疾患は広範囲にわたる．さらに神経系の異常の範囲と性質は病歴と身体所見からある程度特定されることが多く，患者の話をよく聞き，よく診察することが診療の質を左右する．

神経系の異常をきたす原因としては，血管障害，外傷，感染症，自己免疫，変性があり，原因によりその治療方法，対処方法が異なる（表4-27）．

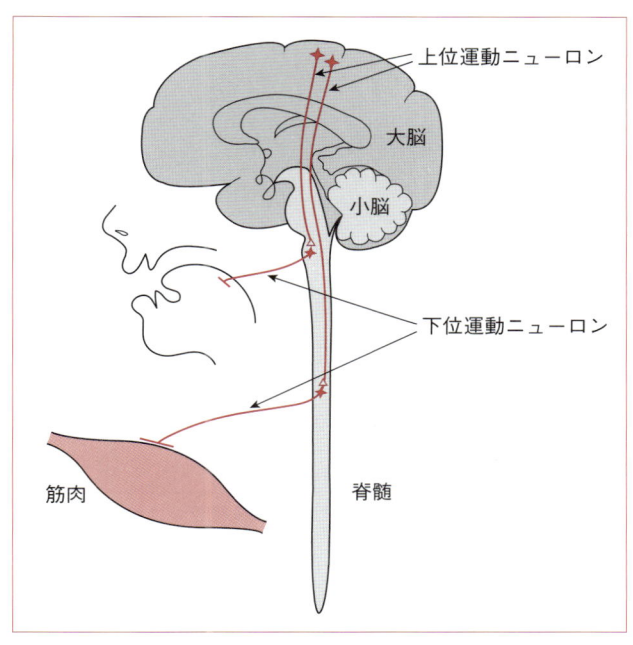

図 4-55 神経系の構造

表 4-27 脳神経疾患

脳血管障害
腫瘍性疾患
感染性疾患
　髄膜炎
　脳炎
機能性疾患
　てんかん
　偏頭痛
神経変性疾患
　認知症
　パーキンソン病
　パーキンソン症候群
　運動ニューロン疾患
　脊髄小脳変性症
炎症性神経疾患
　多発性硬化症
末梢神経疾患
神経筋接合部疾患
　重症筋無力症
筋疾患
　筋ジストロフィー

a. 主要徴候

1) 意識障害

　意識障害は覚醒度の障害として捉えられるが，せん妄のように意識の内容の変化を伴う場合もある．覚醒度の障害としては，①傾眠（患者は外からの刺激がないと閉眼して眠り込んでしまうが，呼びかけなどの軽い刺激で容易に覚醒する），②昏迷（強い痛覚刺激により開眼する），③昏睡（自動的体動がなく，強い痛覚刺激でも覚醒しない），に分類される．せん妄は軽度の意識混濁に精神的興奮が加わり，幻視などの幻覚が現れ，周囲との状況が認識できず意志の疎通がとれない状態で，アルコール，薬剤などで出現する．

　意識障害の程度の判定としては，簡単な質問（名前，日時），開眼の状態，簡単な命令に従えるかなどがあり，Japan Coma Scale（3-3-9度方式）（表 4-28），Glasgow Coma Scale が用いられる．

2) 認知症

　認知症は獲得した複数の認知・精神機能が，意識障害によらないで，日常生活・社会生活に支障をきたすほどに持続的に障害された状態と定義される．認知機能のなかでは記憶が中心的な役割を果たす．認知障害として，注意力（数字の逆唱），即時・近時・遠隔記憶，視空間能力（図形，立方体の模写），失行（模倣動作，一連の動作），計算力，言語（物品呼称），遂行機能（目標に向かって計画を立て実行する）があり，行動・心

表 4-28 Japan Coma Scale（3-3-9度方式）

Ⅰ．覚醒している（1桁の点数で表現）	
0　　意識清明	
Ⅰ-1　見当識は保たれているが意識清明ではない	
Ⅰ-2　見当識障害がある	
Ⅰ-3　自分の名前・生年月日が言えない	
Ⅱ．刺激に応じて一時的に覚醒する（2桁の点数で表現）	
Ⅱ-10　普通の呼びかけで開眼する	
Ⅱ-20　大声で呼びかけたり，強く揺するなどで開眼する	
Ⅱ-30　痛み刺激を加えつつ，呼びかけを続けると辛うじて開眼する	
Ⅲ．刺激しても覚醒しない（3桁の点数で表現）	
Ⅲ-100　痛みに対して払いのけるなどの動作をする	
Ⅲ-200　痛み刺激で手足を動かしたり，顔をしかめたりする	
Ⅲ-300　痛み刺激に対し全く反応しない	

この他，R（不穏）・I（糞便失禁）・A（自発性喪失）などの付加情報をつけて，JCSⅢ-200-Iなどと表す．

理症状としてせん妄，幻覚，興奮，うつ状態，不安などがある．

認知機能のスクリーニングとして，MMSE（Mini-Mental State Examination），長谷川式簡易知能評価スケール（HDS-R．表4-29），前頭葉機能バッテリー（Frontal Assessment Battery；FAB）が用いられる．

3）筋力低下・麻痺

筋力低下，麻痺を呈する場合は，その責任病巣を明らかにする必要がある．末梢レベルから，筋障害，神経筋接合部障害，末梢神経障害，神経叢障害，神経根障害，脊髄障害，脳幹障害，大脳（内包，運動野）障害のレベルとして検討する（表4-30）．

筋障害によるものは筋ジストロフィー，筋炎などがあり，近位筋が主として侵される．末梢神経障害によるものは障害される神経支配の筋の脱力を生じる．大脳障害によるものは脳梗塞で典型的であり，反対側の片麻痺となる．

さらに，上位ニューロン（運動野から脊髄前角まで）と下位ニューロン（脊髄前角の運動神経細胞体から筋まで）に分類される（表4-31）．

4）歩行障害

歩行障害は表4-32のように分類できる．動揺性歩行は体幹を左右にゆすりながら歩く歩行で，腰椎前彎の増強と腹部を前に突き出した格好が加わることが多い．鶏状歩行は歩く時つま先が上がらず，つま先をひきずりながら歩く歩行である．脊髄失調性歩行および感覚性失調性歩行は一歩ごとに膝を高く上げ，足を地面に投げ出すようにパタッパタッと歩く歩行である．後索障害による深部感覚低下が原因で，ロンベルグ徴候陽性を呈する．小脳性歩行はスタンスが広く，体幹の動揺はみられるが，膝はあまり高く上げない．つぎ足歩行は困難である．両手はリズミカルに振らず，体のバランスをとるよ

表 4-29 長谷川式簡易知能評価スケール
長谷川式簡易知能評価スケール改訂版

(検査日：　年　月　日)　　　　　　　　　　　　　　　　　　　(検査者：　　　　　)

氏名	生年月日：　年　月　日	年齢：　歳	
性別：　男・女	教育年数：　　年	検査場所：	
診断	(備考)		
1	お歳はおいくつですか？（2年まで誤差は正解）		0　1
2	今日は何年の何月何日ですか？　何曜日ですか？	年 月 日 曜日	0　1 0　1 0　1 0　1
3	私たちが今いるところはどこですか？（自発的にでれば2点，5秒おいて家ですか？　病院ですか？　施設ですか？　の中から正しい選択をすれば1点）		0　1　2
4	これから言う3つの言葉を言ってみてください。あとでまた聞きますのでよく覚えておいてください。（以下の系列のいずれか1つで，採用した系列に○印をつけておく） 　　1：a) 桜　b) 猫　c) 電車　　2：a) 梅　b) 犬　c) 自動車		0　1 0　1 0　1 0　1
5	100から7を順番に引いてください。（100－7は？，それからまた7を引くと？　と質問する。最初の答えが不正解の場合，打ち切る）	(93) (86)	0　1 0　1
6	私がこれから言う数字を逆さから言ってください。（6-8-2，3-5-2-9を逆さに言ってもらう，3桁唱に失敗したら，打ち切る）	2-8-6 9-2-5-3	0　1 0　1
7	さきほど覚えてもらった言葉をもう一度言ってみてください。（自発的に回答があれば2点，もし回答がない場合以下のヒントを与え正解であれば1点）　a) 植物　b) 動物　c) 乗り物		a：0　1　2 b：0　1　2 c：0　1　2
8	これから5つの品物を見せます。それを隠しますので何があったか言ってください。（時計，鍵，タバコ，ペン，硬貨など必ず相互に無関係なもの）		0　1　2 3　4　5
9	知っている野菜の名前をできるだけ多く言ってください。（答えた野菜の名前を右欄に記入する。途中で詰まり，約10秒間待ってもでない場合にはそこで打ち切る）0～5個＝0点，6個＝1点，7個＝2点，8個＝3点，9個＝4点，10個以上＝5点		0　1　2 3　4　5
		合計得点	

〈注1〉30点満点で，20点以下のとき，認知症の可能性が高いと判断される。
〈注2〉認知症の重症度別の平均点　　非認知症：24.3点，軽度認知症：19.1点，中等度認知症：15.4点，やや重度認知症：10.7点，非常に高度認知症：4.4点

表 4-30 運動麻痺の原因疾患と病変の局在

大脳および脳幹
　脳血管障害：脳梗塞，脳出血，くも膜下出血
　腫瘍性疾患：脳腫瘍，転移性脳腫瘍
　外傷性疾患：脳挫傷
　脱髄性疾患：多発性硬化症
　変性疾患：筋萎縮性側索硬化症，家族性痙性対麻痺
脊髄
　血管障害：脊髄梗塞，脊髄出血，血管奇形
　腫瘍性疾患：脊髄腫瘍
　外傷性疾患：脊髄損傷
　感染性疾患：梅毒，硬膜外膿瘍，HTLV-1 関連脊髄症（HAM），横断性脊髄炎
　脱髄性疾患：多発性硬化症
　変性疾患：筋萎縮性側索硬化症，脊髄小脳変性症，家族性痙性対麻痺
　脊椎疾患：椎間板ヘルニア，後縦靭帯骨化症，変形性脊椎症
神経根
　腫瘍性疾患：脊髄腫瘍，転移性脊髄腫瘍
　炎症性疾患：ギラン・バレー症候群
　脊椎疾患：椎間板ヘルニア，後縦靭帯骨化症，変形性脊椎症
末梢神経
　炎症性疾患：ギラン・バレー症候群，慢性炎症性脱髄性根神経炎（CIDP）
　代謝性疾患：糖尿病，尿毒症，ビタミン欠乏症（B_1，B_6，B_{12}），アミロイドーシス
神経筋接合部
　重症筋無力症
筋
　変性疾患：筋ジストロフィー，ミトコンドリア病
　炎症性疾患：多発筋炎，皮膚筋炎
　その他：甲状腺機能亢進症，ステロイドミオパチー

表 4-31 上位ニューロン障害と下位ニューロン障害

	上位ニューロン障害	下位ニューロン障害
筋力低下	あり	あり
筋萎縮	なし	著明
筋緊張	亢進（痙性）	低下
腱反射	亢進	低下〜消失
バビンスキー反射	陽性	陰性
線維束性攣縮	陰性	陽性

表 4-32 歩行障害

動揺性歩行
鶏状歩行
脊髄性失調歩行
小脳性失調歩行
痙性歩行
痙性はさみ歩行
痙性片麻痺歩行
パーキンソン病様歩行
小刻み歩行
すくみ足歩行

うに歩く．痙性歩行は両下肢の痙直による歩行障害で，膝は突っ張って，歩行時の自然な屈伸が減少し，足関節は尖足位を呈し，下肢全体が棒のようになった印象を受ける．パーキンソン歩行は前傾前屈姿勢，上肢は肘でやや屈曲前腕回内し，上肢を振らず小さなステップでつま先から床をこするように歩く．歩いているうちに徐々に歩幅が小さく，

表 4-33 運動失調の分類と特徴

小脳性運動失調
　小脳腫瘍，血管性障害，変性疾患，小脳萎縮，奇形などの小脳傷害に伴う症状で，筋力の正確なコントロールを欠き，反復運動や運動の急速な抑制が不能になる運動失調である．

前庭性運動失調症
　前庭機能障害に由来し，多くは耳科的，内耳性障害性疾患の存在に起因，もしくはそれらの後遺症として引き起こされたものである．メニエール病，突発性難聴，またストレプトマイシン，カナマイシンなどの薬物中毒による前庭神経の障害，外傷，梅毒，音響外傷，耳硬化症，内耳炎やその続発症などがある．

脊髄性運動失調
　脊髄後索障害により位置覚，関節覚，圧覚，振動覚，重力覚などの深部感覚や平衡感覚が損なわれ，失調をきたすものである．フリードライヒ失調症，亜急性連合性脊髄変性症，脊髄癆などでは後索性失調がみられ，ロンベルグ徴候が陽性となる．

表 4-34 不随意運動の分類と特徴

振戦	拮抗筋同士が相反的に律動的に収縮するリズムのある運動（いわゆる「ふるえ」）
舞踏病	四肢遠位部にみられる比較的速い，反目的な不随意運動
アテトーシス	手足の先にみられるゆっくりとした不随意運動
ジストニー	近位部・体幹にみられる力強いくねるような不随意運動
バリスム	四肢を投げ出すような乱暴な不随意運動
ミオクローヌス	突然に体の筋群の一部がピクッと電撃的な速さで収縮する運動
口蓋ミオクローヌス	軟口蓋が繰り返し上下に動く不随意運動．規則性があり，あまり速くない点が他のミオクローヌスと異なる

小走りになってしまうこともある．また，一歩目を踏み出せないこともある．

5）運動失調

　運動失調は，運動麻痺がないにもかかわらず，運動の正確さの障害，共同筋と拮抗筋との協調の障害，共同筋から拮抗筋へのスムーズな運動の変換の障害である．責任病巣の違いにより，小脳性失調，脊髄性失調，前庭性失調，大脳性失調の4つが区別される（表 4-33）．

　小脳半球障害の症状として，測定異常，運動の拙劣さ，反復拮抗運動障害，筋緊張低下，運動の遅さ，眼振がみられる．小脳虫部の症状として，歩行失調，平衡障害がある．脊髄性失調は後索による深部感覚障害による運動失調であり，開眼していれば視覚と小脳で平衡を保つことができるが，閉眼するとその代償がきかなくなって失調症状が出現する．特徴としてロンベルグ徴候が出現する．前庭性失調は三半規管〜前庭神経〜前庭神経核の障害により惹起され，回転性めまい，眼振を呈する．

6）不随意運動

　不随意運動とは自分の意志によらず生じる運動の総称で，表 4-34 に示すものがある．

痙攣も自分の意志によらない運動であるが，通常，不随意運動の分類には入れない．不随意運動の責任病巣は錐体外路系にあることが多いが，例外もある．

振戦は震えを主体とする比較的単純な不随意運動である．パーキンソン病に出現する安静時に生じるものと，随意運動あるいは姿勢時に起こるものに区別される．舞踏運動は四肢遠位部に出現する比較的早い，しかし，滑らかな不随意運動であり，表面筋電図でみると強弱一定しない持続の短い筋放電が不規則に出現する．ジストニアは体の一部ないし全身に不随意の持続性の筋収縮を生じる症候群であり，持続性筋収縮により捻転や反復運動または姿勢異常を生じる．

7）嚥下障害

嚥下運動の特徴として，①高度に組織化された連続的な運動である，②随意的要素と不随意的要素が混在した運動である，③感覚性求心入力も重要な役割を担う，という点があげられる．嚥下運動の本体はボーラス（食塊）を誤嚥しないように口腔から咽頭・食道を経て胃まで送る運動である．関与する筋群は30種類にも及び，これらが0.5秒以内に正確に連続的な運動を行うことによって成立する．嚥下運動は密接に神経系が関与しているので，嚥下障害に占める神経疾患の割合は多い．一般病院における嚥下障害の原因疾患では，脳血管障害が全体の約55％を占めている．また，神経変性疾患であるパーキンソン病が4.9％，アルツハイマー病が2.6％となっており，これらの疾患は嚥下障害の主な原因となっている．さらに，比較的まれな神経変性疾患である脊髄小脳変性症（2.0％），ALS（1.1％）なども少なからぬ割合で存在しており，嚥下障害の原因として神経疾患が割合が多いことがわかる．

嚥下障害をきたす神経疾患は表4-35のようにまとめられる．また，神経変性疾患に合併する嚥下障害は，原疾患の治療によりコントロール可能なものも存在する．たとえば，多発性硬化症，重症筋無力症による嚥下障害は，急性期の治療および再発予防薬に

表4-35 嚥下障害の原因疾患

脳血管障害
脳梗塞，脳出血，クモ膜下出血
神経変性疾患
パーキンソン病，筋萎縮性側索硬化症，脊髄小脳変性症，多系統萎縮症
頭部外傷
炎症性神経疾患
多発性硬化症，脳幹脳炎
ギラン・バレー症候群，慢性炎症性脱髄性多発神経炎（CIDP）
多発筋炎，皮膚筋炎
神経系腫瘍
筋疾患
筋ジストロフィー

表 4-36 めまいの分類

項　目		末梢性めまい (前庭・迷路)	中枢性めまい (脳幹・小脳)
めまいの特徴	性　状 程　度 経　過 頭位の影響	回転感 激しい 一過性, 反復性 あり	動揺感〜回転感 軽いことが多い 長時間, 持続的 少ない
随伴症状	耳鳴・難聴 吐き気・嘔吐 動悸・冷汗	しばしば随伴 激しい あり	部位により異なる なし〜中等度 なし

表 4-37 めまいの原因疾患

末梢性めまい (約70%)	メニエール病 ⎫ めまいを伴う突発性難聴 ⎬ 約80% 前庭神経炎 ⎪ 良性発作性頭位めまい症(BPPV) ⎭ 聴神経腫瘍 内耳炎 薬物中毒 頭部, 側頭部外傷(骨折)
中枢性めまい (約20%)	小脳障害(梗塞, 出血, 腫瘍) 脳幹障害(梗塞, 出血, 腫瘍) 椎骨脳底動脈循環不全症 一過性脳虚血発作 変性疾患(脊髄小脳変性症など)
その他・不明 (約10%)	心因性めまい 起立性低血圧 不整脈など

よりコントロールできるものが存在する.

8) め ま い

　めまいという言葉は, 自分あるいは周囲がぐるぐる回る回転性めまい, 回転感を伴わず頭のフワフワ感を感じる浮動性めまい, 立ちくらみおよび失神, 歩行障害による足もとのふらつきなどがあり, 病歴でよくその性質を理解することが必要である(表4-36). めまいの原因疾患としては表4-37にまとめたものがある.

9) 頭　　痛

　頭痛を訴える患者はきわめて多く, 大部分は機能的なものであるが一部器質的疾患を有するものがあり, また不適切な治療や不十分な患者指導により生じる薬物乱用頭痛などがあり, 診療に当たっては頭痛の分類, 特徴, 発症機序を十分理解して対応することが必要である(表4-38).

表 4-38　頭痛の分類

頭痛の大分類
第1部：一次性頭痛
1．片頭痛
2．緊張型頭痛
3．群発頭痛およびその他の三叉神経・自律神経性頭痛
4．その他の一次性頭痛
第2部：二次性頭痛
5．頭頸部外傷による頭痛
6．頭頸部血管障害による頭痛
7．非血管性頭蓋内疾患による頭痛
8．薬物またはその離脱による頭痛
9．感染症による頭痛
10．ホメオスタシスの障害による頭痛
11．頭蓋骨，頸，眼，耳，鼻，副鼻腔，歯，口あるいはその他の顔面・頭蓋の構成組織の障害に起因する頭痛あるいは顔面痛
12．精神疾患による頭痛
第3部：頭部神経痛，中枢性・一次性顔面痛およびその他の頭痛
13．頭部神経痛および中枢性顔面痛
14．その他の頭痛，頭部神経痛，中枢性あるいは原発性顔面痛

10）感覚障害（しびれ）

　感覚障害は，感覚低下，感覚過敏，異常感覚，神経痛をはじめとする種々の自発痛に分類される．鑑別診断においてはそれぞれの感覚障害の分布を正確に把握して，局所診断，病因診断を進めなければならない（図4-56）．感覚障害の分布が末梢神経の分布に沿っているか，神経根の分布に沿っているか，脊髄障害の特徴を示しているか，脳幹障害の特徴を呈しているか，大脳半球障害の特徴を示しているかを念頭に置いて診療を進めることが重要である．

2　各疾患

　神経疾患は神経系の系統（system）を理解しながら考えると分かりやすい．神経系は機能的に大きく分類して，運動系（錐体路），錐体外路系，小脳系，感覚系，自律神経系，高次脳機能系がある．これらの系統は解剖学的に臨床的にそれぞれ特徴的な症状をきたす（図4-57）．神経変性疾患ではこれらの系が単独あるいは複合して障害を受ける．たとえば，パーキンソン病では錐体外路系が障害されるので，筋力自体の低下はないが，固縮や運動制止により運動障害が出現する．また，多系統萎縮症は錐体外路系，小脳系，自律神経系の3系統の組み合わせで臨床症状が出現する．一方で系統によらない病変分布を呈する疾患としては，脳血管障害（血管支配に伴う症状），多発性硬化症（脳

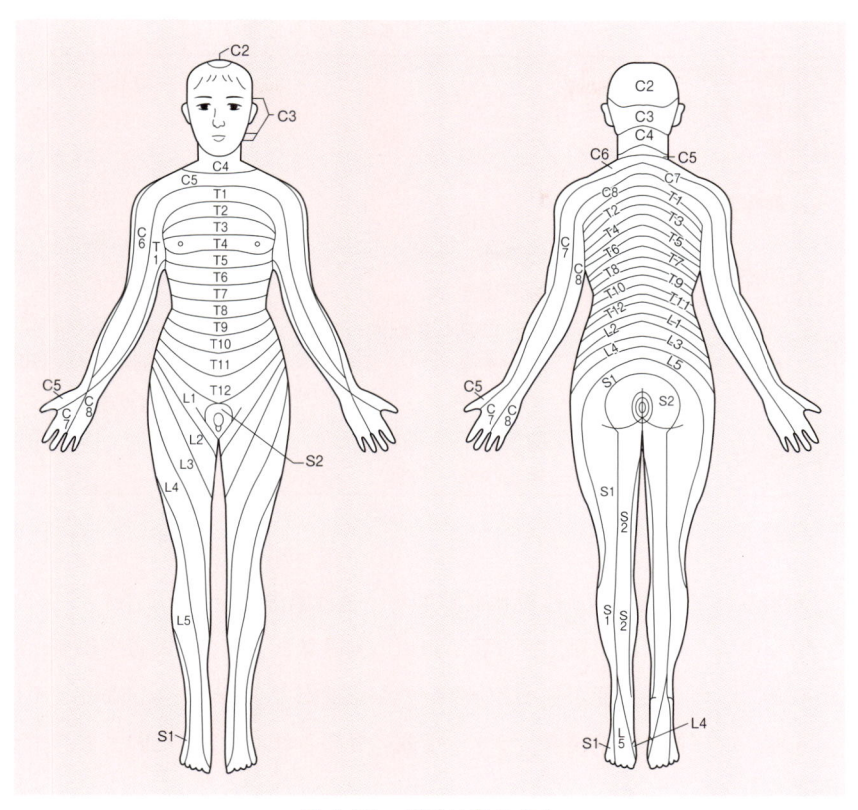

図4-56　感覚神経の分布

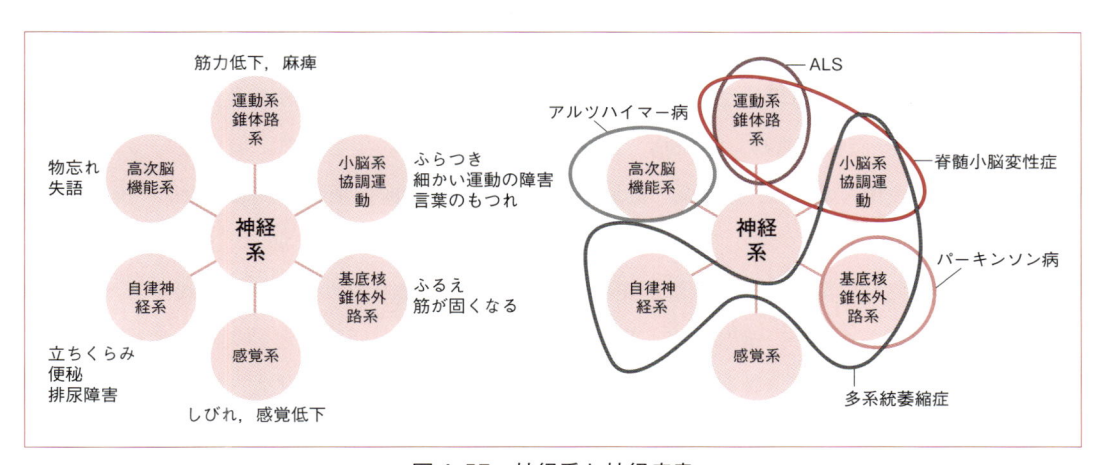

図4-57　神経系と神経疾患

白質のどの部位にも起こりうる）がある．

a. 脳血管障害

【概説】　脳血管障害は無症候性，局所性脳機能障害，血管性認知症，高血圧性脳症に

表4-39 脳血管障害の分類

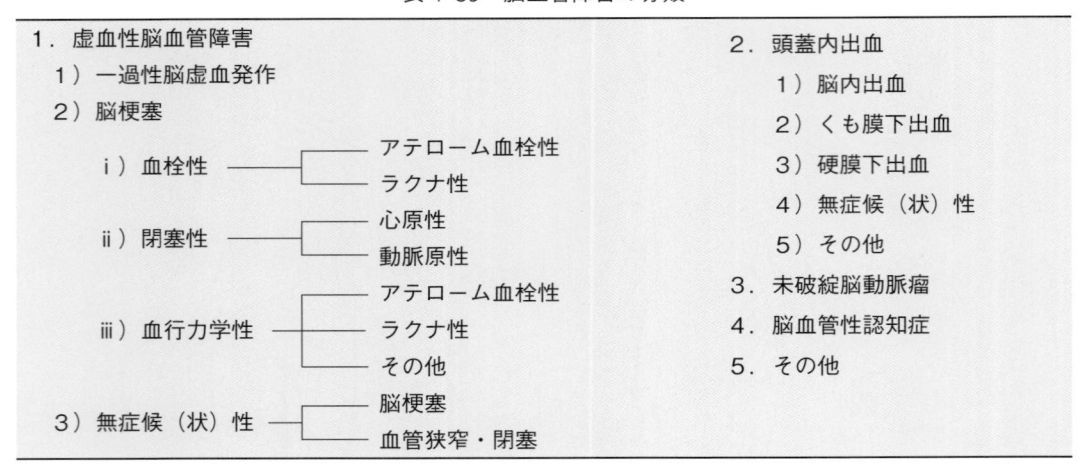

```
1. 虚血性脳血管障害                    2. 頭蓋内出血
   1) 一過性脳虚血発作                    1) 脳内出血
   2) 脳梗塞                              2) くも膜下出血
      i) 血栓性 ─── アテローム血栓性      3) 硬膜下出血
                  └─ ラクナ性              4) 無症候(状)性
      ii) 閉塞性 ─── 心原性                5) その他
                   └─ 動脈原性        3. 未破綻脳動脈瘤
      iii) 血行力学性 ─── アテローム血栓性 4. 脳血管性認知症
                        ├─ ラクナ性     5. その他
                        └─ その他
   3) 無症候(状)性 ─── 脳梗塞
                     └─ 血管狭窄・閉塞
```

分類されている．局所性脳機能障害が一過性脳虚血発作（TIA）と脳卒中に分類され，脳卒中はさらに脳出血，クモ膜下出血，動静脈奇形からの頭蓋内出血，脳梗塞に分類される．このうち頻度がもっとも多いのが脳梗塞で，臨床病型によりアテローム血栓性脳梗塞，心原性塞栓性梗塞，ラクナ梗塞に分類される（表4-39）．マン・ウェルニッケ姿勢をとる．

【症状と診断】 脳血管障害では病巣により症状が決定する．また，病巣により特徴的な症状（失認，失語など）をきたすので，MRI，CTなどの画像所見は理解できるようにしておくとよい．

【治療】 脳血管障害では二次予防（発症した後の再発予防）が重要であり，危険因子（高血圧，脂質異常症，糖尿病，肥満など）の管理が必要となる．脳梗塞については心臓の塞栓源，大動脈，頸動脈の動脈硬化などに応じた血栓予防（抗血小板薬，抗凝固薬）が必要である．

【合併症】 障害される血管が支配する脳の部位により種々の症状が出現する．視野障害，複視，めまい，構音障害，嚥下障害，片麻痺，感覚障害，運動失調，歩行障害，直腸膀胱障害，不随意運動，失語，失行，失認などがみられる．また，局在症状ではないが，認知症，うつ症状，パーキンソン症状などもみられることがある．

b. 腫瘍性疾患

【概説】 神経膠腫，髄膜腫，転移性脳腫瘍など，成人に好発する腫瘍は一般に大脳に多く，小児では髄芽腫や小脳星細胞腫などテント下腫瘍が多い．

【症状と診断】 頭蓋内圧亢進症状と腫瘍の発生部位に対応する局所脳症状とに分類されるが，これらの臨床症状は数週間から数年間にわたり徐々に進行・増悪することが一

般的である．頭蓋内圧亢進症状は腫瘍自体あるいはこれに伴う脳浮腫によって頭蓋内容が増大するために起こり，症状として頭痛，嘔吐，眼底のうっ血乳頭を認め，症状が進行し脳ヘルニアによる意識障害も生じる．局所脳症状としては，てんかん発作および発症部位の脳機能に応じた障害を認める．

c．感染性疾患

1）髄膜炎

【概説】ウイルス性，細菌性，結核性，真菌性に分けられる．このうち細菌性がもっとも重篤であり，病初期からの適切な治療を必要とする．

【症状と診断】発熱，頭痛，髄膜刺激症状（項部硬直，ケルニッヒ徴候，羞明，眼球圧迫痛），意識障害，痙攣，頭蓋内圧亢進症状（悪心，嘔吐）が認められる．髄液検査により原因感染因子を特定できる．

【治療】細菌性髄膜炎に対しては速やかな抗菌薬投与，結核性・真菌性に対しては抗結核薬，抗真菌薬の投与を行う．髄膜炎では感染因子を疑わせる所見があれば，経験的治療（empiric therapy）として感染因子の同定前に治療を開始する．

2）脳　　炎

【概説】単純ヘルペス脳炎がもっとも多い．

【症状と診断】発熱，頭痛，倦怠感，上気道炎症状を伴い，項部硬直，ケルニッヒ徴候が認められる．意識清明から高度意識障害，幻覚，妄想，錯乱，意識の変容，性格変化，見当識障害のほか痙攣や失語を認める．

【治療】本疾患の可能性がある場合には，速やかに抗ウイルス薬を使用する．

d．機能性疾患

1）てんかん

【概説】種々の原因によって起きる慢性の脳疾患で，大脳ニューロンの過剰な放電による反復性の発作（てんかん発作）を主徴とし，それに種々の臨床症状および検査所見を伴うものである．

【症状と診断】てんかん発作と鑑別を要するものに熱性痙攣，心因性発作，一過性脳虚血発作，過呼吸症候群，脳震盪，低血糖，失神があげられる．てんかんの分類はてんかん性発作が脳局所性に起きるか全般性に起きるか，特発性であるか症候性であるか，の2つの軸で分類する．特発性局在関連（部分てんかん），症候性局在関連，特発性全般（大発作てんかん），症候性全般の4つに分類される（表4-40）．

【治療】発作型に応じた抗てんかん薬を用いる．

表 4-40 てんかんの分類

```
Ⅰ. 部分発作
   単純部分発作  ～  意識障害なし
   複雑部分発作  ～  意識障害あり
   部分発作から二次性に全般化するもの
Ⅱ. 全般発作
   欠神発作
   ミオクロニー発作
   間代発作
   強直発作
   間代強直発作
   脱力発作（失立発作）
```

2）片頭痛

【概説】 頭痛国際分類により，一次性頭痛（機能性頭痛）と二次性頭痛（症候性頭痛）に分けられ，一次性頭痛にはさらに片頭痛，緊張型頭痛，群発頭痛がある（表 4-38）.

【症状と診断】 片頭痛には前兆のあるタイプとないタイプがあるが，前兆としては視覚症状で閃輝暗点が多い．閃輝暗点とは視野の中心が見えにくくなり，その周辺にきらきら輝くのこぎり状の模様が見えるもので，次第に視野全体に広がって，半盲をきたす．片頭痛は約半数に家族内発症を認め，女性が多い．誘因として身体精神的因子（過労，ストレス，激しい運動，性交，睡眠不足・過多，空腹など），食事因子（チョコレート，コーヒー，紅茶，熟成チーズ，香辛料，ナッツ，飲酒など），薬剤（エストロゲン，降圧剤など）がある．

【治療】 現在ではトリプタン製剤が開発され治療反応性がよくなっている．

e. 神経変性疾患

1）認知症

【概説】 アルツハイマー型認知症が代表的な疾患である．大脳に老人斑，神経原線維変化が広範にしかも大量に出現する疾患で，進行性の認知症をきたす疾患である．中高年で発症するが，年齢が高くなるほど発症率は高くなり，特に 65 歳以降は有病率が急に上昇する（65 歳未満で発症するタイプは若年性認知症という）．血管性認知症とともに高齢者の認知症の多くの部分を占めている（表 4-41）.

【症状と診断】 臨床症状としては，記憶障害で発症することが多く，記憶のなかでも近時記憶が特に障害され，遠隔記憶は障害されにくい．ほかに言語障害，計算障害，視空間認知障害，判断力低下，遂行機能障害もきたす．さらに，行動・心理症状として無気力，易刺激性，物取られ妄想，嫉妬妄想，徘徊が認められる．

【治療】 現在では認知機能の進行を遅らせるドネペジルなどの治療薬が開発されてい

表 4-41 認知症の分類

神経変性疾患	血管性認知症
アルツハイマー病	多発梗塞性認知症
レヴィ小体病	ビンスワンガー病
レヴィ小体型認知症（DLB）	ほか
認知症を伴うパーキンソン病（PDD）	水頭症
前頭側頭型認知症	甲状腺機能低下症
進行性核上性麻痺	
皮質基底核変性症	
ハンチントン病	
クロイツフェルト・ヤコブ病	

る．

●他の認知症：レヴィ小体型認知症は，パーキンソン病でみられるレヴィ小体が大脳皮質にも多数出現しているもので，認知機能の低下に加えて早期より幻覚やパーキンソン症状を認める．前頭側頭型認知症は以前はピック病とよばれ，前頭葉ないし側頭葉あるいは両方が神経細胞脱落によって萎縮する疾患群である．性格変化，行動異常が主症状で，無為な状態になったり，躁症状を呈したりする．

2）パーキンソン病，パーキンソン症候群
（1）パーキンソン病
【概説】　パーキンソン病は黒質緻密部ドパミン性神経細胞の変性，レヴィ小体の出現を特徴とし，臨床的には動作緩慢，安静時振戦，固縮，姿勢反射障害を四大症状とする変性疾患である．好発年齢は 55〜70 歳で高齢者に多い（表 4-42）．
【症状と診断】　振戦・固縮・無動・姿勢反射障害の四大症状のほかに，歩行障害（小歩症，すり足，すくみ足），姿勢異常（前傾姿勢，首下がり），非運動症状として自律神経症状，感覚症状，うつ状態，睡眠障害を認める．
【治療】　治療は薬物療法が基本であり，L-dopa 配合薬，ドパミンアゴニスト，抗コリン薬，グルタミン酸受容体遮断薬，MAOB 阻害薬，COMT 阻害薬などによりコントロールされる．近年では機能的外科手術も行われる．
（2）パーキンソン症候群
【概説】　多系統萎縮症，進行性核上性麻痺，大脳基底核変性症などがある（表 4-43）．多系統萎縮症は錐体外路系，小脳系，自律神経系の 3 系統が程度の差はあるが障害されるもので，臨床症状としてもこれらの系統による症状が表現される．このほか二次性パーキンソン症候群として脳血管性，薬剤性（向精神薬）があげられる．一般に

表4-42 パーキンソン病の特徴

運動症状
　振戦
　固縮
　無動,動作緩慢
　姿勢反射障害
　歩行障害
　姿勢異常
非運動症状
　自律神経症状
　感覚症状
　うつ症状
　睡眠障害

表4-43 パーキンソン症候群をきたす疾患

変性疾患
　びまん性レヴィ小体病
　多系統萎縮症
　進行性核上性麻痺
　大脳皮質基底核変性症
　前頭側頭型認知症
その他
　脳血管性パーキンソン症候群
　薬剤性パーキンソン症候群
　中毒性パーキンソン症候群
　感染後パーキンソン症候群
　正常圧水頭症
　外傷後パーキンソン症候群

パーキンソン症候群に対しては上述の抗パーキンソン病薬の効果は限定的である.

3）運動ニューロン疾患

【概説】 脊髄前角細胞の著明な脱落と錐体路変性を特徴とする疾患である．大部分は孤発性であるが，家族内発症を認める家族性筋萎縮性側索硬化症があり，優性遺伝と劣勢遺伝形式がある（表4-44）.

【症状と診断】 一側上肢の筋萎縮で始まり，対側上肢，両下肢への筋萎縮が進み，その間に球症状，呼吸筋麻痺が加わることが多い．一部の症例は構音障害，嚥下障害など球麻痺症状に始まり，進行性球麻痺といわれることもある．筋に線維束収縮がみられ，腱反射は上位ニューロンおよび下位ニューロンの障害の組み合わせにより不定であるが，典型的には亢進する．バビンスキー反射は通常陽性である．末期に至るまで感覚障害，眼球運動障害，直腸膀胱障害は出現せず，褥瘡もできにくい.

4）脊髄小脳変性症

【概説】 小脳あるいはその連絡線維の変性により，主な症状として運動失調症を呈する疾患の総称である．孤発性と遺伝性に大別される．遺伝性群は全体の約30％を占め，その90％が優性遺伝である．孤発性では変性が小脳に限局する皮質性小脳萎縮症と変性が大脳基底核系や自律神経系，錐体路系にも広がる多系統萎縮症も含まれる（表4-45）.

f. 炎症性神経疾患

1）多発性硬化症

【概説】 中枢神経系に多発性の脱髄巣（空間的多発）が時を違え生じるため（時間的多発），複数の神経症状が寛解と再発を繰り返す（図4-58）.

表4-44 筋萎縮性側索硬化症の特徴

臨床症状
　筋萎縮，筋力低下
歩行障害
　咀嚼・嚥下障害，構音障害
　呼吸障害
陰性症状（通常みられない症状）
　認知症
　直腸膀胱障害
　褥瘡
　感覚障害
　（眼球運動障害は長期罹患ではみられる）

表4-45 脊髄小脳変性症の分類と特徴

孤発性脊髄小脳変性症
　多系統萎縮症
　皮質性小脳萎縮症
　その他
遺伝性脊髄小脳変性症
　優性遺伝性：SCA1，マカド・ジョセフ病（SCA3），SCA6，DRPLA
　劣性遺伝性：フリードライヒ失調症，ビタミンE欠乏症

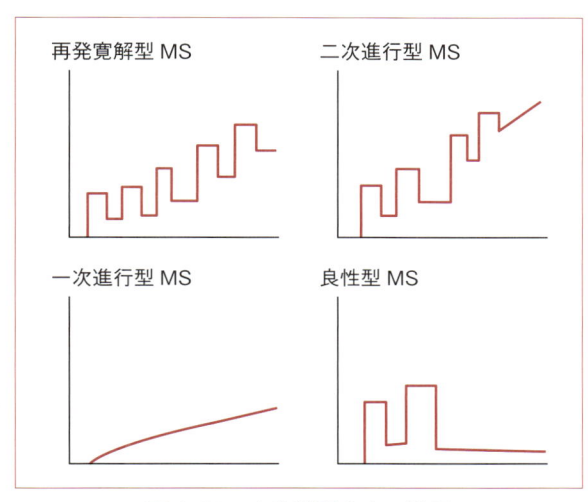

図4-58 多発性硬化症の進行

【症状】　末梢神経は障害されないが，視神経は障害される．企図振戦が起きる．

【治療】　炎症，再生，変性が診断確定前の病初期から始まっているとの認識が必要で，疾患の進行を抑えることができる早期炎症相の段階で診断し，免疫治療を開始することが重要である．

g. 神経免疫疾患

1）重症筋無力症

【概説】　神経筋接合部の筋側にあるアセチルコリン受容体など神経伝達の機能蛋白に対する自己抗体によって，刺激伝導が障害される自己免疫疾患である．

【症状】　複視，眼瞼下垂が多いが，球症状（構音障害，嚥下障害）や四肢の脱力もきたす．症状に日内変動があり，午後〜夕方に増悪する．反復運動で増悪し，安静により回復する．

【治療】　自己抗体の産生を抑制する治療（胸腺摘出術，ステロイド剤，免疫抑制剤）や除去（血漿交換）が行われる．

2）ギラン・バレー症候群（急性炎症性脱髄性ニューロパチー）

【概説】　末梢神経（主としてガングリオシドなど）に対する自己免疫反応により発症すると考えられている．急性の脱力を主体とする末梢神経障害である．

【症状】　典型例では先行感染（下痢，上気道炎など）の1〜3週間後に急性に四肢筋力低下（下肢から始まることが多い）が発症し，1〜2週でピークとなる．重症の場合は嚥下，呼吸筋麻痺を生じる．症状がピークを迎えたのちは徐々に回復するが，後遺症をきたす例も少なからず存在する．

【治療】　血漿交換，免疫グロブリン大量静注療法を行う．

h．筋疾患

1）進行性筋ジストロフィー

【概説】　骨格筋の変性を主病変とし，進行性に筋力低下と筋萎縮をきたす遺伝性進行性の筋疾患の総称．デュシェンヌ／ベッカー型筋ジストロフィーが約半数を占め，もっとも頻度の高い疾患である．デュシェンヌ型は小児期に発症し10歳ごろまでに歩行不能となる．筋萎縮は肩甲帯，腰帯，四肢近位部に強く認められる．ジストロフィン遺伝子の異常が原因のX染色体劣性遺伝である．ベッカー型はデュシェンヌ型に比べて進行が遅い．ほかに，肢体型筋ジストロフィー，顔面肩甲上腕型筋ジストロフィー，遠位型ミオパチーなどがある．

I　感染症

1　総論　237	j．感染対策の基本　243
a．感染が成立する要因　237	2　各疾患　243
b．宿主と病原体の相互関係　237	a．呼吸器感染症　243
c．外因性感染と内因性感染　238	b．尿路感染症　244
d．病原体の感染経路　238	c．腸管感染症　244
e．感染症発症後の経過と	d．中枢神経系感染症　245
感染形態　240	e．皮膚感染症　245
f．市中感染と院内感染　241	f．整形外科領域感染症　246
g．日和見感染　241	g．性行為感染症　247
h．感染症の診断　242	h．その他　249
i．感染症の治療　242	

感染症を起こす病原体はさまざまな種類があり，それらは各種感染症の原因となる．また同じ病原体であっても，宿主の状態によって感染症が成立する場合としない場合がある．感染症を取り巻く状況は時代とともに変化してきており，新たな病原体の出現や流行が問題となる一方で，感染症の診断や治療法も開発が進んでいる．前半で感染症の基本的考え方について解説し，後半では代表的な感染症とその特徴について概略を説明する．

1 総 論

a. 感染が成立する要因

　感染症は病原体によって引き起こされる疾患であり，まずは感染源として病原体が存在する必要がある．病原体を保有しているヒトあるいは動物などが感染源となる場合もあるが，病原体で汚染された食物や環境などが感染源となる場合もある（図4-59）．ヒトは何らかのきっかけでこれらの感染源と接触し，病原体が体内に入ることになる．後述するように正常な免疫能を有し，感染抵抗性が保たれている宿主においては，強い病原体でなければ発症に至ることはまれであるが，何らかの原因によって感染を起こしやすい状況に陥っている易感染性宿主の場合は，弱い病原体であっても感染が成立する．

b. 宿主と病原体の相互関係

　感染症が成立するステップとしては，まず病原体が宿主の体内に侵入し，ある部位に定着して増殖する過程が必要である（図4-60）．しかし，宿主の感染抵抗性が十分に発揮されれば，病原体はいったん体内に侵入しても十分に増殖することができず排除されてしまう．そのため，病原体がどれだけ強い病原性を有しているかが発症に至るポイントとなる．一方，宿主が癌，膠原病，糖尿病などの基礎疾患を有する患者や，手術や臓器移植，血液透析などを受けている患者においては明らかに感染抵抗性が減弱しており，病原性が低い病原体によっても感染症を発症しうる．このように感染症を考えるうえで

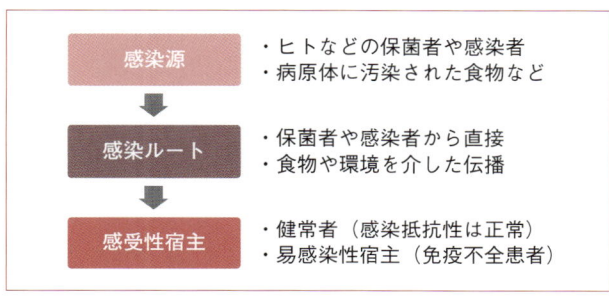

図4-59 感染を成立させる要因

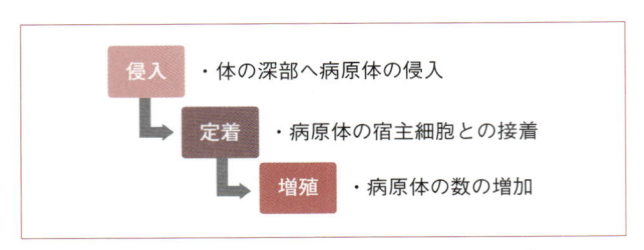

図4-60　感染が成立するまでのステップ

は，宿主，すなわち患者の感染抵抗性がどのような状態かを把握しておくことが重要である．

c. 外因性感染と内因性感染

感染症を起こす病原体がどこにいたのか，という点も重要である．インフルエンザのような流行性の疾患については，感染者が咳やくしゃみをして，その飛沫に含まれる病原体を吸い込むことで感染の機会が生じる．このように病原体が外から入ってくる形式の感染症を"外因性感染"とよび，麻疹，風疹，水痘，マイコプラズマなどの流行性疾患はこのタイプの感染形式が多い．一方，膀胱炎の場合は患者の腸管内にいた大腸菌などが尿道口から入り込んで感染に至る場合が多い．このように患者自らが保菌していた菌によって感染症を起こすタイプの感染症を，"内因性感染"とよんでいる．

外因性感染と内因性感染の区別はときに難しい場合があり，ある病原体に感染してすぐに発症した場合は外因性感染になるが，宿主の抵抗力の低下に伴って保菌状態の病原体で感染が起こった場合は内因性感染となる．

d. 病原体の感染経路

感染症の病原体は体の各部位から侵入する可能性があり，図4-61に示すようなさまざまな状況が考えられる．また，感染経路としては，表4-46，4-47に示すようなさまざまな経路があるが，医療施設においては，空気感染，飛沫感染，接触感染，および血液媒介感染の4つの感染経路が重要である．

1) 空気感染

もっとも伝播する範囲が広い感染形式である．空間を共有する範囲で感染性を有する．結核菌の場合は，直径5μm以下の飛沫核として空中に浮き上がった場合，室内全体に病原体が広がる可能性がある．

2) 飛沫感染

飛沫感染は直径5μm以上の大きさをもつ飛沫で感染が広がり，患者の周囲およそ2m程度の範囲まで感染させる可能性がある．

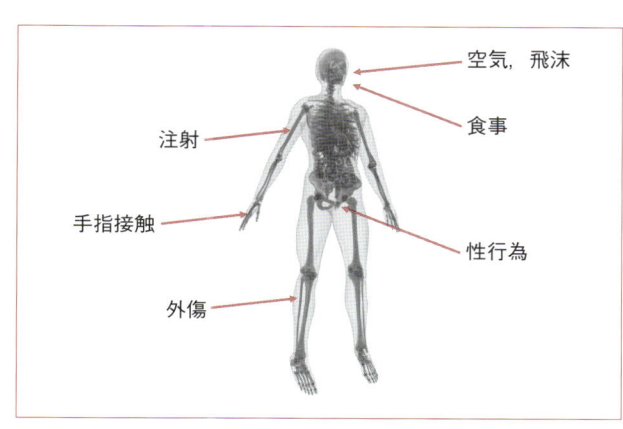

図 4-61　病原体が体内に入る経路

表 4-46　病原体の感染経路

- 空気感染
- 飛沫感染
- 接触感染
- 血液媒介感染
- 経口感染
- （食物媒介感染）
- 性行為感染
- 垂直感染
  - （1）経胎盤感染
  - （2）経産道感染
  - （3）母乳感染
- 昆虫媒介性感染

表 4-47　感染経路別にみた病原体の分類

感染経路	代表的な病原体
空気感染	結核菌，麻疹ウイルス，水痘ウイルス
飛沫感染	肺炎球菌，インフルエンザ菌，インフルエンザウイルス，ムンプスウイルス，風疹ウイルス，髄膜炎菌，百日咳菌，肺炎マイコプラズマ，肺炎クラミジア，新型コロナウイルスなど
接触感染	黄色ブドウ球菌（MRSA），緑膿菌（MDRP），腸球菌（VRE），メタロβラクタマーゼ産生菌，ESBL産生菌，セラチア，ノロウイルス，ロタウイルス，アデノウイルス，新型コロナウイルス，疥癬，など
血液媒介感染	HIV，B型肝炎ウイルス，C型肝炎ウイルス，梅毒トレポネーマ，など
垂直感染　経胎盤感染	風疹ウイルス，サイトメガロウイルス，ヒトパルボウイルスB19
垂直感染　経産道感染	B型肝炎ウイルス，単純ヘルペスウイルス（1型，2型），HIV，B群レンサ球菌，淋菌
垂直感染　母乳感染	HTLV-1，HIV
経口感染	サルモネラ，カンピロバクター，病原性大腸菌，腸炎ビブリオ，ボツリヌス菌，ノロウイルス，ロタウイルス，など
性行為感染	HIV，梅毒，淋菌，クラミジア・トラコマチス，など
昆虫媒介感染	マラリア原虫，デングウイルス，ツツガムシリケッチア，日本紅斑熱リケッチア，など

3）接触感染

接触感染は患者との直接的な接触によって伝播する（直接接触感染）．また，菌が付着した物体の表面に触れることでも感染が成立する（間接接触感染）．

4）血液媒介感染

病原体が感染者の血液内に存在する場合は，その血液に曝露されることで病原体が伝播する．なお，これらの病原体は血液が少量混入した体液からも感染する可能性がある．

5）垂直感染

母親から子どもへ直接病原体が伝播する感染を垂直感染とよび，さらに，経胎盤感染，

経産道感染，および母乳感染に分類される．経胎盤感染は胎盤を通じて病原体が胎児に伝播し，ときに流産や死産あるいは奇形を起こすことがある．産道感染は胎児が産道を通過する際に腟などにいた病原体に感染する．母乳感染は母親の母乳中にも存在する病原体が，授乳によって子どもに感染する．

6）経口感染

食中毒などが代表的であり，病原体に汚染された食物や飲み水を介して感染する．感染患者の糞便が汚染源となって経口的に感染が起こる場合もあり，糞口感染ともよばれる．

7）性行為感染

性行為によってヒトからヒトへ病原体が伝播するため，性行為感染症（sexually transmitted diseases；STD）とよばれている．感染者の精液や血液中の病原体などが伝播しやすい．

8）昆虫媒介感染

蚊やダニなどの媒介物（ベクター）を通じて感染を起こす．輸入感染症あるいは旅行者感染症としてみられるものが多いが，森林などの自然のなかに入り込んで感染する場合もある．

e. 感染症発症後の経過と感染形態（図4-62）

感染症を発症した後，通常，病原体は排除されて患者の症状は消失し，感染症は終息する．しかしときに病原体が排除されず，体内にずっと潜伏した状態で経過することがある．これを潜伏感染とよび，患者は病原体を保菌した状態が続く．潜伏状態の患者は免疫力の低下などに伴い，感染が再燃する場合がある．また，最初に感染症を発症した後で，病原体が十分に減少せず感染症の症状が継続する場合がある．これを慢性感染とよんでいるが，慢性感染の状態からときに症状が悪化する場合があり，これを急性増悪とよんでいる．このように感染症はその経過に従ってさまざまな経過をたどる．

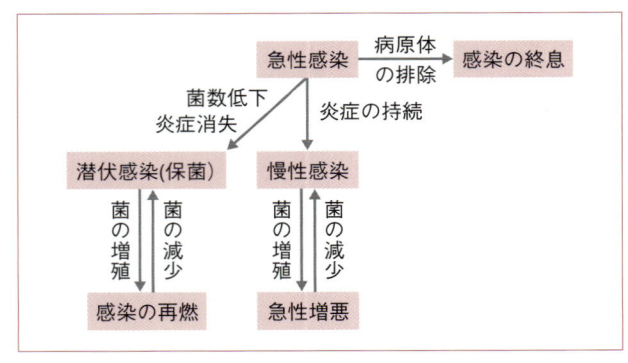

図4-62 感染症発症後の経過と感染形態

f. 市中感染と院内感染

　感染症は患者がどのような状態で感染症を起こしたかによって，大きく「市中感染」と「院内感染」に分けることができる．市中感染とは通常の社会環境で暮らしている人に発症する感染症であり，一般の健常者に起こる感染症を意味している．院内感染は医療施設内において患者や医療従事者の生体内に侵入した微生物により発症する感染症である．院内感染は入院後に病原体が伝播して感染症が起こるため，通常は入院後 48 時間以降に感染症を発症した場合を院内感染として扱う場合が多い．

　なお，院内感染と類似した状況として，長期療養型の介護施設や在宅ケアを受けている場合でも感染のリスクが高いと考えられる．そこで最近では，医療施設だけに限定した院内感染という用語から，介護領域の感染例を含めて「医療関連感染」という包括的な用語が用いられる場合が多い．

g. 日和見感染

　日和見感染とは，感染抵抗性が低下した患者，すなわち易感染状態の患者に起こる感染症をいう．その要因としては，大きく分けて患者自身が有する基礎疾患や各種治療に伴う医原性要因がある（表 4-48）．基礎疾患としては，先天性疾患としての免疫異常は小児期から感染を繰り返す場合が多い．悪性腫瘍はそれだけでも感染のリスクを高めるが，さらに抗癌薬の投与や手術などによって感染抵抗性が低下する．抗癌薬は骨髄を抑制し白血球の減少を引き起こし，臓器移植後に用いられる免疫抑制薬はリンパ球の反応を低下させ，副腎皮質ステロイドはサイトカイン産生などを抑制する．外科的手術は創傷部位などの感染を起こしやすくなり，血管カテーテルの留置は皮膚のバリアーとしての機能を障害しカテーテル感染を起こす頻度が高くなる．

表 4-48　患者が易感染性になる要因

基礎疾患	医原性要因
●先天性免疫不全	●抗癌薬投与
●好中球減少症	●免疫抑制薬投与
●悪性腫瘍	●ステロイド投与
●血液疾患	●臓器移植後
●AIDS，HIV 感染	●各種カテーテル挿入
●低栄養状態	●人工呼吸器管理
●中枢神経障害	●各種手術
●糖尿病	
●外傷	
●熱傷	

h. 感染症の診断

　感染症の診断は，まず①感染臓器の診断によって感染症名が決定され，さらに②感染症の起因病原体を決定する，という2つのステップによって成り立っている．たとえば，咳，痰，呼吸困難などを訴え，聴診で肺雑音が聴取され，胸部X線で肺に浸潤影を認めた場合，肺が感染臓器であることが診断され，肺炎という感染症名が決定する．さらに喀痰の培養で肺炎球菌が分離された場合，起因菌が肺炎球菌と決定される．

　なぜ感染症の起因病原体を決定する必要性があるのかといえば，起因病原体によって用いられる抗菌薬や治療方針が大きく異なるためである．起因病原体の検査の方法としては，①病原体の分離・同定，②血清学的検査（抗体価検査），③抗原検出，④遺伝子学的検査，の4種類に大別される．病原体の分離・同定は一般細菌や一部の真菌などを対象として広く実施されている検査であり，培地を用いて培養し，菌の性状を調べて菌名を確定する．抗体価の測定による血清学的検査はウイルスやクラミジア，寄生虫など培養が難しい病原体に用いられるが，抗体価が上昇するまでに時間を要するため，早期の診断には不向きである．抗原検出法は病原体の一部を検出する方法であり，新型コロナウイルス，インフルエンザウイルスやノロウイルス，肺炎球菌，レジオネラなどの検出キットが市販され，簡便で迅速に結果が得られるため広く用いられるようになっている．PCRなどの遺伝子学的検査は感度が高く迅速性にも優れているが，専用の設備が必要であり，結核菌など特定の病原体の診断に用いられている．肺炎マイコプラズマの診断は従来，血清抗体価が主流であったが，現在では抗原検出や遺伝子検査も可能となっている．

　なお，ヒトの体内には病原体になりうる菌が常在している場合もあり，上記の検査によって何らかの病原体が検出されたとしても，起因菌ではない可能性もある．すなわち臨床症状や各種の検査結果を踏まえ，「感染症の起因菌」か「保菌状態であった菌」かを鑑別することが重要である．

i. 感染症の治療

　感染症の治療の基本は抗菌薬である．"抗生物質"という一般用語は微生物が産生した抗菌性の物質を意味しており，最近では化学的に合成された抗菌性物質を含めて"抗菌薬"と総称している．抗菌薬は一般細菌に対して用いられるβ（ベータ）-ラクタム系抗菌薬（ペニシリン系，セフェム系，カルバペネム系など），アミノグリコシド系，キノロン系，マクロライド系，グリコペプチド系など各系統の抗菌薬がある．マイコプラズマやクラミジアにはキノロン系やマクロライド系抗菌薬が有効である．さらに結核菌には抗結核薬としてリファンピシンやイソニアジドなど一般細菌とは異なる薬剤が用いられる．ウイルスについては，インフルエンザウイルスに対するオセルタミビルやヘルペスウイルスに対するアシクロビルなど，それぞれ特定の抗ウイルス薬が用いられる．

すべての感染症に対して抗菌薬が用いられるわけではなく，感冒（急性上気道炎）など有効な抗菌薬がない感染症に対しては，解熱薬などを用いた対症療法が行われる．また皮膚の化膿性疾患では切開排膿を行い，壊死組織を伴う褥瘡はデブリードマンを実施するなど，抗菌薬以外の治療が重要な疾患もある．

また重症感染症においては，輸液や昇圧剤による血圧のコントロールなど全身管理が必要な場合があり，人工呼吸器管理や透析などが行われる場合もある．さらに生体の液性免疫を高める目的で免疫グロブリンが投与されたり，白血球数が減少している場合は白血球数を増加させるためにG-CSFなどの投与が行われる．

j. 感染対策の基本

病院に入院中の患者は，患者自身の基礎疾患を有し，さらに手術や抗癌薬投与など各種治療行為に伴って感染症を起こしやすい状況に陥っている．そのため感染リスクの高い患者に対して，院内で病原体を伝播させないことが重要である．したがって，医療従事者は日常の業務のなかで，患者に病原体をうつさないための対策を講じる必要がある．

感染対策の基本となるのが標準予防策（スタンダードプレコーション）である．病棟内には多くの患者がいて，どの患者がどの病原体を有しているのかをすべて把握することは現実的には困難である．そのため，どの患者も何らかの病原体を保有しているものとして対応することが必要であり，標準予防策はすべての患者を対象としている．具体的には，患者の体液や排泄物，あるいは傷口などに触れる可能性がある場合は，手袋をしたり状況に応じてガウン，マスク，フェイスシールドなどその他の個人防護具（personal protective equipment; PPE）を装着する．

さらに標準予防策に加えて，病原体の種類に応じて各種感染予防策が実施される．MRSAなどの耐性菌は接触感染によって伝播することが多いため，感染者や保菌者を扱う場合は，患者本人だけでなく，菌が付着している可能性があるベッド柵や病室のドアノブなどを触る際にもPPEの装着や手指衛生などを実施する．インフルエンザなど飛沫感染を起こす病原体の場合は，マスクの装着などが重要である．結核菌，麻疹，水痘は空気感染によって伝播するため，患者を陰圧個室で管理し，スタッフはN95マスクを装着する必要がある．

2 各 疾 患

a. 呼吸器感染症

呼吸器感染症は解剖学的な部位に基づき，感染の部位によって上気道炎，気管支炎，肺炎などに分類される（表4-49）．詳細は本章「A　呼吸器」参照．

表 4-49　呼吸器感染症の分類

部　位	疾　患	
上気道	急性上気道炎（かぜ）	
下気道	急性感染	急性気管支炎
	慢性感染	慢性気管支炎，肺気腫，気管支拡張症，びまん性汎細気管支炎
肺実質	肺炎，肺化膿症，肺結核	
肺外（胸腔内）	胸膜炎，膿胸	

b. 尿路感染症

　尿路感染症は解剖学的部位によって尿道炎，膀胱炎，尿管炎，腎盂腎炎などに分類され，尿路系に基礎疾患（尿路結石，腫瘍，尿道カテーテル挿入）を有する複雑性尿路感染症と，基礎疾患をもたない単純性尿路感染症に大別される．詳細は本章「G　腎・尿路疾患」参照．

c. 腸管感染症

　腸管の感染症は基本的に病原体が経口的に入り，食物を介して感染する場合が多いため，食中毒とほぼ同義と捉えられる．ただし一部には偽膜性腸炎のように抗菌薬の使用に伴って起こる腸管感染症もある．

1）細菌性腸炎

　原因となる菌はカンピロバクター，サルモネラ，腸炎ビブリオ，下痢原性大腸菌，黄色ブドウ球菌，エルシニアなどがある．夏にみられる場合が多く，鶏肉（カンピロバクター），鶏卵（サルモネラ），魚介類（腸炎ビブリオ），牛肉（腸管出血性大腸菌）など食品の種類と密接な関係がみられる．下痢，腹痛，嘔気，嘔吐，発熱などの症状がみられ，血便を伴う場合もある．便を培養し原因となる細菌を検出することで診断が確定する．治療は抗菌薬の内服が基本であるが，毒素の放出を誘導する可能性があれば，抗菌薬を控える場合もある．さらに脱水に対して輸液を行う．止痢薬は毒素の排出を遅らせるため用いない．腸管出血性大腸菌による感染の場合は，溶血性尿毒症症候群（HUS）を合併する場合がある．

2）ウイルス性胃腸炎

　ウイルス性胃腸炎は，ノロウイルス，ロタウイルス，アデノウイルスなどで起こる．ロタウイルスは主に小児に感染し，白色下痢症とよばれ，黄白色〜白色の便を認める．ノロウイルスは統計上，現在の食中毒のもっとも多い病原体であり，感染力が強く，強い嘔気と水様の下痢を認め，院内でもアウトブレイクを起こしやすい．これらの胃腸炎は症状のみで確定することは困難であり，抗原検出法やPCRが用いられる場合がある．治療は脱水が高度な場合は輸液を行い，時間の経過とともに回復する場合が多い．なお

ノロウイルスの消毒にはアルコールは無効であり,次亜塩素酸ナトリウムを用いる.

3) 抗菌薬関連下痢症

抗菌薬の投与に伴い腸管内の常在菌が減少し,耐性の菌が増殖することですなわち菌交代現象が起こり下痢を発症するものを抗菌薬関連下痢症とよんでいる.このなかでクロストリジオイデス(クロストリジウム)・ディフィシル〔*Clostridioides*(*Clostridium*) *difficile*〕によって起こるものがもっとも頻度が高く,重症化すると偽膜性腸炎を起こす.下痢や発熱,腹痛を訴え,大腸内視鏡検査で大腸に偽膜の存在を認める.糞便検査で菌あるいは毒素を検出することで診断に結びつく.治療はバンコマイシンの内服やメトロニダゾール内服,点滴投与,フィダキソマイシン内服が行われる.

d. 中枢神経系感染症

中枢神経系の感染症として重要なのは髄膜炎であり,さらに頻度はまれであるが脳炎も重要である.詳細は本章「H 神経疾患」参照.

1) 脳　　炎

脳炎は脳実質の炎症を伴う感染症である.脳炎も髄膜炎と同様の病原体が原因となりやすい.臨床症状も髄膜炎と類似しているが,障害を伴う部位の神経学的所見が認められる.治療は基本的に髄膜炎と同様である.

e. 皮膚感染症

皮膚感染症は感染部位の広がりや深さなどによって各種疾患に分類される(表4-50).その程度は,特に治療を行わなくても自然に治癒するものから,積極的に治療を行わないと重症化する可能性がある疾患まで,さまざまである.

1) せつ,よう

毛包部位に黄色ブドウ球菌などが感染を起こした場合,単独の毛包が感染したせつ(癤),および複数の毛包に感染を起こしたよう(癰)に分類される.局所の発赤,腫脹,疼痛,熱感を認める.治療は切開,排膿が基本であるが,必要に応じて抗菌薬が用いら

表4-50 細菌による主な皮膚感染症

疾患	主な感染部位	主な起因菌
せつ(癤),よう(癰)	表皮,真皮	黄色ブドウ球菌
伝染性膿痂疹(とびひ)	表皮,真皮	黄色ブドウ球菌,A群溶連菌
丹毒	表皮,真皮	A群溶連菌
蜂窩織炎	真皮,皮下組織	黄色ブドウ球菌
壊死性筋膜炎	表皮〜筋膜	A群溶連菌,ビブリオ・バルニフィカス

れる．

2）伝染性膿痂疹

　　伝染性膿痂疹は，黄色ブドウ球菌およびA群溶連菌による皮膚の感染症で，とびひともよばれている．水疱や膿疱，びらんを認め，小児に多く発生し，自ら掻きむしることで感染部位が広がっていく．原因菌の確認は培養によって行われ，治療にはペニシリン系抗菌薬などの投与を行う．

3）丹　　毒

　　丹毒はA群溶連菌による皮膚感染症であり，境界明瞭な有痛性の発赤や腫脹が顔面などにみられる．抗菌薬による治療によって軽快するが，繰り返す例も認められる．

4）蜂窩織炎

　　蜂窩織炎は真皮から皮下組織の範囲に起こる感染症であり，四肢などに発症し，境界が不明瞭な発赤とともに腫脹や熱感，疼痛を認める．黄色ブドウ球菌によるものが多いが，その他の菌が原因となることもある．局所の安静と抗菌薬投与を行い，次に述べる壊死性筋膜炎の可能性も考慮して経過を慎重に見守る必要がある．

5）壊死性筋膜炎

　　壊死性筋膜炎は表皮から筋膜に及ぶ広範囲な感染症であり，主に四肢に強い痛みを伴う発赤，紫斑，水疱を認め，壊死や潰瘍などを伴う．代表的な原因菌はA群溶連菌であるが，嫌気性菌などその他の菌が原因となることもある．病状の進行は急速であり，高熱や全身倦怠感を訴え，さらにショックや多臓器不全などを伴い重篤な状況に陥りやすい．予後不良なため，本疾患が疑われた時点で早期に有効な抗菌薬を大量に投与し，デブリードマンや全身管理を含めた治療を行う必要がある．

f. 整形外科領域感染症

1）骨 髄 炎

　　骨髄炎は骨髄の化膿性炎症であり，黄色ブドウ球菌やA群溶連菌が原因となることが多いが，その他の菌による感染例もまれにみられる．下肢に発生しやすく，局所の腫脹，疼痛，圧痛，発赤を認め，発熱を伴う．CTやMRIなどの画像診断が有用であり，治療は局所を安静にするとともに，穿刺排膿や抗菌薬投与が行われるが，難治性の場合は病巣の切除や持続洗浄なども行われる．

2）関 節 炎

　　関節炎は関節内の感染症であり，黄色ブドウ球菌が原因菌の多くを占めている．関節部位の発赤や腫脹，熱感，疼痛を認め，発熱を伴う．関節穿刺により膿性の関節液が得られれば診断は確定し，培養によって原因菌が特定される．治療は関節部位の安静と穿刺排膿，抗菌薬の投与が行われるが，さらに関節の切開排膿，持続洗浄を行う場合がある．

g. 性行為感染症

性行為によって病原体の伝播が起こる感染症を性行為感染症とよんでいる．表4-51にSTDの各種疾患を示しているが，性行為によって伝播する可能性がある疾患は多くの種類がある．

1) エ イ ズ

エイズはヒト免疫不全ウイルス（human immunodeficiency virus; HIV）による感染症であり，細胞性免疫不全をきたし，さまざまな日和見感染症を合併する．性行為感染によって伝播する場合が多いが，静注薬物の乱用や母子間の感染も起こりうる．HIV感染後，1～2か月で感冒様症状を伴うが，その後，無症候性キャリアとして5～8年が経過し，その間にCD4陽性T細胞が徐々に破壊され，免疫能の低下を認める．発熱や全身倦怠感，体重減少などの症状が続き，カンジダ口内炎やニューモシスチス肺炎，サイトメガロウイルス感染症などの日和見感染症を発症する．診断は各種検査によってHIV感染を確認し，CD4陽性T細胞数が200個/μL以下を免疫不全の指標と考える．治療は日和見感染症の予防や治療とともに各種抗HIV薬による抗HIV療法を行う．

2) 梅　　毒

梅毒は梅毒スピロヘータによる感染症であり，主に性行為を介して感染するが，母親から乳児へ垂直感染を起こすことがある．第1期（感染後10日～3か月）は陰部に無痛性の硬結が出現し潰瘍を伴い（硬性下疳），無治療でも自然に消退する．第2期（感染後3か月～）はバラ疹とよばれる淡い紅斑が手掌や足底などを始め広く出現する．ま

表4-51　代表的な性行為感染症とその病原体

分　類	疾　患	病原体
ウイルス	AIDS	HIV
	性器ヘルペス	HSV（単純ヘルペスウイルス）
	尖圭コンジローマ	HPV（ヒト乳頭腫ウイルス）*
	肝　炎	HBV（B型肝炎ウイルス），HCV（C型肝炎ウイルス）
細　菌	淋　病	淋菌
	軟性下疳	軟性下疳菌
スピロヘータ	梅　毒	梅毒トレポネーマ
クラミジア	非淋菌性尿道炎	クラミジア・トラコマチス，ウレアプラズマなど
	鼠径リンパ肉芽腫	クラミジア・トラコマチス
寄生虫，原虫	腟トリコモナス症	トリコモナス原虫
	アメーバ赤痢	赤痢アメーバ
	毛じらみ症	ケジラミ

＊HPVは子宮頸癌の原因でもある．

表 4-52 淋菌性尿道炎と非淋菌性尿道炎の特徴

	淋菌性	非淋菌性
主な病原体	淋菌	クラミジア・トラコマチス
潜伏期間	2〜7日	1〜3週間
症状の程度	高度	軽度
分泌物	膿性	粘液性
治療薬	セフェム系*，スペクチノマイシン	マクロライド系，キノロン系

＊：主にセフトリアキソンの注射が用いられる．

た，集簇性の丘疹（扁平コンジローマ）が肛門周囲や会陰部に好発する．第2期を経て無症状の潜伏期に移行するが，その約1割が晩期へと進展する．晩期梅毒（第3期・感染後3年〜）ではゴム腫とよばれる肉芽腫性病変が各臓器に認められ，心血管系梅毒では動脈炎，大動脈瘤，神経梅毒では中枢神経系の各種症状を呈する．梅毒の診断には血清反応も重要であり，ガラス板法（STS）とTPHA法，およびIgM抗体をもとに判断する．治療は主にペニシリン系抗菌薬が選択されるが2021年に単回の筋注で治療が可能なベンジルペニシリンベンザチンが承認された．

3）淋 病

淋病は淋菌による感染症であり，性行為により伝播し，男性では尿道炎，女性は子宮頸管炎を起こす．男性の場合は，性行為後2〜7日程度で排尿時痛や白色の尿道分泌物を認める（表4-52）．女性は男性に比べて症状が明確でない場合が多い．尿道分泌物のグラム染色によりグラム陰性双球菌が観察されれば診断は容易であるが，遺伝子増幅法も利用可能である．淋菌は各種抗菌薬に耐性を獲得してきており，従来使用されていたキノロン系抗菌薬も無効なため，セフトリアキソンなどのセフェム系抗菌薬の点滴静注やスペクチノマイシンの筋注が行われる．

4）非淋菌性尿道炎

性行為感染症で認められる尿道炎のなかで，淋菌以外の病原体による尿道炎を非淋菌性尿道炎とよんでいる．その原因はクラミジア・トラコマチスが代表的であるが，ウレアプラズマなどその他の病原体も認められる．性行為の後，発症までに1〜3週間を要し，症状の発現も緩徐で症状の程度も軽い．女性の感染例では明かな症状を認めない場合もあるが，不妊の原因にもなりうるため注意が必要である．なお，淋菌とクラミジアの混合感染例も少なくないため，両方の病原体の感染を想定して治療を行う場合がある．またパートナーのどちらかを治療しても，性行為によってふたたび感染を繰り返すため（ピンポン感染），治療はパートナーも同時に行う必要がある．

h. その他

1）嫌気性菌感染症

（1）破傷風

　破傷風は土壌などの自然環境中に広く存在する破傷風菌（*Clostridium tetani*）が傷口から入り，菌が産生した破傷風毒素（テタノスパスミン）によって抑制性神経の伝達障害を起こして全身性の筋肉の痙攣を起こす疾患である．菌が入るきっかけは，傷口が土壌で汚染されたり，釘などが刺さって起こる場合が多いが，小さな傷であっても起こる場合がある．潜伏期は3日〜3週間程度で，顎から頸部のこわばりや開口障害，嚥下障害などを訴え，やがて全身強直性痙攣，後弓反張，呼吸困難などが出現し，適切な処置が行われなければ，死亡する場合がある．

　予防的な対処としては，傷口が汚染されている可能性が高い場合は創部の処置（洗浄やデブリードマン）を行い，破傷風トキソイドを接種する．治療には毒素の中和を目的として破傷風ヒト免疫グロブリンが投与され，必要に応じて筋弛緩薬や人工呼吸管理などが行われる．なお，抗菌薬としてペニシリンGなどの投与が行われる場合がある．

2）ウイルス感染症

（1）麻疹

　麻疹は麻疹ウイルスによる感染症である．10〜12日間の潜伏期を経て，発熱，上気道炎，結膜炎などの症状を伴うカタル期が数日間続く．口腔内の頬粘膜にコプリック斑とよばれる中心が白色の点状斑を認める．さらにいったん解熱後，ふたたび高熱を認め，発疹が耳後部から顔面，体幹，四肢へと広がり，発疹期とよばれる．やがて微熱になり解熱する（回復期）．成人例では重症化することが多い．麻疹によって免疫能の低下が生じ，肺炎や中耳炎を合併することもある．

　診断は主に症状をもとに行われるが，確定診断は抗体検査により行われる．予防には麻疹ワクチンの接種が必要であり，麻疹風疹混合ワクチン（MRワクチン）などが用いられる．なお麻疹ウイルスは空気感染を起こすため，院内では患者は陰圧室などで管理する必要がある．

（2）風疹

　風疹は風疹ウイルスによる感染症である．癒合傾向の少ない小紅斑が全身性に出現し，発熱と耳介後部などのリンパ節の腫脹，関節炎などを認める．なお，発疹や発熱を認めない不顕性感染の例も少なくない．

　診断は血清学的および遺伝子学的検査で行われる．風疹に有効な治療薬はなく，解熱薬などの対症療法が行われる．予防は風疹ワクチンの接種が行われる．なお，妊娠中の風疹感染によって先天性風疹症候群が起こり，白内障や先天性心疾患，難聴などが起こりうる．

(3) 水痘

　水痘は，水痘・帯状疱疹ウイルスの初感染によって起こる．小児に多くみられるが，成人で発症する例もある．潜伏期間は2～3週間程度で，体幹部や顔面を中心にかゆみを伴う丘疹が出現し，水疱，膿疱，痂皮へと変化する．成人例や免疫不全の患者では重症化しやすい．

　皮疹などの症状をもとに診断が行われるが，確定診断には血清抗体価の測定が有用である．治療にはアシクロビルやバラシクロビルの投与が行われる．なお妊婦の感染によって先天性水痘症候群が起こり，胎児の奇形が認められる．水痘は空気感染によって伝播するため，院内では患者は陰圧室での管理が必要である．

(4) 帯状疱疹（口絵❷）

　帯状疱疹は水痘に罹患後，神経節に潜伏感染していた水痘・帯状疱疹ウイルスが再活性化して発症する疾患である．再活性化の誘因としては加齢や各種基礎疾患による免疫能の低下によるものが多いが，過労などによって若い世代にみられる場合もある．発症部位としては，胸部や顔面（頭部）などに起こりやすく，肋間神経や三叉神経などの支配領域に一致して，紅斑や小水疱性の病変が認められる．同部位のピリピリした痛みを自覚し，水疱がびらんとなり痂皮化するにつれて疼痛も軽快していく場合が多い．しかし皮膚の所見が改善しても，疼痛が数か月以上に渡って継続する例もある（帯状疱疹後神経痛）．部位によっては，顔面神経麻痺を伴うラムゼイ　ハント（Ramsay Hunt）症候群や角膜炎などを合併する場合がある．

　診断は主に臨床症状をもとに行われ，治療にはアシクロビルやバラシクロビルの投与が行われる．疼痛に対しては一般的な鎮痛薬で改善がみられない場合は神経ブロックやプレガバリン内服などが行われる．免疫不全患者が発症した場合は，播種性帯状疱疹となり重篤な状態に陥るため，帯状疱疹ウイルス抗体含有の免疫グロブリンが投与され，空気感染を起こす可能性があるためできるだけ陰圧個室に隔離する．

　水痘ワクチンは従来，小児の水痘予防に用いられてきたが，現在では50歳以上を対象に帯状疱疹の予防目的で接種が可能となっている．

(5) EBウイルス感染症

　エプスタイン・バー（EB）ウイルスは小児期に多くの人が感染し，不顕性感染か感冒様症状で終わる場合が多い．しかし，学童期以降に本ウイルスに初感染を起こすと，伝染性単核球症を発症する．唾液中のウイルスがキスで伝播して感染のきっかけになる場合も多く，「kissing disease」ともよばれている．発熱，咽頭痛，倦怠感などの感冒様症状で発症するが，頸部リンパ節腫脹や扁桃の腫大，肝脾腫などを伴う．症状は1～2週間程度続き，やがて軽快する．

　末梢血の検査では異型リンパ球を伴うリンパ球増多を認め，VCA-IgM抗体をはじめ

とする抗体価やウイルス抗原の測定によって診断が確定する．本疾患に有効な抗ウイルス薬は存在せず，基本的に対症療法を行う．また脾臓が腫大した状態でぶつかり合うようなスポーツを行うと脾臓損傷を起こす可能性があるため，控える必要がある．なお，伝染性単核球症は EB ウイルス以外にもサイトメガロウイルスによっても起こりうる．

EB ウイルス感染症のもう一つの疾患として，慢性活動性 EB ウイルス感染症があり，発熱とともにリンパ節腫脹，肝脾腫，肝機能障害などが 1 年以上継続する．肺炎，肝炎，脳炎，髄膜炎などを合併し，根本的な治療法はなく，予後不良である．

(6) 新型コロナウイルス感染症

新型コロナウイルス感染症（COVID-19）は 2019 年に中国に端を発し，その後世界中に感染が拡大しパンデミックとなり，その後の 5 年間の間に世界の感染者数は 7 億人，死者数は 700 万人を超えたが，正確な感染者数は把握できない状況となっている．

新型コロナウイルス（SARS-CoV-2）に感染すると，発熱，咳，咽頭痛，倦怠感，頭痛，味覚障害，嗅覚障害など多彩な症状を認めるが，その一方で無症状の感染者も存在する．2020 年から次々に流行を起こした武漢株，アルファ株やデルタ株による感染例では，肺炎を起こしやすく，血栓症やサイトカインストームの合併例も認められた．一方，2021 年 12 月以降に世界の流行の主体となっているオミクロン株およびその系統に属するでは肺炎を起こすことはまれとなっており，致死率は低下した．しかし，高齢者や，高血圧，糖尿病，慢性呼吸器疾患，脂質異常症などの基礎疾患を有する症例で重症化しやすい．若年層は重症化する例はまれであるが，倦怠感や息切れ，咳，発熱，集中力・記憶力の低下など各種の後遺症が続く場合がある．

本疾患の診断には PCR 法などの遺伝子診断や抗原検出が用いられ，治療薬も抗ウイルス薬，免疫抑制薬，抗体薬など各種の薬剤が使用されている．ワクチンは主に mRNA ワクチンが用いられてきたが，組み換えタンパクワクチンも接種できるようになった．

本ウイルスの感染対策で重要なのは飛沫およびエアロゾルに対する対策であり，マスクや目の保護（アイガードなどの着用），換気の徹底が重要である．接触感染に対してはガウン，手袋を着用し，必要なタイミングで手指衛生を実施する．

国内では当初，感染症法上の 2 類に分類されていたが，2023 年 5 月 8 日より 5 類に移行した．これにより全数把握から定点把握となり，濃厚接触の扱いはなくなり，医療費やワクチンの公的支援も段階的に縮小や停止となっている．

J リウマチ・膠原病・アレルギー

1	総論（膠原病）	252	e．シェーグレン症候群	259
	a．病因・病態	252	f．ベーチェット病	259
	b．膠原病の治療	252	g．結節性多発動脈炎	260
2	各疾患	253	h．リウマチ性多発筋痛症	261
	a．関節リウマチ	253	i．リウマチ熱	262
	b．全身性エリテマトーデス	255	3　総論（アレルギー）	262
	c．強皮症（全身性強皮症）	256	a．アナフィラキシーショック	263
	d．多発性筋炎・皮膚筋炎	257		

　　リウマチ性疾患とは，関節，関節周囲，筋肉などの痛みやこわばりを起こす疾患群の総称であり，多くの疾患を含む．膠原病はその代表であり，自己の細胞や成分に対する免疫反応（自己免疫）が病態形成に関与する．膠原病は全身各種臓器の結合組織におけるフィブリノイド変性，慢性炎症という病理組織学的な特徴をもち，関節リウマチ（RA），全身性エリテマトーデス（SLE），強皮症（SSc），皮膚筋炎・多発性筋炎（DM/PM），シェーグレン症候群，ベーチェット病，血管炎症候群などが含まれる．リウマチ熱（RF）は感染症に分類される．膠原病をはじめとするリウマチ性疾患は関節症状を主訴とする場合が多く，柔道整復師にとって基本的な知識を習得しておくことは必須である．

1　総論（膠原病）

a．病因・病態

　　いずれの膠原病も病因は不明であるが，自己免疫の機序が考えられている．膠原病は全身症状（発熱，倦怠感，体重減少，貧血など）を伴う炎症性疾患であり，多臓器の障害を引き起こす．寛解や再燃を繰り返し慢性持続性に経過することが多い．血清中にはさまざまな自己抗体（抗核抗体など）が検出される．リウマチ熱はA群ベータ溶連菌感染に対する免疫反応に伴う疾患であり，他の膠原病とは病因，病態が異なる．

b．膠原病の治療

　　疾患について十分説明し，理解してもらう．薬物療法としては非ステロイド抗炎症薬，ステロイド薬，免疫調節薬，免疫抑制薬などを病態に応じて用いる．ステロイド薬は強力な抗炎症作用と免疫抑制作用があるが，同時に副作用に注意が必要である．心身の安

静を保つとともに，日常生活動作の改善・維持のためにリハビリテーション療法を併用する．病態に合わせた食事療法の工夫も重要である．関節の破壊，変形，強直などの機能障害に対して人工関節置換術などの手術療法も行われる．

2 各 疾 患

a. 関節リウマチ（rheumatoid arthritis; RA）

【概説】 多発性の関節炎によって関節変形に至る全身性の慢性炎症性疾患である．日本における患者数は約70万人であり，男女比は1：3～4と女性に多く，好発年齢は30～50歳代．関節滑膜の炎症にはじまり，肉芽組織（パンヌス）を形成し軟骨，骨を破壊し関節の変形，強直をきたす．関節の炎症により産生される炎症性サイトカイン（TNF-α，IL-1βなど）が病態形成に関わる．早期の診断と治療が重要である．

【病因・病態】 原因は不明であるが，遺伝的素因に加えて，環境因子（感染，ストレスなど），ホルモン（女性に多く，出産で増悪），免疫異常など多因子が関与する．関節症状として手指関節の朝のこわばりにはじまり，対称性多発性に関節炎が全身に広がる．関節炎は手指，手首，足趾，膝，肘などの関節に好発し，関節局所には腫脹，疼痛がみられる．関節痛のみでなく関節の腫脹が重要な所見である．

関節病変が進行すると関節の変形や強直，筋萎縮，腱断裂が起こり，関節可動域が制限される．血管炎を伴う予後不良のRAは悪性関節リウマチ（MRA）とよばれる．

【徴候】 全身症状として微熱，全身倦怠感，易疲労感，体重減少，リンパ節腫脹などがみられる．関節症状では朝のこわばり（60分以上続く）を伴う多関節の腫脹，疼痛が特徴的である．病変は滑膜をもつ関節に起こるが，なかでも手の近位指節間（PIP）関節，中手指節間（MCP）関節，手関節，肘関節，膝関節，中足趾節間（MTP）関節などに変化をきたしやすい（口絵❷❷）．関節破壊の進行とともに関節変形，強直などを生じ日常生活が障害される．

上肢では母指のZ変形と他指の尺側偏位，白鳥の首（スワンネック）変形，ボタン穴変形，オペラグラス変形（ムチランス型RA）．下肢では外反膝変形，外反母趾，槌指（ハンマー指）などを呈する．関節外症状として血管炎による皮膚潰瘍，リウマチ肺（間質性肺炎，胸膜炎），心外膜炎，多発性単神経炎，リウマトイド結節などがある．

【診断】 RAは臨床所見および検査所見により診断する（表4-53）．RAの約70％でリウマトイド因子（IgM）が陽性である．しかし，リウマトイド因子はRA以外に他の膠原病や慢性炎症性疾患でも陽性になる．赤沈亢進，CRP陽性など血液検査で炎症所見を認め，炎症の強さは疾患活動性と相関する．貧血，ガンマグロブリン高値などの所見も認め，早期RA診断には抗CCP抗体，疾患活動性の評価にMMP-3も有効である．

表 4-53 関節リウマチ　新分類基準

【関節病変】	
(1) 中・大関節に 1 個の腫脹または疼痛関節あり	0 点
(2) 中・大関節に 2〜10 個の腫脹または疼痛関節あり	1 点
(3) 小関節に 1〜3 個の腫脹または疼痛関節あり	2 点
(4) 小関節に 4〜10 個の腫脹または疼痛関節あり	3 点
(5) 少なくとも 1 つ以上の小関節に加えて 10 個を超える腫脹または疼痛関節あり	5 点
【血清学的因子】	
(1) RF, ACPA ともに陰性	0 点
(2) RF, ACPA の少なくとも 1 つが陽性で低力価	2 点
(3) RF, ACPA の少なくとも 1 つが陽性で高力価	3 点
【滑膜炎持続期間】	
(1) ＜ 6 週	0 点
(2) ≧ 6 週	1 点
【炎症マーカー】	
(1) CRP, ESR ともに正常	0 点
(2) CRP, ESR のいずれかが異常	1 点

上記のスコアの合計が 6 点以上である症例は RA と分類
RF：リウマトイド因子, ACPA：抗 CCP 抗体, ESR：赤沈

（米国リウマチ学会／欧州リウマチ学会, 2010）

表 4-54 関節リウマチの機能障害度（class）分類

class Ⅰ	普通の仕事は不自由なくすべてできる
class Ⅱ	多少の運動制限, 苦痛はあるが普通の仕事はできる
class Ⅲ	日常動作がすべて高度に制限される
class Ⅳ	身の回りのこともほとんど〜まったくできない

（Steinbrocker ら）

　関節 XP 検査では関節裂隙の狭小化, 関節周囲の骨粗鬆症, 骨びらん, 骨破壊, 亜脱臼, 強直などの変化を認める. 滑膜関節である環軸椎の変化についてもチェックする. また, 機能障害度（class）分類を表 4-54 に示す.

　【治療】　抗リウマチ薬（disease modifying anti-rheumatic drugs; DMARDs）としてメトトレキサート（MTX）, サラゾスルファピリジン, ブシラミンなどが用いられる. 特にメトトレキサートを週 1 回用いる間欠少量療法が有効である. 非ステロイド抗炎症薬や少量の副腎皮質ステロイド薬を適宜併用する. 炎症性サイトカイン（TNF-α, IL-6）の作用を調節する生物学的製剤やサイトカインシグナル伝達抑制薬, T 細胞活性化阻害薬などが活動性 RA の治療に用いられ, 骨破壊の抑制効果が証明されている. 外科的療法には関節形成術・固定術や人工関節置換術がある. 関節可動域の保持, 関節拘縮・筋萎縮の予防のためリハビリテーション療法が重要である.

【予後】 MTXによる治療や生物学的製剤（バイオ医薬品）を用いた早期からの治療により，関節破壊の進行を防止できるようになってきている．ただし，薬剤の免疫抑制作用による感染症の発症や増悪など副反応には十分な注意と経過観察が必要である．

b. 全身性エリテマトーデス（systemic lupus erythematosus; SLE）

【概説】 妊娠可能な若年女性に好発する全身性の炎症性自己免疫疾患であり，寛解と増悪を繰り返し多彩な症状を呈する．免疫複合体の沈着や自己抗体などの作用により，全身の臓器障害（ループス腎炎，中枢神経ループスなど）をきたす．なお，薬剤（ヒドララジン，プロカインアミド，ヒダントインなど）によってSLE様症状を呈するのを薬剤誘発性ループスとよぶ．

【病因・病態】 遺伝因子（一卵性双生児の発症一致率は25％程度）に環境因子（ウイルス感染，紫外線，感染，性ホルモン，薬物など）が加わり免疫異常をきたし，自己に対する免疫反応が起こり発症するとされるが，原因は不明である．

抗二本鎖DNA抗体などの自己抗体が産生され，過剰な免疫複合体が組織に沈着し全身の臓器障害をきたす．皮膚，腎などに免疫複合体の沈着をみる．

【徴候】 多彩な徴候が出現する．全身症状として発熱，易疲労感，全身倦怠感がしばしば認められる．皮膚・粘膜症状として蝶形紅斑（鼻根部から頬骨隆起部の皮疹），ディスコイド疹（円板状紅斑），凍瘡様皮疹，日光過敏，脱毛，口腔・鼻咽腔潰瘍などがみられる．多発性の関節痛，筋肉痛を伴い，骨破壊はないが関節変形（ジャクー変形）を示すことがある．腎症状としてループス腎炎による蛋白尿，高血圧，浮腫がみられ，放置すると腎不全を引き起こす．中枢神経ループスで精神症状，痙攣，脳血管障害がみられる．心血管症状として心外膜炎（心タンポナーデ），心筋炎，心内膜炎，肺症状として胸膜炎，間質性肺炎，消化器症状として腸間膜血管炎，ループス腹膜炎，膵炎などがあげられる．なお，抗リン脂質抗体症候群（リン脂質に対する抗体が陽性で，静脈血栓，動脈血栓，反復性流産，血小板減少などを示す症候群）を合併することがある．

【診断】 SLEは臨床所見および検査所見から診断する（表4-55）．

【治療】 副腎皮質ステロイド薬による治療が基本であり，病態によりステロイド投与量を決定する．急速に大量のステロイドが必要な時にはパルス療法（メチルプレドニゾロン1gを3日間点滴静注）を用いる．ステロイド治療抵抗例などでは免疫抑制薬（アザチオプリン，シクロフォスファミド，シクロスポリンなど）を併用し，難治例にはシクロフォスファミドのパルス療法を行う．また，ミコフェノール酸モフェチルやヒドロキシクロロキン，生物学的製剤も治療に用いられる．薬剤誘発性ループスは薬剤の中止により軽快する．

【予後】 SLEの長期生存率は改善し，5年生存率は95％以上である．しかし，ルー

表 4-55　全身性エリテマトーデス分類基準

1. 頬部紅斑（malar rash）
2. 円板状紅斑（discoid rash）
3. 光線過敏症（photosensitivity）
4. 口腔内潰瘍（oral ulcers）
5. 関節炎（arthritis）
6. 漿膜炎（serositis）
    a) 胸膜炎
    b) 心膜炎
7. 腎障害（renal disorder）
    a) 持続性蛋白尿
    b) 細胞性円柱
8. 神経障害（neurologic disorder）
    a) 痙攣
    b) 精神障害
9. 血液学的異常（hematologic disorder）
    a) 溶血性貧血
    b) 白血球減少症
    c) リンパ球減少症
    d) 血小板減少症
10. 免疫学的異常（immunologic disorder）
    a) 抗 DNA 抗体
    b) 抗 Sm 抗体
    c) 抗リン脂質抗体
        1）抗カルジオリピン抗体　2）ループスアンチコアグラント
11. 抗核抗体（antinuclear antibody）

経時的に，あるいは同時に 11 項目のうちいずれかの 4 項目以上が存在する時に，SLE と診断する．

（米国リウマチ学会．1997 年改訂）

プス腎炎，中枢神経ループスは予後悪化因子である．死因は感染症，中枢神経障害，腎不全，心不全などである．

c. 強皮症（全身性強皮症）（systemic sclerosis; SSc）

【概説】　皮膚の硬化を特徴とする原因不明の自己免疫疾患である．皮膚硬化は四肢末端や顔から始まり，体幹へ広がっていく．小血管病変や内臓の結合織（特に消化管，心・肺）にも病変が及ぶ．男女比は 1：5 と女性に多く，好発年齢は 20〜40 歳である．

全身性強皮症にはびまん皮膚硬化型と限局皮膚硬化型がある．

【病因・病態】　原因不明の自己免疫疾患である．以前にはシリコンやパラフィンによる豊胸術後の発症も報告されている．

線維芽細胞の増殖が起こり皮膚のコラーゲン合成が促進する．レイノー現象（21 頁）が 90％以上にみられ，皮膚の硬化性病変は浮腫期，硬化期，萎縮期と移行する．また微小血管の内膜肥厚やフィブリノイド変性などを認める．皮膚病変以外に消化管の機能

異常，関節炎，腎障害，間質性肺炎などの症状を示す．

【徴候】　びまん型は全身に病変が急速に及ぶ．皮膚硬化の浮腫期は手指，手背の腫脹から始まり，前腕，顔面，下腿へと広がる．硬化期は皮膚の肥厚，硬化がみられ，前腕，上腕，頸部，顔面，前胸部と対称性に広がっていく．皮膚は硬くつまみにくい．萎縮期には皮膚は非薄化し，むしろ軟らかくなる．特徴的な顔貌（すぼまった口，尖った鼻，口周囲の皺）を示し，手指先端には循環障害のため陥凹性瘢痕がみられる．

消化器では舌小体が短縮し，食道下部は拡張し蠕動が低下する．そのため固形物の嚥下困難や逆流性食道炎を起こしやすい．小腸の蠕動低下と拡張のため腹部膨満感や便秘・下痢が出現し，吸収不良が起こりやすい．労作時の息切れと乾性の咳を伴う肺線維症や心筋の線維化による伝導障害，不整脈，心不全を起こす．悪性高血圧をきたし，腎不全に陥る強皮症腎クリーゼに注意が必要である．限局型の強皮症では皮膚硬化は肘関節より遠位部にとどまり内臓病変も軽度である．

【診断】　皮膚の硬化性病変，手指先端の循環障害，肺線維症，検査所見などより診断する．

抗核抗体は高頻度陽性であり，びまん型の強皮症に特異的な抗トポイソメラーゼⅠ抗体（抗 Scl-70 抗体）は約 30％に陽性である．関節 XP 検査にて手指末節骨の骨吸収像や皮下に石灰沈着を認める．

【治療】　根本的な治療法はないが，線維化抑制のため少量の副腎皮質ステロイド薬，D-ペニシラミン，ときに免疫抑制薬を用いる．肺線維症に対してシクロフォスファミド，血管病変に対してプロスタグランジン製剤，腎クリーゼに対してアンギオテンシン転換酵素（ACE）阻害薬などが用いられる．逆流性食道炎にはプロトンポンプインヒビター，関節炎に対しては非ステロイド抗炎症薬が有効である．

【予後】　皮膚硬化と内臓病変が急速に進行する例は予後不良である．強皮症腎クリーゼ，肺線維症，心病変，感染症，悪性腫瘍の合併などが予後を悪化させる．限局型は経過が長く，予後良好である．

d. 多発性筋炎（polymyositis; PM）・皮膚筋炎（dermatomyositis; DM）

【概説】　全身の骨格筋（横紋筋）にびまん性の炎症，変性をきたす自己免疫疾患である．特に四肢近位筋，頸筋，咽頭筋の筋力低下や筋痛をきたす．皮膚症状を伴うものを皮膚筋炎とよぶ．女性に多く，好発年齢は 40 歳以上であるが小児にも発症する．

【病因・病態】　原因不明の自己免疫疾患であり，薬剤やウイルス感染をきっかけとする例を除くと原因は特定できない．

骨格筋（横紋筋）に炎症細胞が浸潤し，筋組織の変性，壊死，萎縮により多彩な症状を呈する．間質性肺炎，心病変，感染症，悪性腫瘍などが死因となる．皮膚筋炎では悪

表 4-56 皮膚筋炎および多発性筋炎診断基準

```
1 診断基準項目
 (1) 皮膚症状
  (a) ヘリオトロープ疹：両側または片側の眼瞼部の紫紅色浮腫性紅斑
  (b) ゴットロンの丘疹：手指関節背面の丘疹
  (c) ゴットロンの徴候：手指関節背面および四肢関節背面の紅斑
 (2) 上肢または下肢の近位筋の筋力低下
 (3) 筋肉の自発痛または把握痛
 (4) 血清中筋原性酵素（クレアチンキナーゼまたはアルドラーゼ）の上昇
 (5) 筋炎を示す筋電図変化
 (6) 骨破壊を伴わない関節炎または関節痛
 (7) 全身性炎症所見（発熱，CRP 上昇，または赤沈亢進）
 (8) 抗アミノアシル tRNA 合成酵素抗体（抗 Jo-1 抗体を含む）陽性
 (9) 筋生検で筋炎の病理所見：筋線維の変性および細胞浸潤
2 診断基準
 皮膚筋炎：(1) の皮膚症状の (a)～(c) の 1 項目以上を満たし，かつ経過中に (2)～(9)
     の項目中 4 項目以上を満たすもの
 多発性筋炎：(2)～(9) の項目中 4 項目以上を満たすもの
3 鑑別診断を要する疾患
 感染による筋炎，薬剤誘発性ミオパチー，内分泌異常に基づくミオパチー，筋ジストロ
 フィーその他の先天性筋疾患，湿疹・皮膚炎群を含むその他の皮膚疾患
```

（厚生労働省．2015）

性腫瘍の合併率が高いため，高齢者では特に注意し全身を検索する．また，筋症状が軽度の皮膚筋炎で間質性肺炎が急速に進行する予後不良例がある．

【徴候】 筋力低下，筋肉痛，筋脱力感が主症状であるが，発熱，全身倦怠感，関節痛，レイノー現象などを伴う．徐々に進行する上下肢の近位筋の筋力低下，筋痛が特徴的であり，進行すると筋萎縮，拘縮，機能障害をきたす．後咽喉頭筋の障害により嚥下障害も起こす．心筋障害による伝導障害，不整脈，心不全，さらに間質性肺炎，呼吸筋障害による呼吸不全もみられる．皮膚症状では上眼瞼部に浮腫性の淡い紫紅色のヘリオトロープ疹，皮膚筋炎では手指関節や膝関節伸側部に落屑を伴う紅斑（手指伸側の紅斑をゴットロン徴候とよぶ）をみる．

【診断】 血液検査で筋原性酵素（CK，アルドラーゼ，AST，LD など）や血清ミオグロビンが上昇し，CK アイソザイムでは MM 分画が増加する．筋電図では筋原性の変化を認め，筋生検においてリンパ球などの炎症細胞浸潤，筋細胞の変性，壊死，線維化などの病理組織所見がみられる．筋力低下や筋痛をきたす他の疾患（筋ジストロフィー，代謝性ミオパチー，ウイルス性筋炎など）との鑑別が必要である（表 4-56）．

【治療】 副腎皮質ステロイド薬を基本とする．治療抵抗例ではステロイドパルス療法や免疫抑制薬（シクロスポリン，メトトレキサート，シクロフォスファミド）を併用する．ときにガンマグロブリン大量療法やシクロフォスファミドパルス療法を用いる．治

療中にステロイド筋症による筋力低下が起こる可能性もある．CK の値が落ち着いてから，筋力低下，萎縮，拘縮に対してリハビリテーション療法を行う．

【予後】　慢性に経過する例が多いが，呼吸不全（肺線維症），心病変，感染症，悪性腫瘍の合併などが予後を悪化させる．

e. シェーグレン症候群（Sjögren's syndrome; SjS）

【概説】　外分泌腺（唾液腺，涙腺など）において自己免疫による慢性炎症が起こり，口腔乾燥，眼乾燥などの乾燥症状をきたす．中年以降の女性に多く発症し，好発年齢は 40～50 歳代である．

【病因・病態】　EB ウイルスとの関連も示唆されているが，原因不明の自己免疫疾患である．

唾液腺，涙腺などの外分泌腺の機能低下によりさまざまな乾燥症状がみられる．また外分泌腺以外の全身症状も多彩である．

【徴候】　唾液減少，口渇，摂取水分増加，う歯増加などがみられ，口腔粘膜や舌乳頭の萎縮をみる．眼症状として涙液減少，乾燥感，異物感，眼精疲労，羞明，痛みなどがあり，乾燥性角結膜炎をきたす．唾液腺や涙腺が腫脹する例もある．外分泌腺以外の症状として発熱，リンパ節腫脹，関節痛，腎尿細管性アシドーシス，間質性肺炎，肝病変（自己免疫性肝炎，原発性胆汁性肝硬変など），橋本病，皮膚の環状紅斑，高ガンマグロブリン血症性紫斑などがあげられ，悪性リンパ腫を合併する例がある．RA による関節症状と異なり SjS では通常，骨破壊をきたさない．

【診断】　口腔および眼の原因不明の乾燥症状があり，乾燥性角結膜炎の存在，唾液分泌量低下，唾液腺造影の特徴的な所見，抗 SS-B/La 抗体陽性，唾液腺病理所見などから診断する．

【治療】　乾燥症状に対しては対症的な局所療法が中心であり，人工涙液などの点眼薬や人工唾液を用いる．涙液や唾液の分泌促進薬も有効である．反復性耳下腺腫脹，発熱やリンパ節腫脹の持続，合併症などに対して副腎皮質ステロイド薬を用いることもある．

【予後】　慢性の経過で乾燥症候群のみの生命予後は良好だが，悪性リンパ腫を合併する例や腺外型で重症例をみる．

f. ベーチェット病（Behçet's disease）

【概説】　口腔の再発性アフタ性潰瘍，皮膚症状（結節性紅斑など），眼症状（虹彩毛様体炎など），外陰部潰瘍を主症状とする原因不明の炎症性疾患である．30 歳代に好発し，発症に性差はないが男性のほうが重症化しやすい．

【病因・病態】　原因不明であるが，HLA-B 51 抗原の陽性率が高く，これに連鎖する

遺伝子が発症に関わっている可能性がある．地域性があり，中東から日本にかけてのシルクロードに沿った地域に多く，欧米には少ない．また扁桃腺炎やう歯をもつ例が多く，環境因子として微生物感染との関連も指摘されている．

【徴候】 口腔粘膜のアフタ性潰瘍は円形で境界明瞭で再発を繰り返す．皮膚症状として四肢，特に下腿伸側や前腕の結節性紅斑様，毛囊炎様，にきび様の皮疹，皮下の血栓性静脈炎などがみられる．皮膚は過敏で，注射針の穿刺跡に発赤と小膿疱が出現しやすい（針反応陽性）．外陰部潰瘍は有痛性の浅い潰瘍で男性では陰囊，女性では大・小陰唇に好発する．眼症状は男性に多く，前眼部に病変が限局する虹彩毛様体型と後眼部にも波及する網膜ぶどう膜炎型に分けられる．網膜ぶどう膜炎型では再発を繰り返し，失明に至ることがある．関節炎は膝，足首，肘，肩などの大関節に多く，非対称性である．その他に消化管の潰瘍性病変（腸管型ベーチェット病）は回腸末端から盲腸にかけて好発する．

血管病変（血管型ベーチェット病）は動静脈ともに侵されるが，静脈病変がより多く血栓性閉塞を示す．神経症状（神経ベーチェット病）は難治性で予後不良であり，髄膜炎，脳神経障害，抑うつ，認知症など多彩な精神神経症状を呈する．副睾丸炎もみられる．

【診断】 口腔粘膜のアフタ性潰瘍，皮膚症状，眼症状，外陰部潰瘍などの主症状に加えて，その他の臨床症状，検査所見により診断する．赤沈亢進，CRP陽性，白血球増多などの炎症所見がみられる．抗核抗体・リウマトイド因子は通常陰性であり，HLA-B51抗原陽性は参考となる．

【治療】 急性期で活動性の腸管病変や血管病変，中枢神経障害には副腎皮質ステロイドが用いられる．炎症を抑制するためにシクロフォスファミド，シクロスポリンなどの免疫抑制薬も用いられる．TNFα阻害薬が難治性眼病変に対して有効である．

【予後】 急性炎症を繰り返しながら慢性の経過をとるが，予後で重要なのは眼病変（網膜ぶどう膜炎型），中枢神経障害，腸管潰瘍，血管（動脈病変）などである．

g. 結節性多発動脈炎 (polyarteritis nodosa; PN)

【概説】 血管炎症候群の一つであり，主に中小動脈が侵され，全身性に臓器の虚血や出血による多彩な症状を呈する．血管病変は組織学的に，①変性期，②急性炎症期，③肉芽期を経て，④瘢痕期に至る．中高年の男性に好発する．

【病因・病態】 中小動脈血管壁のフィブリノイド変性，好中球・好酸球などの炎症細胞浸潤，弾性板の断裂，肉芽形成，血管腔の狭窄や動脈瘤などが生じる．同一の組織内に新旧の病変が混在するのが特徴である．

【徴候】 原因不明の発熱，全身倦怠感，体重減少，関節痛，筋痛，筋力低下などの症

状がみられる．全身の症状は多彩であり，皮膚症状として皮下結節，皮膚潰瘍，壊疽，紫斑，網状青色皮斑などを，心血管症状として心膜炎，心筋梗塞，心不全などを認める．腎症の頻度は高く，腎性高血圧，急速進行性腎炎，腎不全などをみる．血管炎による腹部臓器の梗塞や出血の症状が急性腹症として発現し，腸間膜動脈炎では腹痛，下血をみる．多発性単神経炎や中枢神経障害による精神症状や痙攣発作などもみられる．肺病変として胸膜炎や肺出血をみるが頻度は低い．

【診断】 赤沈亢進，CRP強陽性，白血球増多など炎症所見が強い．白血球分画では好酸球が増加し，血小板増多をみる．腎機能低下を認めるが，尿異常（蛋白尿，血尿）は比較的軽度である．血管造影による小動脈瘤，血管壁の不整，狭窄，閉塞などの所見（特に腎内小動脈）を認め，生検で筋型の中小動脈のフィブリノイド壊死性血管炎の病理所見がみられれば確定診断がつく．ANCA（抗好中球細胞質抗体）は陰性である．

【治療】 副腎皮質ステロイド（パルス療法）と免疫抑制薬（シクロフォスファミドなど）で治療を行うが，血漿交換療法を併用することもある．

【予後】 未治療例では予後は不良である．早期に診断し副腎皮質ステロイドと免疫抑制薬の併用治療により予後は改善してきている．死因は腎不全，中枢神経障害，消化管出血，呼吸不全などである．

h. リウマチ性多発筋痛症（polymyalgia rheumatica; PMR）

【概説】 血管炎症候群の一つである側頭動脈炎を約20％に合併する．四肢近位筋の痛みやこわばりを特徴とする炎症性疾患であり，65歳以上の高齢者に多く発症し，男女比はやや女性に多い．

【病因・病態】 原因は不明であるが，PMRと側頭動脈炎には共通の病因が推測されている．

発症は比較的急速で2週間以内に症状が完成する．側頭動脈炎では単核球の浸潤を主体とする血管炎や多核巨細胞を伴う肉芽腫性血管炎を認める．

【徴候】 筋肉のこわばり，硬直，痛みは特に頸部，肩，肩甲部，腰部，大腿部などで強く，両側上腕筋の圧痛を認める．発熱，体重減少，全身倦怠感などの全身症状がみられ，抑うつ状態を呈することも多い．また側頭動脈炎を合併すると，頭痛，視力障害をみる．頭痛は拍動性で片側性が多く側頭動脈に一致して有痛性の結節を触知する．視力障害の一部は失明する．関節リウマチと異なり，関節破壊はきたさない．

【診断】 臨床症状および検査所見，側頭動脈炎の存在により診断する．強い炎症所見（赤沈亢進，CRP強陽性）を認めるが，リウマトイド因子や自己抗体は通常陰性であり，多発性筋炎・皮膚筋炎と異なり，筋原性酵素，筋電図などに異常はない．側頭動脈生検により巨細胞性動脈炎の所見をみる．

【治療】 副腎皮質ステロイド薬の少〜中等量で治療するが，側頭動脈炎によって失明の危険がある時には大量を投与する．

【予後】 ステロイド治療に反応し側頭動脈炎がなければ予後良好である．

i. リウマチ熱 (rheumatic fever; RF)

【概説】 A群ベータ溶血性連鎖球菌の感染による免疫反応により発熱や関節炎で発症し，心弁膜障害を残す場合がある．6〜15歳の若年者に起こり性差はない．

【病因・病態】 A群ベータ溶血性連鎖球菌の感染に対する免疫応答により発症する．関節リウマチとはまったく別の疾患であり，感染症に分類される．

【徴候】 溶血性連鎖球菌の感染による感冒様症状（扁桃炎，咽頭炎などの症状）に続いて1〜3週間後，発熱，全身倦怠感，関節痛などにより発症する．主要な症状は多関節炎，心炎（心内膜，心筋，心外膜すべてが障害される），皮膚症状（輪状紅斑，皮下結節），舞踏病（無目的なリズム性のない不随意運動），である．関節炎は膝や足関節など大関節を中心として一過性，移動性であり変形を残さない．心炎は約半数にみられ，適切な治療を行わないと弁膜症を合併する．

【診断】 A群ベータ溶連菌感染の証明および臨床症状から診断する．血液検査では強い炎症所見（赤沈亢進，CRP陽性，白血球増多）を認める．抗溶連菌抗体（ASO，ASKなど）の上昇，咽頭培養や迅速反応からA群ベータ溶連菌感染を証明する．心電図上PR間隔延長をみることがある．

【治療】 溶連菌感染に対して感受性のある抗菌薬を用いる．炎症に対してアスピリン治療を行うが，心炎を合併した場合には副腎皮質ステロイド薬を用いる．

【予後】 再発の予防が重要である．経口ペニシリンなどの抗菌薬を心炎のない例でも5年間投与する．心炎を併発した例は満20歳まで，リウマチ性弁膜症に対しては最低30歳まで投与する．

3 総論（アレルギー）

アレルギー反応はⅠ型（即時型），Ⅱ型（細胞傷害型），Ⅲ型（免疫複合体型），Ⅳ型（遅延型）に分類される．Ⅰ型（即時型）アレルギーは，主に免疫グロブリンE（IgE）と肥満細胞による反応である．肥満細胞は粘膜や皮膚に多く分布し，細胞質内にヒスタミンやセロトニンなどを含む顆粒をもち，細胞表面にIgEレセプターを有している．肥満細胞上のIgEレセプターに固着したIgEにアレルゲン（特異抗原）が結合すると，肥満細胞は刺激を受けてヒスタミンなどの化学伝達物質を放出する．放出された化学伝達物質によって血管透過性亢進，血管拡張，浮腫，平滑筋収縮などの症状が起こる．Ⅰ

型アレルギーとして花粉症，気管支喘息，食物アレルギーなどがある．アレルギーの全身反応が高度で血圧低下を伴う場合をアナフィラキシーショックとよぶ．

a. アナフィラキシーショック（anaphylaxis shock）

【概説】 即時型のアレルギー反応（Ⅰ型アレルギー）により起こる．特定のアレルゲン（特異抗原）に感作された体内にアレルゲンが侵入（あるいは投与）することにより発症する．

【病因・病態】 Ⅰ型アレルギー反応により，全身反応が高度で血圧低下を伴う重篤な症状を示す．原因として薬剤（抗菌薬，局所麻酔薬，ヨード造影剤，消炎鎮痛薬など），昆虫（ハチ，アブ），食物（そば，かに）など多種のものがある．薬剤によるアナフィラキシーショックは薬剤またはその代謝産物に対するアレルギー反応により発症する．

【徴候】 原因物質投与後，急激に（数分から30分以内）発症する．不安感，顔面蒼白，悪心，嘔吐，口唇しびれ感などの初期症状に続いて，声門の浮腫と気道の収縮により呼吸困難をきたす．血圧が低下し，皮膚紅潮や蕁麻疹などが出現し，脈拍微弱となり血圧が低下し，意識消失する．

【診断】 原因物質特定のために抗原特異的IgE抗体測定（イムノキャップ®など）やリンパ球刺激試験（LST）を用いる．Ⅰ型アレルギーの診断法として皮膚反応（皮内テストやプリックテスト）があるが，アナフィラキシー反応を惹起する可能性があり注意が必要である．末梢血液検査では白血球減少，血小板減少，溶血性貧血，好酸球増加など，血液生化学検査で肝機能障害，腎機能障害などを認めることがある．

【治療】 アナフィラキシーショックに対しては血圧の維持と気道の確保が重要である．アドレナリン（1,000倍希釈）0.3〜0.5 mLの筋肉注射，血管確保，補液，昇圧剤の投与，気道確保と呼吸管理，ステロイドの投与を行う．

【予後】 速やかに治療を行わないと重症では死に至る．発症後数分間の処置が予後を左右する．

K 環境要因による疾患

a．熱中症　　264　　　b．一酸化炭素中毒　　265

環境要因の影響を受けて発病する疾患もある．ここでは熱中症と一酸化炭素中毒を解説する．

表 4-57 日本神経救急学会の提唱する熱中症の新分類

新分類	症　状	重症度	治　療	従来の分類（参考）
Ⅰ度	めまい，大量の発汗，失神，筋肉痛，筋肉の硬直（こむら返り）		通常は入院を必要としない→安静，経口的に水分とナトリウムの補給	熱失神 熱痙攣
Ⅱ度	頭痛，嘔吐，倦怠感，虚脱感，集中力や判断力の低下		入院治療が必要→体温管理，安静，十分な水分とナトリウムの補給（経口摂取が困難なときには点滴にて）	熱疲労
Ⅲ度（重症）	下記の3症状のうちいずれか一つ (1) 中枢神経症状　意識障害，小脳症状，痙攣発作 (2) 肝・腎機能障害　ALT, AST, UN, Cr の上昇 (3) 血液凝固異常　急性期 DIC 診断基準（日本救急医学会）にて DIC と診断		集中治療が必要→体温管理（体表冷却，血管内冷却），呼吸，循環管理，DIC 治療	熱射病

（参考のために対応する従来の分類を右列に掲載）

a. 熱　中　症

【概説】 高温（日光照射，高温下での屋内作業など）によって起きる健康障害を熱中症という．

【原因】 暑熱環境への曝露（環境因子）に，患者側の要因（加齢，精神疾患，糖尿病，循環器疾患，日常生活動作の低下など）が重なったり，運動負荷（肉体労働，スポーツなど）が加わって発症する．

【徴候】 かつては，①体温が40℃以上に達して，昏睡，痙攣，ショック，多臓器不全など重症な病態をきたす熱射病，②四肢などの痙攣を起こす熱痙攣，③めまいや失神を起こす熱失神，熱疲労，に分類されてきた．現在では，1998年に日本神経救急学会が提唱した重症度（Ⅰ度～Ⅲ度）とそれぞれに特徴的な臨床症状に基づく分類が普及している（表4-57）．すなわち，熱痙攣や熱失神などの外来処置で対応できる病態（Ⅰ度），脱水や電解質の喪失に対して入院が必要な病態（Ⅱ度），中枢神経障害（意識障害），肝機能異常，腎障害，凝固異常などの臓器障害がある病態（Ⅲ度）に分けられる．

【診断】 暑熱環境や，スポーツ・肉体労働中などで"体調不良"のある場合は，熱中症の可能性があり，診断を進める．

① バイタルサインの確認．
② 血液ガス検査：アシドーシス．
③ 末梢血液検査：白血球数増加，血小板減少．

④ 血液凝固系検査：PT・APTT 延長，フィブリノゲン低下．
　⑤ 血液生化学検査：血清ナトリウム，UN，浸透圧，AST，ALT，LD，CK 上昇．
【治療】　体表を冷却し，水分・電解質を輸液で補正する．

b. 一酸化炭素中毒

【概説】　一酸化炭素を事故や自殺目的などで吸引して起こる中毒症である．

【原因】　一酸化炭素がヘモグロビンなどに結合し，組織への酸素供給が障害されて臓器障害が起こる．

【徴候】　軽症では悪心・嘔吐，めまい，頭痛などの症状がある．中等症では，失調歩行，思考障害，傾眠，頻呼吸，チアノーゼなども加わる．重症になると，意識障害，錯乱，痙攣，呼吸不全，ショックなどもみられる．慢性期に，記銘力障害，パーキンソン症状，人格変化，うつ状態などをきたすことがある．

【診断】

　① 血液ガス分析：カルボキシヘモグロビン（COHb）濃度上昇．
　② 心電図：心筋虚血，不整脈所見．
　③ 血清逸脱酵素：CK，LD 高値．
　④ 頭部 MRI 検査：白質の脱髄，淡蒼球壊死所見．

【治療】　新鮮な空気の条件に移し，酸素吸入を行う．高気圧酸素療法を行うこともある．

付録　各検査の基準値

　代表的な検査項目について，基準値を示す．

　検査の基準値は，多数の健常者を検査して得られた結果の"平均値±2×標準偏差"をさす．すなわち，健常者の95％がとりうるもっとも低い値（下限値）からもっとも高い値（上限値）までを基準値，もしくは基準範囲とする．かつては検査正常値という表現が用いられていたが，検査結果は個人個人で相違が大きく，"正常"という表現を"基準"という表現に改めている．

　検査の基準値は，検査方法，検査機器，試薬などによってかなり異なる．このため，検査の項目によっては施設によってかなり基準値は異なるので，検査結果を判断するにあたっては，検査を行った各施設での基準値を比較参照しなければならない．

1．尿一般検査（表 付-1）

　尿検査は，早朝の尿で検査するのが原則である．試験紙を用いて，蛋白，糖，潜血などを調べる．腎臓疾患のほか，糖尿病や高血圧症など全身性疾患の診断に基本的な検査である．

表 付-1　尿検査

項　目	基準値
蛋　白	(−)〜(±)
糖	(−)
潜　血	(−)
ウロビリノゲン	(±)〜(+)
ビリルビン	(−)
ケトン体	(−)
沈　渣	
赤血球	<2個/毎視野
白血球	<4個/毎視野
上皮細胞	(−)〜扁平上皮が少数
円　柱	(−)〜硝子円柱が少数
結　晶	(−)〜尿酸塩，リン酸塩，シュウ酸塩
細　菌	<4個/毎視野

2．血球検査（表 付-2）

　赤血球，白血球，血小板数と，各血球の形態を検査する．貧血や白血病などの血液疾患を診断するのに重要である．

表付-2 血球検査

項目	基準値 男性	基準値 女性
赤血球数	430万〜554万/μL	374万〜495万/μL
ヘモグロビン量	13.8〜16.9 g/dL	12〜15 g/dL
ヘマトクリット値	40.8〜49.6%	34〜45.3%
MCV（平均赤血球容積）	84〜100.4 fL	82.5〜97.4 fL
MCH（平均赤血球ヘモグロビン量）	28.4〜34.2 pg	26.9〜32.7 pg
MCHC（平均赤血球ヘモグロビン濃度）	31.8〜35%（g/dL）	
血小板数	12万〜41万/μL	
白血球数	3,600〜9,300/μL	
白血球分画		
好中球	41.7〜74.1%	
好酸球	0.6〜8.0%	
好塩基球	0〜1.5%	
単球	3.6〜8.5%	
リンパ球	18.9〜47.7%	

3．血液凝固検査（表付-3）

止血機構の異常を検出する．出血傾向のある患者，手術前の患者，あるいは抗凝固療法を受けている患者などで重要な検査である．

表付-3 血液凝固検査

項目	基準値
PT（プロトロンビン時間）	8.1〜10.1 秒
PT（%）	87.1〜117.9%
PT-INR	0.89〜1.11
APTT（活性化部分トロンボプラスチン時間）	28.6〜43.2 秒
トロンボテスト	70%以上
ヘパプラスチンテスト	70〜130%
Fbg（フィブリノゲン）	185〜390 mg/dL
ATⅢ（アンチトロンビンⅢ）	87〜124%
TAT	3.5 ng/mL 以下
PIC	0.9 μg/mL 以下
FDP	5 μg/mL 以下
D-ダイマー	1 μg/mL 以下

4. 血液生化学検査（表付-4）

血清蛋白，糖，脂質，酵素，電解質，微量金属などを測定するもので，検査の項目数がもっとも多い．肝機能や腎機能などを調べたり，脂質異常症，糖尿病，痛風など，多くの疾患の病態解析に有用である．

表付-4 血液生化学検査

項　目	基準値 男性	基準値 女性
TP（総蛋白）	6.6〜8.1 g/dL	
Alb（アルブミン）	4.1〜4.9 g/dL	
血清蛋白分画		
α_1-glob（α_1-グロブリン）	62.8〜72.9%	
α_2-glob	1.5〜2.5%	
β-glob	7〜10.4%	
γ-glob	10.3〜20.3%	
TTT（チモール混濁試験）	1〜7 U	
ZTT（硫酸亜鉛試験）	1〜10 U	
CK（クレアチンキナーゼ）	35〜175 U	
AST（GOT）	13〜35 U/L	
ALT（GPT）	8〜48 U/L	
LD（乳酸脱水素酵素）	109〜210 U/L	
ALP（アルカリホスファターゼ）	86〜252 U/L	
γ-GT	7〜60 IU/L	7〜38 U/L
ALD（アルドラーゼ）	2.3〜5.7 U/L	
ChE（コリンエステラーゼ）	172〜457 U/L	
AMY（アミラーゼ）	53〜162 U/L	
LIP（リパーゼ）	4〜26 U/L	
CRE（クレアチニン）	0.7〜1.1 mg/dL	0.5〜0.8 mg/dL
UA（尿酸）	4〜7.9 mg/dL	2.5〜5.6 mg/dL
UN（尿素窒素）	7〜19 mg/dL	
TG（中性脂肪）	50〜150 mg/dL	
T-Chol（総コレステロール）	130〜220 mg/dL	
LDL-Chol	60〜140 mg/dL	
HDL-Chol	31〜78 mg/dL	47〜102 mg/dL

表 付-4　血液生化学検査（つづき）

項　目	基準値 男性	基準値 女性
Na（ナトリウム）	138〜146 mEq/L	
K（カリウム）	3.7〜5.0 mEq/L	
Cl（クロール）	99〜107 mEq/L	
Mg（マグネシウム）	1.6〜2.1 mg/dL	
Ca（カルシウム）	9.2〜10.7 mg/dL	
IP（無機リン）	2.8〜4.8 mg/dL	
Fe（鉄）	45〜199 μg/dL	24〜174 μg/dL
UIBC（不飽和鉄結合能）	132〜340 μg/dL	133〜408 μg/dL
T-Bil（総ビリルビン）	0.3〜1.2 mg/dL	
D-Bil（直接ビリルビン）	0〜0.2 mg/dL	
Glu（糖）	75〜107 mg/dL	
HbA1（ヘモグロビン A1）	5.9〜7.6%	
HbA1c（ヘモグロビン A1c）	4.7〜6.2%（国際標準値）	
FRA（フルクトサミン）	205〜285 μmol/L	
1,5-AG（1,5-アミノグルコシダーゼ）	10 μg/mL 以上	8 μg/mL 以上

5．内分泌検査（表 付-5）

　下垂体，甲状腺，副腎など内分泌臓器の異常を診断するのに重要な検査である．現在では感度の高い検査が行われており，微量のホルモンが測定でき，各内分泌疾患の診断や治療効果の判定に有用である．

表 付-5　内分泌検査

項　目	基準値
ACTH（副腎皮質刺激ホルモン）	10〜100 pg/mL（早朝空腹時）
TSH（甲状腺刺激ホルモン）	0.618〜4.324 μU/mL
GH（成長ホルモン）	5 ng/mL 以下（早朝空腹時）
ADH（抗利尿ホルモン）	1.0〜8.0 pg/mL
FT3（遊離トリヨードサイロキシン）	2.44〜3.84 pg/mL
FT4（遊離サイロキシン）	0.81〜1.35 ng/dL
PTH（副甲状腺ホルモン）	0.1〜0.4 ng/mL（C 末端 PTH）
A（アドレナリン）	0.12 ng/mL 以下
NA（ノルアドレナリン）	0.06〜0.50 ng/mL
DA（ドパミン）	0.3 ng/mL 以下
尿中 VMA（バニリルマンデル酸）	3.2±0.7 mg/日（16 歳以上）
血中コルチゾル	5〜15 μg/dL
尿中コルチゾル	30〜150 μg/日
アルドステロン	130 pg/mL 以下
IRI（インスリン）	5〜15 μU/mL

6. 免疫血清学検査（表 付-6）

抗原抗体反応を基盤とした検査が主体となっている．関節リウマチ(RA)，全身性エリテマトーデス（SLE）など自己免疫疾患の診断に重要である．

表 付-6　免疫血清学検査

項目	基準値 男性	基準値 女性
CRP	0.3 mg/dL 以下	
免疫グロブリン		
IgG	868～1,780 mg/dL	
IgM	28～177 mg/dL	57～310 mg/dL
IgA	122～412 mg/dL	
IgD	9 mg/dL 以下	
IgE	400 IU/mL 以下	
CH50（補体活性価）	26～49 U/mL	
補体　C3	74～130 mg/dL	
C4	11～30 mg/dL	
ANA（抗核抗体）	40 倍未満	
抗 DNA 抗体	40 IU 以下	
抗 ENA 抗体	陰性	
RA（リウマチ因子）	20 U/mL 以下	
抗サイログロブリン抗体	0.3 U/mL 未満	
抗甲状腺ペルオキシダーゼ抗体	0.3 U/mL 以下	
抗 TSH		
レセプター抗体	1.0 U/L 以下	
抗ミトコンドリア抗体	20 U/mL 以下	
直接クームス試験	陰性	

7. 腫瘍マーカー検査（表付-7）

腫瘍マーカーは，癌の早期発見に役立つというよりも，癌を発症しやすい患者での経過を観察したり，治療後の効果判定，あるいは再発のモニターなどに利用される．癌の種類を明確に特定できる検査項目は比較的少ない．異常値であってもいくつかの種類の癌の可能性があることと，良性疾患でも異常値をとりうる点に注意が必要である．

表付-7 腫瘍マーカー検査

項　目	カットオフ値
AFP（アルファフェトプロテイン）	10 ng/mL
BCA 225	160 U/mL
BFP	35 ng/mL
CA 15-3	30 U/mL
CA 19-9	37 U/mL
CA 72-4	4 U/mL
CA 125	35 U/mL
CA 130	35 U/mL
CA 602	63 U/mL
CEA（癌胎児性抗原）	5 ng/mL
CYFRA 21	3.5 ng/mL
γ-Sm	4 ng/ml
NCC-ST-439	7 U/mL
NSE	10 ng/mL
PAP	3 ng/mL
PIVKA-II	0.1 AU/mL
Pro GRP	46 pg/mL
PSA	4 ng/mL
SCC	1.5 ng/mL
SLX	40 U/mL
Span-1	30 U/mL
STN	45 U/mL

8. 感染症関連検査（表付-8）

梅毒トレポネーマ，肝炎ウイルス，エイズウイルス（HIV），成人T細胞白血病ウイルスなどの病原微生物による感染症を診断するために，血清抗原・抗体を調べて検査する．

表付-8 感染症関連検査

項　目	基準値
ASO（抗ストレプトリジンO）	218 IU/mL 以下
梅毒血清反応（ガラス板法，RPR法）	陰性（定性），1倍未満（定量）
TPHA	陰性（定性），80倍未満（定量）
HA抗体（A型肝炎ウイルス抗体）	陰性
HBs抗原（B型肝炎ウイルスs抗原）	陰性
HBs抗体（B型肝炎ウイルスs抗体）	陰性
HCV抗体（C型肝炎ウイルス抗体）	陰性
HIV抗体（エイズウイルス抗体）	陰性
HTLV-I抗体（成人T細胞白血病ウイルス抗体）	陰性

索 引

- 欧文索引，和文索引の順とした．
- 和文索引はカタカナ，ひらがな，漢字の順に，漢字は五十音順に配列した．

BMI　11
CKD　202
COPD　107
EBウイルス感染症　250
GFR　200
IgA腎症　211
Japan coma scale　13
SLE　254
Ⅰ音　39
Ⅱ音　40

ア

アキレス腱反射　70
アシュネル反射　74
アジソン病　182
アテトーゼ　15
アナフィラキシーショック　263
アヒル歩行　18
アルコール性肝障害　145
アルツハイマー型認知症　232
アレルギー　262
悪性リンパ腫　194
足クローヌス　73
圧痛点　43

イ

イレウス　141
インスリン　157
インフルエンザ　102
1型糖尿病　158
位置覚　63
医療関連感染　241
医療面接　3, 6
胃潰瘍　135
胃癌　136
異常運動　14, 34
異常呼吸音　38
異常心音　40

意識障害　81, 221
意識状態　12
遺伝性腎疾患　216
一酸化炭素中毒　265
咽頭反射　68
院内感染　241

ウ

ウイルス感染症　249
ウイルス性胃腸炎　244
うっ血性心不全　115
運動ニューロン疾患　234
運動機能検査　97
運動失調　15, 225

エ

エイズ　247
エビ姿勢　10
壊死性筋膜炎　246
栄養状態　11
炎症性神経疾患　234
嚥下障害　226

オ

オッペンハイム反射　72
オトガイ点　43
悪心　130
凹足　32
黄疸　18, 131
嘔吐　130
温度覚　63

カ

かぜ症候群　101
下顎反射　69
下眼窩点　43
下肢の病的反射　71

下肢の変形　32
下肢静脈瘤　126
下垂手　31
下垂体疾患　176
下垂体性巨人症　176
下垂体前葉機能低下症　178
仮面様顔貌　23
家族歴　8
過敏性腸症候群　139
回内筋反射　69
潰瘍性大腸炎　138
外反膝　32
外反足　32
外反母趾　33
咳嗽　100
角膜反射　68
拡張期血圧　55
喀痰　100
褐色細胞腫　184
肝癌　149
肝硬変　147
肝胆膵疾患　142
肝脾腫　187
患者像　7
間欠性跛行　16
間欠熱　54
間質の疾患　214
間質性腎炎　214
間代　73
間脳疾患　176
感覚　60
感覚検査　60
感覚障害　228
感情　13
感染　199
感染経路　238
感染症　236
感染徴候　187
関節リウマチ　253
関節リウマチによる手の変形　31

索引

関節の運動制限　49
関節の触診　46
関節炎　246
関節痛　84
関節部の触診事項　48
環境要因による疾患　263
鑑別診断　1
眼球心臓反射　74
眼球振盪　24
癌性腹膜炎　155
顔面の異常運動　23
顔面の視診　22

キ

ギラン・バレー症候群　236
気管呼吸音　38
気管支喘息　105
気管支肺胞呼吸音　38
気胸　112
既往歴　8
起坐位　10
期外収縮　127
急性ウイルス性肝炎　142
急性胃炎　134
急性炎症性脱髄性ニューロパチー　236
急性肝炎　142
急性気管支炎　102
急性糸球体腎炎　210
急性心筋梗塞　118
急性腎障害　200
急性腎不全　200
急性膵炎　153
急性大動脈解離　124
急性単純性膀胱炎　215
急性白血病　192
急性副腎不全　183
急性腹膜炎　155
急速進行性糸球体腎炎　210
嗅覚　65
巨赤芽球性貧血　188
挙睾筋反射　68
虚血性心疾患　116
虚血性大腸炎　139
狭心症　116
胸水　101
胸痛　115
胸部の視診　26
胸部の触診　50
胸部の打診　35

胸部不快感　115
強皮症　256
局所覚　64
筋トーヌス　46
筋萎縮　45
筋緊張　46
筋電図検査　96
筋肉の触診　45
筋肥大　45
筋力低下　222

ク

クスマウル呼吸　59
クッシング症候群　182
クッシング病　178
クラインフェルター症候群　185
クレチン症　181
クローヌス　73
クローン病　138
グル音　41
くも状血管腫　21
くも状指　31
苦悶状顔貌　23
空気感染　238
靴工胸　26

ケ

下血　130
下痢　131
経口感染　240
傾眠　12
稽留熱　54
頸動脈洞反射　74
頸部の視診　25
血管運動反射　75
血管雑音　42
血漿蛋白異常症　196
血清クレアチニン　200
血栓症　199
結節性多発動脈炎　260
血圧　55, 93
血圧基準　56
血液疾患　185
血液浄化療法　204
血液透析　204
血液媒介感染　239
血尿　199
血友病　195

検体検査　97
腱反射　69
嫌気性菌感染症　249
原発性アルドステロン症　183
原発性副甲状腺機能亢進症　181
現病歴　7

コ

ゴードン反射　72
ゴンダ反射　72
呼吸　59, 94
呼吸音の種類　38
呼吸器感染症　243
呼吸器疾患　99
呼吸困難　100, 115
鼓音　35
甲状腺機能亢進症　180
甲状腺機能低下症　180
甲状腺疾患　179
交互脈　58
抗菌薬関連下痢症　245
肛門反射　68
紅潮　18
高血圧　56
高血圧症　122
高尿酸血症　171
膠原病　251
骨ミネラル代謝異常症　208
骨の触診　46
骨折の局所症状　47
骨髄炎　246
骨性目標　46
昆虫媒介感染　240
昏睡　12
昏迷　12

サ

再生不良性貧血　191
細菌性腸炎　244
細小血管障害　163
最高血圧　55
最低血圧　55
猿手　30

シ

シェーグレン症候群　259
シェーファー反射　72

索　引

しびれ　228
四肢の視診　30
市中感染　241
弛張熱　54
糸球体疾患　210
糸球体濾過量　200
姿勢　10
脂質異常症　165
脂肪肝　147
視床下部性性腺機能低下症
　176
視診　8
自己免疫性肝障害　146
自律神経反射　74
失神　13
失神発作　115
失調性歩行　17
膝クローヌス　73
膝蓋腱反射　69
膝蓋骨跳動　49
膝関節液貯留　48
社会歴　7
斜視　24
若年性認知症　232
主訴　7
主要臓器の位置　50
収縮期血圧　55
周期的発熱　54
十二指腸潰瘍　135
重症筋無力症　235
出血傾向　77, 187, 195
出血性素因　195
循環器疾患　114
女性化副腎腫瘍　184
徐脈　58
小脳性運動失調　16
小歩症　17
小脈　58
消化管疾患　132
消化器疾患　129
消化性潰瘍　135
踵足　32
上肢の病的反射　72
上肢の変形　30
上眼窩点　43
上室性頻拍症　127
上腕三頭筋反射　69
上腕二頭筋反射　69
常染色体優性多発性嚢胞腎
　216
静脈疾患　126

食道炎　132
食道潰瘍　132
食道癌　133
食道静脈瘤　134
触診　42
触覚　61
心音の聴取部位　39
心雑音　40
心室細動　128
心室性頻拍症　127
心室中隔欠損症　121
心臓の聴診　39
心臓弁膜症　119
心濁音界　36
心電図検査　94
心肥大　115
心房細動　126
心房中隔欠損症　121
心膜摩擦音　41
身体の診察　3
神経疾患　220
神経変性疾患　232
神経免疫疾患　235
振戦　15
振動覚　63
深部感覚の検査　63
深部腱反射　69
深部静脈血栓症　126
深部痛覚　64
進行性筋ジストロフィー　236
診察　1
診察の種類　2
診察の進め方　3
診断　1
診断へのプロセス　2
診療録　3
新型コロナウイルス感染症
　251
腎移植　208
腎盂癌　219
腎盂腎炎　215
腎機能検査　200
腎硬化症　217
腎細胞癌　218
腎性貧血　207
腎不全　200

ス

スプーン状爪　22
鋤手　31

頭痛　227
水痘　250
垂直感染　239
膵癌　154
随意性跛行　18
髄膜炎　231

セ

せつ　245
せん妄　13
正常心音　39
生命徴候　52
生命徴候の測定　93
生理機能検査　94
成長ホルモン分泌不全性低身長
　177
性行為感染　240
性行為感染症　247
性腺疾患　185
清音　34
精神状態　12
精神遅滞　13
整形外科領域感染症　246
脊髄小脳変性症　234
脊髄性運動失調　16
脊柱の変形　28
脊柱側彎　29
赤血球疾患　188
接触感染　239
先端巨大症　176
先天性甲状腺機能低化症　181
先天性心疾患　121
尖足　32
全身性エリテマトーデス　254
全身性強皮症　255
前立腺肥大症　218

ソ

僧帽弁狭窄症　119
僧帽弁閉鎖不全症　119
蒼白　18
総胆管癌　153
躁状態　14
造血器疾患　185
足底反射　68
速脈　58

タ

ターナー症候群　185
多幸症　14
多尿　198
多嚢胞化萎縮腎　208
多発性筋炎　257
多発性硬化症　234
多発性骨髄腫　196
多発性嚢胞腎　199
打診　34
打診音　34
太鼓ばち指　31
代謝疾患　156
体位　10
体温　52, 94
体格　9
体型　9
体毛の異常　22
対光反射　74
帯状疱疹　250
大血管障害　164
大腸癌　140
大動脈疾患　124
大動脈弁狭窄症　120
大動脈弁閉鎖不全症　120
大動脈瘤　124
大脈　58
濁音　35
樽状胸　26
丹毒　246
胆石症　150
胆嚢ポリープ　152
胆嚢炎　150
胆嚢癌　152
蛋白尿　199
男性化副腎腫瘍　184

チ

チアノーゼ　18, 82
チェーン・ストークス呼吸　59
チック　15
チャドック反射　72
知的障害　13
知能　13
遅脈　58
中枢神経系感染症　245
中枢性思春期早発症　176
中枢性麻痺　15
虫垂炎　140

腸管感染症　244
腸閉塞　141
聴覚　65
聴診　37
聴診器　37

ツ

ツェルマク・ヘーリング反射　74
痛覚　63
痛風　171
爪の変化　22

テ

てんかん　231
手の変形　30
低血糖　162
低血圧　57
低体温　55
鉄欠乏性貧血　188
伝染性膿痂疹　246

ト

トレムナー反射　72
トレンデレンブルグ徴候　16
吐血　130
閉ざされた質問　6
疼痛　199
疼痛性跛行　16
透析アミロイドーシス　208
透析療法の合併症　207
橈骨反射　69
糖尿病　157
糖尿病の三大合併症　163
糖尿病神経障害　164
糖尿病性昏睡　165
糖尿病腎症　163
糖尿病網膜症　163
頭部の視診　22
洞不全症候群　127
動悸　115
動脈硬化性疾患　164
動揺関節　50
瞳孔反射　74
特発性血小板減少性紫斑病　195
突進歩行　17
鳥肌反射　74

ナ

内反膝　32
内反足　32
内分泌疾患　172

ニ

2型糖尿病　158
2点識別覚　64
尿検査　199
尿崩症　179
尿路感染症　215, 244
尿路結石　199
尿路結石症　219
妊娠糖尿病　158
認知症　13, 221, 232

ネ

ネフローゼ症候群　212
熱型　53
熱中症　263
粘膜反射　68

ノ

脳炎　231, 245
脳血管障害　229
脳波検査　95

ハ

バージャー病　125
バセドウ病　179
バビンスキー反射　71
パーキンソン症候群　233
パーキンソン病　233
ばち指　100
破傷風　249
肺の聴診　37
肺炎　103
肺肝境界　36
肺癌　109
肺血栓塞栓症　111
肺結核　104
肺胞呼吸音　38
肺野の打診　35
背部の視診　28
梅毒　247
白血球系疾患　191

索　引

発汗反射　75
発熱　75
鳩胸　26
反射　66
反射検査　66

ヒ

ヒポクラテス顔貌　23
ビオー呼吸　59
日和見感染　241
皮下腫瘤　44
皮下組織の触診　43
皮膚の状態　18
皮膚の触診　43
皮膚の性状の変化　19
皮膚感染症　245
皮膚筋炎　257
皮膚腫瘤　44
皮膚書字テスト　64
皮膚反射　68
泌尿器科的疾患　218
微熱の持続　55
肥満　11, 89
肥満症　168
肥満度　11
非ホジキンリンパ腫　194
非淋菌性尿道炎　248
飛沫感染　238
被嚢性腹膜硬化症　208
表在感覚の検査　61
表在反射　67
評価と記録　3
標準体重　11
病的反射　71
開かれた質問　6
貧血　186, 199
頻尿　198
頻脈　58

フ

ファロー四徴症　121
不安状態　13
不随意運動　14, 225
不整脈　58, 126
浮腫　19, 86, 115, 198
舞踏病様振戦　15
風疹　249
副甲状腺疾患　181
副腎性器症候群　184

副腎皮質機能低下症　182
副腎皮質疾患　182
腹痛　130
腹部の視診　27
腹部の触診　50
腹部の打診　36
腹部の聴診　41
腹部陥凹　27
腹部膨隆　28
腹壁反射　68
腹膜疾患　155
腹膜透析　206
複合感覚の検査　64
複雑性膀胱炎　215
輻輳反射　74

ヘ

ヘバーデン結節　31
ベーチェット病　259
ベル現象　23
平衡覚　65
閉塞性血栓性血管炎　125
閉塞性動脈硬化症　125
片頭痛　232
扁平胸　26
扁平足　32
便秘　131
片麻痺歩行　17

ホ

ホジキンリンパ腫　194
ホフマン反射　72
ホルモン　172
ボアス点　44
歩行の状態　16
歩行障害　222
蜂窩織炎　246
乏尿　198
房室ブロック　127
膀胱炎　215
発疹　19

マ

マクバーニー点　44
マロリー・ワイス症候群　134
マン・ウェルニッケ姿勢　11
麻疹　249
麻痺　15, 222

麻痺性歩行　18
末梢性麻痺　15
末梢動脈疾患　125
末梢動脈の疾患　124
満月様顔貌　23
慢性リンパ性白血病　193
慢性胃炎　134
慢性肝炎　144
慢性気管支炎　103
慢性骨髄性白血病　193
慢性糸球体腎炎　211
慢性腎臓病　202
慢性膵炎　154
慢性白血病　193
慢性閉塞性肺疾患　107

ミ

ミオクローヌス　15
味覚　65
脈圧　55
脈拍異常の種類　58
脈拍　57, 94

ム

ムンロー点　44
無尿　198
無欲状顔貌　23
無欲状態　12

メ

メズサの頭　27
メタボリックシンドローム　170
メンデル・ベヒテレフ反射　72
めまい　227

モ

毛髪の異常　22
問診　3, 6

ヤ

やせ　12, 90
夜間頻尿　198
薬物性肝障害　146

ユ

有熱顔貌　23

ヨ

よう　245
溶血性貧血　189
腰部の視診　28
抑うつ状態　14

ラ

ランツ点　44

リ

リウマチ　252
リウマチ性多発筋痛症　261
リウマチ熱　262
リンパ系疾患　194
リンパ節腫脹　79, 187
リンパ節の触診　52
立体認知テスト　64
立毛筋反射　74
淋病　248
臨床症状　75

ル

ループス腎炎　217

レ

レイノー現象　21
レヴィ小体型認知症　233

ロ

ロッソリーモ反射　72
漏斗胸　26

ワ

ワルテンベルグ反射　73
鷲手　30

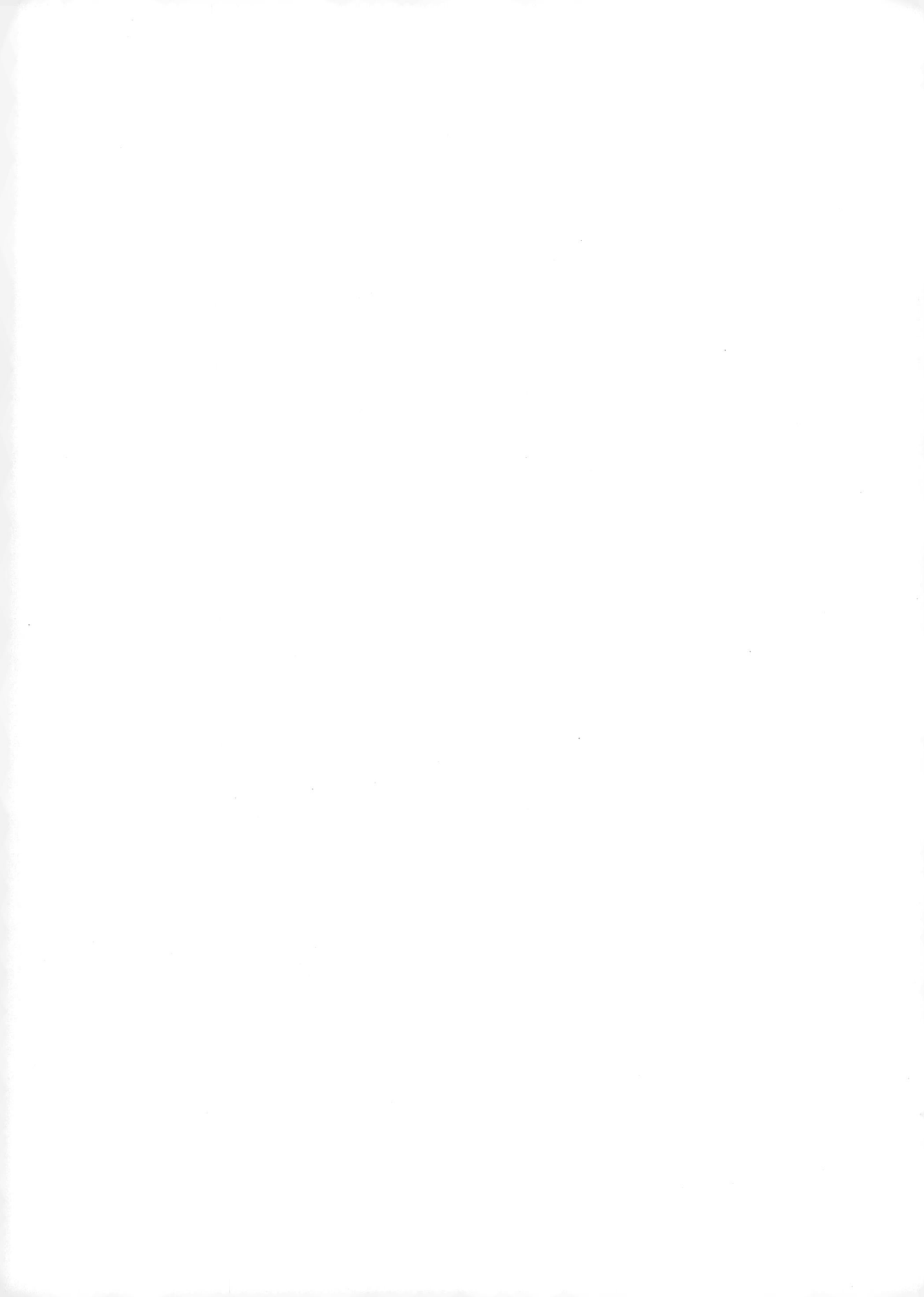

【著者略歴】

奈良 信雄（なら のぶお）

- 1975 年　東京医科歯科大学医学部卒業
  東京医科歯科大学医学部第一内科医員
- 1983 年　カナダ・トロント大学オンタリオ癌研究所留学
- 1987 年　東京医科歯科大学医学部内科講師（第一内科）
- 1990 年　東京医科歯科大学医学部助教授（臨床検査医学）
- 1994 年　東京医科歯科大学医学部教授（臨床検査医学）
- 1999 年　東京医科歯科大学大学院医歯学総合研究科教授（全人診断治療学講座，臨床検査医学分野）
- 2002 年　全国共同利用施設医歯学教育システム研究センター教授（併任）
- 2006 年　同センター長
- 2015 年　順天堂大学医学部特任教授，東京医科歯科大学名誉教授，東京医科歯科大学医学部特命教授（〜 2017 年）
- 2018 年　日本医学教育評価機構常勤理事，順天堂大学客員教授，東京医科歯科大学名誉教授
  現在に至る　医学博士

稲瀬 直彦（いなせ なおひこ）

- 1985 年　東京医科歯科大学医学部卒業
  東京医科歯科大学医学部第二内科医員
- 1991 年　米国・カルフォルニア大学サンフランシスコ校留学
- 1994 年　東京医科歯科大学医学部助手（霞ヶ浦分院）
- 1997 年　東京医科歯科大学医学部助手（呼吸器科）
- 2002 年　東京医科歯科大学医学部講師（呼吸器内科）
- 2009 年　東京医科歯科大学大学院医歯学総合研究科教授（統合呼吸器病学分野）
- 2019 年　平塚共済病院長
  現在に至る　医学博士

金子 英司（かねこ えいじ）

- 1988 年　東京医科歯科大学医学部卒業
  東京医科歯科大学研修医（第三内科）
- 1993 年　米国・ワシントン大学留学
- 1998 年　東京医科歯科大学医学部助手（第三内科）
- 1999 年　葛西循環器脳神経外科病院循環器科医長
- 2001 年　東京医科歯科大学医学部助手（老年病内科）
- 2007 年　東京医科歯科大学医学部講師（老年病内科）
- 2011 年　東京医科歯科大学准教授（医歯学教育システム研究センター）
- 2016 年　東京医科歯科大学准教授（統合教育機構）
- 2024 年　東京科学大学准教授（ヘルスケア教育機構）
  現在に至る　医学博士

佐藤 千史（さとう ちふみ）

- 1975 年　東京医科歯科大学医学部卒業
  東京医科歯科大学医学部第二内科医員
- 1977 年　米国・ニューヨーク・ブロンクス VA メディカルセンター消化器科レジデント
- 1982 年　東京医科歯科大学医学部附属病院助手（霞ヶ浦分院）
- 1988 年　東京医科歯科大学医学部講師（第二内科）
- 1989 年　東京医科歯科大学医学部保健衛生学科助教授（健康科学）
- 1994 年　東京医科歯科大学医学部保健衛生学科教授（健康科学）
- 2001 年　東京医科歯科大学大学院保健衛生学研究科教授（健康情報分析科学）
- 2013 年　湖歩会おおつか内科クリニック院長
  現在に至る　医学博士

宮崎 滋（みやざき しげる）

- 1971 年　東京医科歯科大学医学部卒業
  東京医科歯科大学第一内科医員
- 1972 年　東京都立墨東病院内科医員
- 1976 年　東京逓信病院内科医員
- 1990 年　東京逓信病院内科主任医長
- 1995 年　東京逓信病院栄養管理室室長（兼任）
- 1996 年　東京逓信病院地域連携室（兼任）
- 2001 年　東京逓信病院内科部長
- 2004 年　東京医科歯科大学医学部臨床教授（併任）
- 2010 年　東京逓信病院副院長
- 2012 年　結核予防会新山手病院生活習慣病センター長
- 2015 年　結核予防会理事・総合健診推進センター所長
  現在に至る　医学博士

頼 建光（らい たてみつ）

- 1991 年　東京医科歯科大学医学部卒業
- 1991 年　東京医科歯科大学附属病院第二内科
- 1992 年　土浦協同病院内科
- 1993 年　東京医科歯科大学大学院（腎臓内科）
- 1997 年　東京大学細胞生物学教室特別研究員
- 2000 年　東京医科歯科大学腎臓内科医員
- 2001 年　東京医科歯科大学医学部助手
- 2005 年　東京医科歯科大学医学部講師
- 2008 年　東京医科歯科大学医学部附属病院血液浄化療法部准教授（副部長）
- 2010 年　同部長
- 2015 年　東京医科歯科大学茨城県腎臓疾患地域医療学教授
- 2022 年　獨協医科大学腎臓・高血圧内科主任教授
  現在に至る　医学博士

山脇 正永（やまわき まさなが）

- 1988 年　東京医科歯科大学医学部卒業
  同神経内科入局
  国保旭中央病院研修医
- 1990 年　東京医科歯科大学大学院（神経内科学）
- 1992 年　米国・バージニア州立大学生化学教室研究員
- 1996 年　東京医科歯科大学大学院修了，医学博士
  埼玉県総合リハビリテーションセンター内科
- 1998 年　東京医科歯科大学医学部助手・講師（神経内科）
- 2003 年　東京医科歯科大学医学部准教授（臨床教育研修センター）
- 2011 年　京都府立医科大学大学院医学研究科教授（総合医療・医学教育学）
- 2012 年　京都府立医科大学学長特別補佐
- 2020 年　東京医科歯科大学大学院医歯学総合研究科教授（臨床医学教育開発学分野）
- 2024 年　東京科学大学大学院医歯学総合研究科教授（臨床医学教育開発学分野）

松本 哲哉（まつもと てつや）

- 1987 年　長崎大学医学部卒業
- 1987 年　長崎大学医学部附属病院研修医（第二内科）
- 1993 年　長崎大学医学部大学院修了（臨床検査医学）
- 1993 年　東邦大学医学部微生物学講座助手
- 2000 年　米国・ハーバード大学ブリガムアンドウィメンズ病院・チャニング研究所留学
- 2004 年　東邦大学医学部微生物学講座講師
- 2005 年　東京医科大学微生物学講座主任教授
- 2007〜2013 年　東京医科大学病院感染制御部部長（兼任）
- 2018 年　国際医療福祉大学医学部感染症学講座主任教授
- 2020 年　国際医療福祉大学成田病院感染制御部部長
  現在に至る　医学博士

佐藤 和人（さとう かずと）

- 1977 年　東京医科歯科大学医学部卒業
- 1981 年　東京医科歯科大学大学院博士課程（病理学専攻）修了
  米国・カリフォルニア大学ロサンゼルス校医学部留学
- 1983 年　東京医科歯科大学医学部内科医員
- 1986 年　東京女子医科大学医学部講師（リウマチ痛風センター　内科）
- 1994 年　日本女子大学家政学部助教授（食物学科臨床栄養学研究室）
  保健管理センター長
- 1999 年　日本女子大学家政学部教授
- 2013 年　日本女子大学学長
- 2017 年　日本女子大学家政学部教授
- 2021 年　日本女子大学名誉教授
  現在に至る　医学博士

| 一般臨床医学　第3版 | ISBN978-4-263-24159-2 |

1993年3月20日	第1版第1刷発行
1998年1月20日	第1版第6刷発行
1999年3月30日	第2版第1刷発行
2012年4月15日	第2版第17刷発行
2013年3月10日	第3版第1刷発行
2025年1月10日	第3版第13刷発行

監修　公益社団法人
　　　全国柔道整復学校協会

著者代表　奈　良　信　雄

発行者　白　石　泰　夫

発行所　医歯薬出版株式会社

〒113-8612　東京都文京区本駒込1-7-10
TEL.（03）5395—7641（編集）・7616（販売）
FAX.（03）5395—7624（編集）・8563（販売）
https://www.ishiyaku.co.jp/
郵便振替番号 00190-5-13816

乱丁，落丁の際はお取り替えいたします　　　印刷・あづま堂印刷／製本・明光社
© Ishiyaku Publishers, Inc., 1993, 2013. Printed in Japan

本書の複製権・翻訳権・翻案権・上映権・譲渡権・貸与権・公衆送信権（送信可能化権を含む）・口述権は，医歯薬出版(株)が保有します．
本書を無断で複製する行為（コピー，スキャン，デジタルデータ化など）は，「私的使用のための複製」などの著作権法上の限られた例外を除き禁じられています．また私的使用に該当する場合であっても，請負業者等の第三者に依頼し上記の行為を行うことは違法となります．

JCOPY ＜出版者著作権管理機構 委託出版物＞
本書をコピーやスキャン等により複製される場合は，そのつど事前に出版者著作権管理機構（電話 03-5244-5088，FAX 03-5244-5089，e-mail：info@jcopy.or.jp）の許諾を得てください．